现代重症医学新进展

黄家博 主编

汕头大学出版社

图书在版编目（CIP）数据

现代重症医学新进展 / 黄家博主编. 一汕头：汕
头大学出版社，2019.1
　ISBN 978-7-5658-3829-3

　Ⅰ. ①现… Ⅱ. ①黄… Ⅲ. ①险症－诊疗 Ⅳ.
①R459.7

中国版本图书馆CIP数据核字（2019）第029516号

现代重症医学新进展
XIANDAI ZHONGZHENG YIXUE XINJINZHAN

主　　编：黄家博
责任编辑：宋倩倩
责任技编：黄东生
封面设计：蒲文琪
出版发行：汕头大学出版社
　　　　　广东省汕头市大学路243号汕头大学校园内　　邮政编码：515063
电　　话：0754-82904613
印　　刷：北京市天河印刷厂
开　　本：880 mm×1230 mm　1/32
印　　张：11.25
字　　数：325千字
版　　次：2019年1月第1版
印　　次：2019年1月第1次印刷
定　　价：58.00元
ISBN 978-7-5658-3829-3

黄家博

男，生于1966年7月，中共党员，1988年毕业于济宁医学院，副主任医师，淄博市张店区人民医院重症医学科主任，山东病理生理学会危重病医学专业委员会委员，山东省老年医学研究会重症医学专业委员会委员，淄博市中西医结合学会重症医学专业委员会副主任委员，淄博市医学会重症医学专业委员会委员，淄博市重症医学质量控制委员会委员。

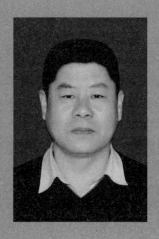

前　言

　　重症医学是 20 世纪中后期逐渐发展起来的一门新学科，它是指各种危及患者生命或重要器官功能的疾病。该类疾病多起病急骤、进展迅速、病情严重，如不采取紧急救治措施，可使患者严重致残或死亡。近年来，重症医学正走在迅速发展的快车道上，越来越多的同道加入到重症医学的队伍中来。面对闪烁的监护仪、监测数据，面对正在与病魔抗争的生命，重症医学科的医师们不仅要有慧眼，更要有慧心，随时了解和掌握病情变化，及时做出判断和调整治疗方案。因此，为了适应当前重症医学的发展需要，我在繁忙的临床工作之余，认真总结自己的临床实践经验，特编撰了《现代重症医学新进展》一书。

　　本书共九章，编写的思路是尽可能贴近重症医学临床工作的实际，以临床常见急危重症为主线，突出横向联系，强调与临床各学科知识相互交叉和渗透；内容方面既重视基本理论、基础知识和基本技能，也尽可能反映重症医学科的新技术、新理论和新进展。全书资料翔实、内容丰富、条理清楚，各章节详略得当，救治措施具体实用，对临床各医护人员、医学院校师生及进修实习人员均有很好的实用和参考价值。

　　重症医学是一门年轻的学科，涉及面广，内容浩翰，而本人学识水平和能力有限，书中难免有疏漏和不尽如人意之处，敬请读者朋友批评指正。

黄家博

淄博市张店区人民医院

2018 年 4 月

目 录

第一章

危重症的生命与器官功能监护

第一节 循环系统功能监护

ICU 常用的循环功能监测方法，按照监测途径的不同分为有创监测和无创监测。急诊重症监护常用的循环与血流动力学监测指标包括心率、血压、中心静脉压、心输出量、肺动脉压（PAP）、肺动脉楔压（PAWP）和肺循环阻力（PVR）、尿量和肢体温度检测等。

一、心电参数监护

临床上使用的心电监护仪都具有连续监测患者心电图变化的功能。心电监护仪可以显示多通道心电图，也可选择显示各个导联。除了显示心率以外，还可以分析心律失常和 ST 段改变。但是，心电参数监护并不能完全取代 12 导联心电图。

二、血压监护

血压是重要的人体生理参数，对于了解患者的循环情况和血流动力学状态十分必要。正常的血压指标包括：收缩压、舒张压、脉压和平均压。可以分为无创血压监护和有创血压监护，无创血压监护可以使用血压计测量，临床上也使用心电监护仪进行连续性测量。现在许多心电监护仪具有监测有创动脉压功能，而且可与心电图同步显示动脉压曲线，两者联合分析可以评估心脏的电活动和机械功能状况以及外周循环状态。测量胸腔内大静脉压力的中心静脉压是一种评估循环血容量和心肌功能的简便方法，早前广泛应用于重症监护中（表1-1），目前由于其他监测手段推广，使用范围已经缩小。

表1-1　中心静脉压与血压之间的关系

中心静脉压	血压	提示意义
降低	降低	有效血容量不足
升高	降低	心功能不全
升高	正常	严重负荷过重
进行性升高	进行性降低	严重心功能不全，或心脏填塞
正常	降低	心功能不全或血容量不足，可予补液试验

三、血氧饱和度

脉搏血氧饱和度（SpO_2）是由脉搏 SpO_2 指套所测得，因具有非侵袭性及连续监测的优点，现几乎已成重症监护的必要配备。脉搏 SpO_2 不仅可以反映呼吸功能，也能在一定程度上反映循环功能。影响 SpO_2 的因素很多，如肢端血液循环情况、外来光线、血红蛋白量、肤色差异、肢端位置变化或脉搏不正常等。混合静脉血氧饱和度（SvO_2）是组织氧摄取情况的指标，可用以评估心输出量、动脉血氧饱和度、血红蛋白和机体氧耗的变化。SvO_2 和心脏指数、每搏指数及左心室每搏指数之间有很高的相关性，通过测定混合 SvO_2 来计算动静脉血氧含量差，能较准确反映心输出量。动脉血氧饱和度和耗氧量正常时 SvO_2 下降，则提示心输出量降低。SvO_2 低于 60％ 时，通常提示组织耗氧增加或心肺功能不佳。

四、肺动脉插管及压力监测

通过肺动脉插管可以监测 PCWP。肺动脉插管是指带有漂浮球囊的导管（Swan-Ganz导管）经上或下腔静脉、右心房室进入肺动脉。通过该导管可以直接监测右心房压力（RAP）、肺动脉压力（PAP）、肺动脉嵌入压力（PCWP）、心输出量（CO）等指标。通过公式计算所获得肺循环阻力（PVR）、体循环阻力（SVR）、每搏功（SW）、左心室每搏功（LVSW）、右心室每搏功（RVSW）、心脏指数（CI）等间接指标。此外还可通过导管采取混合静脉血标本，测定静脉血氧分压（PvO_2），间接了解换气功能。PCWP是左心室前负荷与左心功能状态的指标，它是左心房压高低的反映，有助于了解左心室充盈。PCWP升高提示左心室功能不良。临床适应证包括心肌梗死、心力衰竭、心血管手术；肺栓塞、呼吸功能衰竭；严重创伤、各种类型休克；嗜铬细胞瘤及其他内外科危重患者。

五、心输出量（CO）监测

心输出量是循环的根本，其影响因素包括静脉回流多少、心包压高低、心率快慢、小动脉舒缩状态及心肌收缩力大小等。在这5个影响因素中，静脉回流及心肌收缩力最关键。支持或改善循环功能，首先是应确保足够循环容量。无创技术监测心输出量是近年来才广泛应用于临床的监护技术，包括生物阻抗、多普勒超声、部分二氧化碳重复吸入等。虽然无创心输出量监测方法有操作简单、快捷、无创伤及费用较低等优点，但是由于相关技术的限制以及外界影响因素等，在测量准确度方面与有创监测存在一定差异。

六、组织灌注的评估

通过对皮肤、温度、尿量、酸中毒、胃黏膜内pH值的改变等进行监测。

临床评价皮肤颜色和温度、毛细血管再充盈、每搏容量以及出汗情况。患者四肢温暖，皮肤干燥，轻压指甲或口唇红润，表明组织灌注好；四肢冰凉、皮肤苍白表明组织灌注差。中心－外周温度梯度差增加通常提示低血容量。

尿量是衡量心功能和心输出量的简便而重要标志之一，肾灌注明显下降可引起尿少，单位时间内的尿量可评价循环功能。

代谢性酸中毒伴有血乳酸浓度增加可提示组织灌注已明显减

少，引起细胞内缺氧，无氧酵解，从而产生乳酸。但是需要注意，在很多危重患者，尤其是严重感染导致的代谢性乳酸性酸中毒通常与组织缺氧关系不大。对低血容量或低心输出量的最早代偿，以及复苏后的最终转归是内脏血管收缩。肠黏膜缺血可以由于微循环血流障碍及需氧量的增加而加剧。因此，黏膜酸中毒是休克患者代偿早期的征象，黏膜内 pH 值或二氧化碳分压的变化可能是提示血灌注恢复的指标。

第二节　呼吸系统功能监护

急诊患者呼吸功能的监护十分重要，气道阻塞和呼吸停止是危及生命的最紧急情况，不仅要及时发现还需立即予以解除来抢救；呼吸功能评价和检测也是了解危重病症的基本生命情况状态。临床上呼吸功能监测主要包括以下几个方面：临床症状及体征、呼吸功能基本参数、血气分析、肺功能监测及胸部影像学检查。

一、临床症状、体征与呼吸功能基本参数监测

（一）呼吸相关临床症状、体征

心累、气紧、胸闷、发绀等往往是呼吸功能障碍的线索和表现。其他一些征象也表明机体可能存在呼吸窘迫，例如呼吸急促，呼吸困难；大汗；心动过速，洪脉；焦虑不安，躁动，神志不清，不能安静平卧；使用辅助呼吸肌，肋间肌疲劳；腹部矛盾运动（吸气时腹部向内收缩）；胸腹式呼吸运动交替出现（先胸部运动后腹部运动）；发绀或苍白。

（二）呼吸频率和深度

肺通气功能的重要参数。通过望、触、叩、听可了解肺通气、肺舒张情况，也可以使用监护仪。

（三）呼吸力学监测

包括气道压力、气道阻力、肺顺应性、最大吸气压和最大呼

气压、跨膈压的监测等。胸肺顺应性监测反映静态肺顺应性，即反映肺组织弹性，动态顺应性除反映肺组织弹性外，还反映气道阻力。肺充血、肺水肿和肺泡表面活性物质减少，肺顺应性下降。

（四）呼吸波形及呼吸功监测

常用的有流速－时间波形、压力－时间波形、容积-时间波形、压力－容积环、流速－容积环。监测和分析这些波形，有利于临床医师判断患者的呼吸功能，及时调整呼吸参数。根据压力－容积环能够辅助了解呼吸机作功、患者呼吸功、机械附加功、生理呼吸功及进行呼吸功监测，指导和调整呼吸支持参数，为成功脱机提供帮助。

（五）肺功能监测

肺功能的监测主要指肺容量、通气功能、换气功能的监测，主要的监测指标正常值及临床意义见表1-2。

其中血流比值（VA/Q）是每分肺泡通气量与每分肺血流量之比，该比值影响气体交换。当比值增大时，表明生理无效腔增大，未能充分利用肺通气；当比值减小时，表明发生了功能性短路，说明未能充分利用肺血流（表1-2）。

表 1-2 肺功能监护主要指标的正常值及临床意义

项目	正常值	临床意义
潮气量（VT）	5～7 mL/kg	＜5 mL/kg 是进行人工通气的指征之一
肺活量（VC）	30～70 mL/kg	＜15 mL/kg 是进行人工通气的指征；＞15 mL/kg 为撤机指标之一
每分通气量（VE）	男 6.6 L/min 女 4.2 L/min	＞10 L 提示过度通气 ＜3 L 提示通气不足
每分肺泡通气量（VA）	70 mL/s	VA 不足为低氧血症、高碳酸血症的主要原因
功能残气量（FRC）	20%～30%	V/Q 比例失调，肺内流量增加，导致低氧血症发生，如不及时纠正，可发生肺不张
通气/血流比值（V/Q）	0.8	V/Q＞0.8 表示肺灌注不足 V/Q＜0.8 表示通气不足

（六）弥散功能监测

实质上也是肺功能监测之一。肺弥散功能监测方法很多，临床上多用一氧化碳进行弥散功能监测，但对危重患者较难进行。

（七）呼气末二氧化碳分压（$PETCO_2$）

监测 $PETCO_2$ 能够反映患者通气功能及循环和肺血流情况，还能帮助确定气管插管位置、及时发现呼吸机故障、帮助调整呼吸机参数及指导撤机、了解肺泡无效腔和肺血流情况、评价患者循环情况等。当 V/Q 比例正常时，$PACO_2$ 接近于 $PaCO_2$。在正常人，呼气末二氧化碳浓度与 $PaCO_2$ 分压值大致相等；而对伴有严重的通气/血流比例失调的危重患者，两者相差较大，因此可用 $PETCO_2$ 替代 $PaCO_2$ 了解肺通气功能情况。在神经系统的重症监护中，当需要判断危重患者是否适宜转运及是否需行气管插管时，$PETCO_2$ 浓度的监测有一定帮助。

二、血气分析

血气分析是监测呼吸功能的重要手段，此外还能够判断酸碱失衡类型、指导治疗以及判断预后。血气分析主要参数正常值及临床意义见表 1-3。

动脉血气分析综合反映了呼吸功能情况，对间接了解循环功能有益。

（一）SpO_2

SpO_2 是监测氧合功能的重要指标，它与 PaO_2 有良好的相关性（$r=0.84\sim0.99$）。在 PaO_2 低于99 mmHg时，SpO_2 可以灵敏地反映 PaO_2 的变化。

（二）PaO_2

PaO_2 是反映机体氧合功能的重要指标，当肺通气、肺血流量、吸氧浓度、心输出量等低下时，PaO_2 便低于正常（正常80$\sim$100 mmHg）。

表 1-3　血气分析主要参数临床意义及正常值

项目	正常值	临床意义
pH	7.35～7.45	pH<7.35：失代偿性酸中毒（失代偿性代酸或失代偿性呼吸性酸中毒） pH>7.35：失代偿性碱中毒（失代偿性代碱或失代偿性呼吸性碱中毒） pH 正常：无酸碱失衡或代偿范围内的酸碱紊乱 人体能耐受的 pH 为 6.90～7.70
$PaCO_2$	35～45 mmHg	判断肺泡通气量、判断呼吸性酸碱失衡 判断代谢性酸碱失衡有否代偿及复合性酸碱失衡
PaO_2	90～100 mmHg	轻度缺氧：90～60 mmHg 中度缺氧：60～40 mmHg 重度缺氧：40～20 mmHg
SaO_2	96％～100％	与 PaO_2 高低、血红蛋白与氧的亲和力有关，与血红蛋白的多少无关
AB（实际 HCO_3^-）	25 mmol/L±3 mmol/L	AB 受代谢和呼吸的双重影响 AB 升高为代谢性碱中毒或代偿性呼吸性酸中毒 AB 降低为代谢性酸中毒或代偿性呼吸性碱中毒 AB 正常，不一定无酸碱失衡
SB（标准 HCO_3^-）	25 mmol/L±3 mmol/L	仅受代谢影响 SB 升高为代谢性碱中毒，SB 下降为代谢性酸中毒 正常情况下，AB＝SB，AB－SB＝呼吸因素
BE（碱剩余）	－3 mmol/L～＋3 mmol/L	BE 正值增大，为代谢性碱中毒 BE 负值增大，为代谢性酸中毒

项目	正常值	临床意义
BB（缓冲碱总量或碱储备）	45 mmol/L～55 mmol/L	BB升高为代谢性碱中毒，或呼吸性酸中毒代偿 BB下降为代谢性酸中毒，或呼吸性碱中毒代偿
AG（阴离子间隙）	7 mmol/L～16 mmol/L	大多数情况下 AG 升高提示代谢性酸中毒，可用于复合性酸碱失衡的鉴别诊断

（三）氧合指数（PaO_2/FiO_2）

PaO_2/FiO_2 是监测肺换气功能的主要指标，当 PaO_2/FiO_2 <300 mmHg时，为急性呼吸衰竭。

（四）$PaCO_2$

$PaCO_2$ 是反映肺通气功能的重要指标，每分通气量降低 50% 或增加 50%，$PaCO_2$ 增加 2 倍或降低 2 倍。

三、胸部影像学检查

（一）胸部 X 线检查

胸部 X 线检查能直接获得肺部病变的性状，连续对比能反映病变和临床处理后的变化。床旁胸部 X 线检查操作方便，无需搬动患者，可以很快获得检查结果，以便了解人工气道位置、肺内有无感染、肺不张和气胸等病变，及时采取相应的治疗措施。

（二）超声波检查

床旁便携式 B 超机操作简单，通过简单培训可由急诊科医师掌握操作方法，这样可以随时在床旁进行胸腔探查和心脏功能判定，还可以在超声引导下进行胸腔穿刺等有创操作。

（三）胸部 CT 检查

胸部 CT 使用范围和适应证已经逐渐扩大。

第三节　肾功能监护

肾脏是调节人体体液平衡的重要器官。在创伤、严重感染、休克等危急重症情况下，肾脏出现功能性或器质性变化，临床上出现尿量减少、水电解质代谢紊乱、酸中毒等肾衰竭表现。肾脏功能监测不仅可以有效地预防肾衰竭，而且可以观察治疗效果和反应。

急诊重症监护常用肾脏功能监测包括：尿量、尿液常规检查、生化检查。

一、尿量检测

尿量是肾滤过率的直接反映，是监测肾功能最基本、直接的指标，通常记录每小时及24h尿量，但是仅用尿量判断肾功变化的可靠性是有限的，检测某种物质肾小球滤过率可以反映肾小球滤过率明显下降。

二、尿液常规检查

尿液常规检查有时可提供重要信息。临床上常见的尿液颜色异常，主要包括血尿、血红蛋白尿、脓尿、乳糜尿和胆红素尿几类。血尿和蛋白尿不是急性肾损伤的特征，而更多见于尿路损伤或肾小球疾患。相反，肾前性肾衰竭镜下常无重要发现；而所谓"肾衰竭管型"是肾小管坏死和确立肾性肾衰竭诊断的有力依据。

浓缩尿液是肾脏最重要的功能之一，尿比重测量的诊断价值也较大。无论尿量多或少，尿比重>1.020的高比重尿提示肾灌注不足，但肾脏尚好，是为肾前性肾衰竭；反之，比重<1.010的低比重尿则为肾性肾衰竭。

三、血、尿肾脏生化学监测

血、尿生化检查是监测和评价肾功能的主要方法。尿素氮和肌酐主要都是由肾脏排泄的废弃物，虽然受到大量蛋白摄入、出血、分解代谢增加等因素影响，但其血中浓度升高可提示肾小球滤过减少或肾小管重吸收增加。

评价肾小球滤过功能较精确的方法是观察某一种能全部由肾小球滤过，而不会被肾小管重吸收物质（菊粉、肌酐等）的排泄情况，通常用单位时间内净化含该物质的血浆毫升数表示（表 1-4）。但菊粉清除率试验（Cin）测量较复杂而不便临床使用，肌酐清除率（Ccr）为目前临床最常用评价肾滤过功能较好的方法。根据 Ccr 降低程度，肾滤过率下降可分为轻、中、重 3 度，其数值分别为 50～70 mL/min、30～50 mL/min 和 30 mL/min 以下。

表 1-4　鉴别少尿是肾脏低灌注或急性肾衰竭的指标

指标	肾脏低灌注	急性肾衰竭
泌钠分数（%）	<1	>4
尿钠（mmol/L）	<20	>40
尿/血浆尿素比值	>20	<10
尿/血浆肌酐比值	>40	<10
尿/血浆渗透压比值	>2	<1.2

评价肾小管重吸收功能的方法主要是尿钠浓度和钠排泄分数[FENa＝（尿钠/血钠）/（尿肌酐/血肌酐）×100%]测定。目前普遍认为，在 FENa 正常时，尿液的浓缩有赖于肾髓质的高渗环境和集合管的功能，肾性肾衰竭可以破坏这些部位的浓缩功能从而导致低渗性尿排出，反之，肾前性肾衰竭时，肾脏可最大限度地浓缩尿液保存水分而排出高渗尿。自由水清除率（CH_2O）需要同时考虑血渗透压对尿渗透压的影响，因此较单纯的尿渗透压测量准确。所谓"自由水"，是指所排尿液中除等渗部分外不含溶质的部分。正常人尿应不含自由水，CH_2O 为负值。但在肾性肾衰竭时，CH_2O 趋于 0，甚至为正值。CH_2O 测定只在少尿时才有意义，否则结果不可靠。

正常人的尿蛋白含量为 40～80 mg/d，尿常规检查为阴性。如果＞150 mg/d 即为尿蛋白阳性，称为蛋白尿。＜1.0 g/d 为轻度蛋白尿，1.0～3.5 g/d 为中度，＞3.5 g/d 为重度。蛋白尿可分为肾小管性蛋白尿、肾小球性蛋白尿、溢出性蛋白尿和分泌性蛋白尿等几类。

正常人尿液中虽然含有微量葡萄糖，但定性检查应为阴性。当血糖水平升高超过肾小管的重吸收能力（300 mg/min），葡萄糖定性实验为阳性。糖尿分为血糖升高性糖尿、血糖正常性糖尿和暂时性糖尿。

尿/血渗透压比值是反映肾小管浓缩功能的重要指标。功能性肾衰竭时，尿渗透压＞正常。急性肾衰竭时，尿渗透压接近血浆渗透压，两者比值＜1.1。尿/血渗透压比值的正常范围为尿渗透压 600～1 000 mmol/L（600 ～ 1 000 mOsm/L），血渗透压 280～310 mmol/L（280 ～ 310 mOsm/L），尿/血渗透压比值为 2.50±0.8。

需要注意，对于肾功能生化检测结果解释，无论是血清学的还是尿液的，都有必要同时考虑所测物质的产生和排泄变化。

第四节 肝功能监护

肝脏具有多项复杂生理功能，是供能物质代谢、有毒物质解毒、主要凝血因子生成的重要场所。损伤因素通过减少肝脏血流量、损害肝细胞、干扰胆红素及能量代谢而致肝功能不全。肝脏功能不全可直接影响肾脏功能、中枢神经系统功能、凝血功能和物质代谢。

肝功能监测的指标很多，但多数指标的特异性和敏感性不强。同时，由于肝脏具有巨大的储备能力，寥寥几个检测项目可能难以反映肝脏功能全貌；在肝功能检测试验异常之前很可能已存在一定程度的肝功能损害；某些非肝脏疾病亦可引起肝脏异常反应。因此对所采用的肝功能监测指标及其所获结果，应根据患者病情进行具体分析，以便能正确评估肝功能状况。肝功能监测的主要指标有如下几个。

一、血清胆红素

评估肝脏排泄功能。总胆红素、结合胆红素的升高和皮肤巩膜黄染的出现，提示肝功能障碍较严重。

二、血清清蛋白

评估肝脏合成功能。肝功能受损时，清蛋白产生减少，其降低程度与肝功能损害的严重程度相平行。

三、丙氨酸氨基转移酶（ALT）、天冬氨酸氨基转移酶（AST）

评估肝实质细胞有否损伤。转氨酶升高可反映肝细胞损害程度和范围，ALT 比 AST 更敏感。

四、凝血酶原时间（PT）

评估肝脏合成功能。凝血酶原时间和凝血因子Ⅰ、Ⅴ、Ⅶ和Ⅹ有关，而这些因子也均在肝脏合成。特别是Ⅶ因子，是肝脏合成的半衰期短的凝血因子，半衰期 4～6h，是肝功能受损时最早减少的凝血因子。

第五节 胃肠道功能的监护

胃肠道可能是多器官功能衰竭的起动因子；EICU 中的严重创伤患者，对能量需求较高，营养状况的好坏直接关系到患者的免疫功能和创伤的修复。

危重患者出现消化道应激性溃疡的比例较高，导致病情加重甚至死亡。应注意胃液引流情况，早期放置胃管，监测胃内压力，并定期送胃液和粪便做隐血试验，以便及时发现和处理消化道出血，还有助于早期肠内营养的使用。

在临床观察中应该注意反复评估以下要点：有无恶心、呕吐、呕血、呕吐量；大便的性状和量；有无黄疸和出血倾向；腹部症状和体征；肝、脾有无肿大和腹水与肠鸣音的变化情况。如抽出胃液为血性或咖啡色，或出现腹胀、柏油便或血便时应考虑消化道出血，应立即采取相应措施控制出血。

胃肠黏膜内 pHi 监测方法目前常用胃肠黏膜二氧化碳张力计，测定 PCO_2、HCO_3^- 含量，通过计算得出胃肠黏膜内 pH 值，从而动态监测胃肠道组织氧合情况。pHi 的正常范围为 $7.35 \sim 7.45$，而 7.32 为低限。

不能进食者，除给予全肠道外营养外，尽早予肠道内营养。置鼻饲管每 2 小时灌流质一次，从首次 100 mL 逐渐增加到 300 mL，对预防应激性溃疡的发生，恢复胃肠功能，增加免疫功能及防止细菌移位有所帮助。

第六节　脑功能的监护

继发性脑损害的程度及持续时间可影响预后，特别是低血压、低脑灌注压、低氧血症、高温与不良预后有关。重症监护治疗的目的是通过保证正常的动脉血氧含量及维持脑灌注压在 70 mmHg 以上，以免产生继发性损害，并使大脑获得最佳的氧合。使用颅内压监护仪监测颅内压的变化，随着颈静脉球部氧饱和度水平的波动，脑灌注压可有所变化。颅内压一般应低于 25 mmHg，如发现颅内压增高、降低均应密切观察，根据颅内压及时药物治疗。

无论什么原因造成的急性脑损伤患者，都存在相似的监护治疗问题。严密观察意识、反应能力、瞳孔大小、对光反应及眼球活动情况，根据 Glasgow 昏迷评分标准判定意识水平，并定期重新评估。

近年来科技发展迅速，已经开发出若干使用特殊的监测技术能探测脑氧供的监测仪。

一、颅内压监测

目前可以使用脑实质内压监测仪。通常钻一个小洞将它植入右侧大脑半球（非优势半球）额叶。虽然颅内压很重要（正常值 $10\sim25$ mmHg），但脑灌注压更重要。脑灌注压由平均动脉压减去颅内压而得，脑灌注压是脑血流的基本决定因素。

二、颈静脉球部氧饱和度、脑组织氧合压监测

床旁测定脑血流是困难的，但颈静脉球部氧饱和度（SjO_2）可反映与脑代谢需氧有关的脑血流。监测 SjO_2 可评估治疗对脑灌注的影响。SjO_2 的正常范围是 $50\%\sim75\%$。降低表明氧摄取增加，可能由于脑灌注压低或过度通气引起；增高表明脑充血。将小型 Clark 电极植入脑组织，可估计局部氧分压，即脑组织氧合压（$PBrO_2$），已证明此与预后相关。

三、脑多普勒超声

通过颞骨测量脑基底动脉的血流速度。如能测量颅外的颈内动脉血流速度则可显示脑灌注压的高低和有无脑血管狭窄。

四、脑电图

是通过脑电图记录仪将脑部产生的自发性生物电流放大后获得相应的图形，记录后分析脑电活动的频率、振幅、波形变化，从而了解大脑的功能和状态。以前脑电图技术主要用于癫痫的诊断；近年来逐渐用于昏迷患者、麻醉监测，复苏后脑功能的恢复和预后判断，"脑死亡"判断方面。但是脑电图结果受到物理、生理和药物等诸多因素影响，其结果判断需要结合患者症状、体征及其他辅助检查结果。全脑电图常规应用于重症监护则太复杂，现在有许多不同的脑电图监测方法（例如，持续脑电图监测）可用来评价脑电活动、探测癫痫发作及监测静脉点滴巴比妥酸盐或其他麻醉剂治疗。

第七节　凝血功能的监护

在休克、大面积烧伤、恶性肿瘤、病理产科、严重挤压综合征和革兰阴性杆菌性脓毒症导致的凝血功能障碍中，弥散性血管内凝血（DIC）并不少见。对临床上出现：严重或多发性出血倾向；不易用原发病解释的微循环衰竭或休克；多发性微循环栓塞的症状和体征，如广泛性皮肤、黏膜栓塞、灶性缺血性坏死、脱落及溃疡形成，或伴有早期的不明原因的肺、肾、脑等脏器功能不全；抗凝治疗有效等情况，要注意是否有 DIC 的可能。其常有下列表现：①血小板进行性下降 $<100 \times 10^9/L$（肝病、白血病 $50 \times 10^9/L$），或有两项以上血小板活化分子标志物血浆水平升高：$\beta\text{-TG}$，PF_4，血栓烷 B_2（TXB_2），P-选择素。②血浆 FIB 含量 $<1.5\ g/L$（肝病 $<1.0\ g/L$，白血病 $<1.8\ g/L$）或 $>4.0\ g/L$，或呈进行性下降。③3P 试验阳性，或血浆 FDP$>20\ mg/L$（肝病 $>60\ mg/L$），或血浆 D-D 水平较正常增高 4 倍以上（阳性）。④PT 延长或缩短 3s 以上（肝病 $>5s$），APTT 自然延长或缩短 10s 以上。⑤AT-Ⅲ：A$<60\%$（不适用于肝病）或蛋白 C（PC）活性降低。⑥血浆纤溶酶原抗原（PGL：Ag）$<200\ mg/L$。⑦因子Ⅷ：C 活性 $<50\%$（肝病必备）。⑧血浆内皮素-1（ET-1）水平 $>80\ pg/mL$ 或凝血酶调节蛋白（TM）较正常增高 2 倍以上。综合分析上述监测结果，辅以其他实验室检查（如凝血因子的测定、外周血涂片破碎红细胞、纤维蛋白生成与转换测定等）有助于确诊 DIC 的发生。

第八节　营养状态的评估与监护

对危重症患者进行正确、合理的营养评估是极其关键的。这种评估提供了患者营养不良的严重程度及持续发展的危险性。在临床上确定患者是否需要营养支持的 3 个常用的指标是：机体成分的组成、半饥饿（semi starvation）状态的持续时间和系统性炎症反应的程度。它反映了机体的营养状态、食物摄入不足的时间长短和疾病造成损害的严重程度。但至今还没有一种评价患者营养状态的方法是被全然接受或是无可替代的。其中临床医师个人对评估方式的取向起到了一个重要的作用。

传统上血清的蛋白含量常被用于估价患者营养状态。在大多数伴有营养不良的危重症患者中，血清的清蛋白、前清蛋白、转铁球蛋白、胰岛素样生长因子-1（IGF-1）及视黄醇结合蛋白均会有一定程度的下降；但它们的下降往往是由于疾病本身引起的，而并不一定同营养不良有关。在急性创伤或低水平但慢性的炎症状态下，血清自蛋白的急剧下降可能反映了4种病理机制：①由于血管通透性的增高，清蛋白从血液移向血管外的其他组织，以形成血管壁内外新的平衡。②某些细胞因子的增加，如白细胞介素1、肿瘤坏死因子及白细胞介素6的增加，抑制了肝脏清蛋白的制造。③增加了的清蛋白分解代谢率。④由于进食蛋白不足，一定程度上降低了清蛋白的合成率。由于疾病中的厌食因素对肝脏清蛋白的合成仅有轻微的影响，在纯消耗情况下，清蛋白的含量往往不会低于3 g/L。重要的是，在一些潜在的伴有蛋白丢失的肠道疾患中，如局限性回肠炎和口炎性腹泻，肠道蛋白的丢失通常不是低清蛋白血症的主要原因，主要原因是清蛋白对创伤的反应。由于低清蛋白血症是患者预后不佳的一个重要指标，它反映了全身性炎症反应的程度，因此对那些血清清蛋白水平低下而又不能进食的患者须以早期的营养支持疗法。另一些血清蛋白水平（转铁球蛋白、前清蛋白、视黄醇结合蛋白）往往同清蛋白水平一同下降，但由于它们较短的生命周期和不同的分布量，这种下降的比率各自不同。由于类似的原因，清蛋白或其他蛋白的量不能作为一个养分补给足量与否的指标。因为这些蛋白水平即使是在给了充足的营养支持的情况下还可能维持在低位上，直到创伤因素改善。一旦疾病创伤得到有效的治疗，这些血清蛋白就开始恢复正常，而这些变化却同营养支持无直接关系。

第二章

生命及脏器功能支持与管理

生命支持就是通常概念的紧急救命术，包括基本生命支持（basic life support，BLS）和高级生命支持（advanced life support，ALS）。

广义的基本生命支持包含了初步心肺复苏术、基本儿童生命支持、基本创伤救命术（basic traumatic life support，BTLS）和气道异物梗阻处理等技术。高级生命支持包含了进一步的生命支持、进一步的创伤生命支持和高级儿童生命支持等，是对生命存在的最基本元素的急救，必须分秒必争的予以准确抢救，目的是立即排除危及生命的紧急情况，及时抢救优先于作出明确诊断。

第一节　循环与心脏功能支持

循环支持重点是维持和稳定心脏和循环功能。不仅用于低血压或休克的患者，也用于防止器官衰竭患者的并发症。

对于所有的循环功能不全的患者，治疗的目的是在纠正基础病的同时（如外科止血或消除感染），尽早恢复向组织输送氧。心血管支持必须达到并保持适当的心输出量，保持生命器官灌注的体循环压力，以恢复组织的血流。因此，循环支持包括心输出量的几个决定因素：前负荷、心肌收缩力和后负荷，以及心率。其措施包括呼吸支持、心脏负荷控制、血容量补充或控制、血管活性药物及正性肌力药物、心输出量管理（如主动脉内球囊反搏术）等。

组织灌注受损可由心源性、梗阻性、低血容量性或血液分布异常而引起。这些因素通常是混合性的，例如：在感染中毒症和过敏时，血管舒张及静脉血容量的异常增加，导致相对性低血容量，它与由于微血管通透性增加所致的液体丢失所形成的真正低血容量同时存在。如果组织灌注异常持续存在，生命器官的功能将受损害，随后的再灌注将加剧器官的功能失调，且在严重病例，可导致多器官功能衰竭。因此，对组织灌注受损的早期认识并立即给予有效循环支持非常必要。

适当的前负荷是增加心输出量的最有效方法，也是一个恢复组织灌注的先决条件。胶体液或晶体液的使用，何者为佳仍存在争议。对于低血容量者，循环血容量必须迅速恢复，因为心输出量和组织灌注压的快速恢复可以减少脏器严重受损的机会，特别是减少急性肾衰竭的发生。对由于心源性、再分布性和梗阻性原因造成组织灌注受损的患者，适度补充循环血容量也非常重要。

尽管血容量已经恢复，生命器官的灌注仍在受损，这时可给予正性肌力药物或其他血管活性药物以改善心输出量和血压。正性肌力药物和血管活性药物是稳定和恢复循环功能的重要工具。以往认为，60 mmHg 的平均动脉压（或收缩压 80 mmHg）已经足够，但是一些证据表明，80 mmHg 的平均动脉压可能更合适。在应用药物恢复心输出量和灌注压之前，应尽可能纠正可能损害心脏功能或血管反应性的异常情况，如低氧血症、高碳酸血症及某些药物（如 β 受体阻断剂、血管紧张素转化酶抑制剂、抗心律失常药及镇静药）的作用。用药的效果存在个体差异，所以必须监测药物反应。应当针对病因治疗组织缺氧引起的代谢性酸中毒。

循环支持的目的通常是达到正常的血流动力学水平，但许多重症患者的存活还与增加心输出量、氧输送和氧耗有关。

第二节　呼吸功能支持与气道管理

多数需要重症监护治疗的患者存在低氧血症和（或）呼吸衰竭，因而需要某种类型的呼吸支持。呼吸支持使呼吸衰竭的患者得以生存。随着对急性肺损伤机制认识的逐渐深入和诊治水平的不断改进，生存率还可进一步提高。正确、及时地纠正重症患者的低氧状态，可明显地改善预后。

呼吸支持的程度和类型不同，包括气道管理、氧气疗法、人工辅助呼吸（无创与有创性机械通气）和呼吸治疗。

一、气道管理

气道管理包括开放和畅通呼吸道、祛除气道分泌物和异物、气道湿化等。气管插管是最常用的有效建立人工气道的方法，其他高级气道技术也层出不穷。指征通常包括：保护气道，如面部创伤或烧伤、昏迷的患者；治疗严重的低氧血症（如肺炎、心源性肺水肿、急性呼吸窘迫综合征）；开胸手术及其他重症复杂手术后治疗；清除气道分泌物；解除呼吸肌疲劳（如重症哮喘）；避免或治疗高碳酸血症，如急性脑损伤、肝性脑病、慢性阻塞性肺疾病等。气管插管可能导致血压降低、内源性交感神经驱动作用减弱、心输出量减少、胃内容物反流和误吸、插管移位等问题。呼吸衰竭的危重患者常伴有心血管功能衰竭，行气管插管是危险医疗行为，有必要对其持续监测，尤其应注意心率和血压的变化。

气管切开较经口气管插管会使患者感觉舒适，也适宜于长期支持治疗。如需长期保留气管插管（一般超过 14d），则应考虑选择。与经口气管插管相比，可减少镇静剂的用量，加速撤机过程，缩短在重症监护病房的住院时间。气管微切术可帮助痰液分泌旺盛和咳嗽无力的患者祛除气道分泌物。

气道湿化：若吸入的气体湿化不充分，可破坏上呼吸道内衬的纤毛上皮细胞，导致痰液分泌不畅，增加感染机会。由于管道输送的医用氧气和空气都很干燥；特别是在使用气管插管后气流不经过大部分上呼吸道，使气体的温湿化大为减弱。因而，在呼吸机治疗时，对吸入气体进行人工湿化是非常必要的。

二、氧气疗法

低氧血症是氧气疗法的指征。所有进入 EICU 的危重患者原则上都应该给予吸氧，使 PaO_2 保持在 $\geqslant 8\ kPa$ 或者血氧饱和度 $\geqslant 90\%$。治疗初期患者可吸入高浓度氧，然后根据 SpO_2 和动脉血气分析进行调整。临床上可以采用鼻导管吸氧、面罩法给氧，调节吸入氧浓度于 $0.24\sim0.60$ 之间。

三、无创呼吸支持

患者在吸入高流量氧（10 L/min）后仍存在低氧血症，则是应用持续正压气道通气（CPAP）的指征。无创通气是指不需气管插管的通气支持，对于尚无严重低氧血症但仍需一定通气支持的患者，无创通气可作为首选。CPAP 可使通气不良的肺泡复张，改善氧合，因而最适用于临床上急需肺泡复张的患者，如急性肺水肿和手术后肺不张的患者，也可用于有免疫缺陷的肺炎患者。对一些慢性通气衰竭患者，则需要长期无创通气支持，无创通气也可用于有创通气撤机后的过渡性治疗。持续正压气道通气需要密闭性良好的面罩、合适的呼吸阀及其他装置。无创呼吸虽然避免了气管插管，降低了发生院内获得性肺炎的危险性，但是有些患者会在使用 CPAP 面罩时产生不适感、有时也发生胃肠胀气。因而，患者必须配合。要求患者有一定的自主呼吸能力，并能有效地咳嗽。

四、机械通气支持

对呼吸衰竭患者，在应用无创通气疗效不理想时可采用气管插管行机械通气。通常在下列情况下则需行紧急气管插管机械通气：在积极的氧气疗法前提下，仍存在低氧血症（$PaO_2 < 8\ kPa$ 或 $SaO_2 < 90\%$）、存在高碳酸血症，甚至意识不清、由于神经肌肉疾患导致肺活量下降等。

（一）通气模式

何种通气方式为优尚无定论。在容量控制通气方式下，呼吸机向患者输送预定的潮气量，吸气压力取决于呼吸系统的阻力和顺应性。压力控制通气方式下，预先设定压力，潮气量随呼吸系统的阻力和顺应性而变化。目前较为重视肺保护性通气策略，主要目的是通过运用肺扩张技术和呼气末正压来维持最大限度的肺泡容积，限制潮气量和（或）气道压力以避免肺泡过度膨胀。作为肺保护通气策略的一部分，压力控制通气越来越多地运用于急性呼吸窘迫综合征的治疗，它既可限制气道峰压，又可改善肺内气体分布。应用压力控制通气时，常需较长的吸气相（类似反比通气），以保证肺泡充分扩张。高频通气将气体经呼吸机震荡或喷射后进入气道，虽潮气量较小，但仍可进行有效气体交换。但是高频通气技术在呼吸支持领域的地位尚待确立。

目前普遍认为，理想的通气方式应能最大程度地允许患者自主呼吸。现代呼吸机有敏感的触发和流速方式以适应患者的需要，因而可减少患者的呼吸功耗。在同步间歇强制通气（SIMV）方式时，患者可在强制呼吸的间隔时间内，进行自主呼吸。SIMV常与压力支持通气（PSV）方式一起用于呼吸机的撤离。压力支持通气是指在每一次自主呼吸中，通过预先设置的压力支持水平，使呼吸机能增加自主呼吸量。双相气道正压通气（BIPAP）与CPAP相近，区别在于前者需要设定两个压力水平，呼吸机通过在两个压力水平之间的转换来增加肺泡通气。

（二）通气策略

通气方式及参数诸如潮气量、呼吸频率、呼气末正压、吸呼气时间比的设置取决于患者的病情。例如，延长呼气时间有利于哮喘患者肺泡气体排出；而呼气末正压及延长吸气相使肺泡复张，则适用于存在肺不张或其他类型的肺容积减少的患者。机械通气可加重肺脏的损伤，推测可能与肺泡的过度膨胀以及远端气道的反复扩张和闭合有关。有证据表明，运用肺保护性通气策略对患者有利，诸如呼气末正压或延长吸气时间以保证肺泡容积，以及限制潮气量和气道峰压,但可能导致 $PaCO_2$ 升高(允许性高碳酸血症)。肺顺应性反映肺的扩张能力,可通过气道压和潮气量对其进行监测,以明确肺泡有无存在过度扩张的危险。

(三)机械通气治疗时的监测

机械通气时需要持续监测 SpO_2 和呼气末二氧化碳浓度,以了解氧合和通气状况。通气效果一般可通过动脉血气分析来了解,也可应用简单的评估表对通气的耐受程度进行评估。

(四)呼吸支持时药物辅助治疗

一氧化氮(NO)对通气良好的肺血管区有扩张作用,临床上已应用一氧化氮吸入来改善患者氧合,尤其对改善急性呼吸窘迫综合征患者的动脉血氧分压有效,但还没有证据表明它可以提高生存率,其作用尚待得到公认。

除了治疗哮喘等基本疾病外,皮质激素在应用机械通气患者中的使用指征有限。然而,有报道皮质激素对急性呼吸窘迫综合征晚期纤维增殖阶段的患者,可减轻肺组织纤维化而改善肺功能。

患者常需借助镇静剂以耐受气管插管和机械通气,镇静可使其感到舒适。过去,只有当患者高度镇静甚至处于麻醉状态时才可行机械通气。止痛和镇静的目的因人而异。现代高档呼吸机不需要患者过度镇静;但为了减轻痛觉,或减少患者焦虑及窘迫,仍需用止痛剂。语言精神安慰可使患者感到舒适,但还不能完全替代镇静药物。镇静药物都有不同程度的不良反应。由于危重症患者常不能表达自己的不适、焦虑甚至疼痛,此时,医师可以借助各种评分量表,根据患者对不同刺激的反应来判断病情。

目前并不提倡应用肌肉松弛剂。肌肉松弛剂的使用指征:保证气管插管及其他操作的进行;当呼吸驱动很强时进行控制通气,如需要允许性高碳酸血症时;治疗某些疾病,如破伤风;氧合不良时降低氧耗;控制 CO_2 分压水平,防止颅压升高。

(五)机械通气的撤离

撤机技术有多种,但撤机的成功与否取决于患者的病情,而患者临床情况的评估是确定何时撤机的最重要因素。撤机前需确保气道清洁、通畅，氧合良好，无 CO_2 潴留。撤机的指征包括：患者氧合良好，在吸氧浓度<0.6 的情况下，$PaO_2 > 8$ kPa；能维持 CO_2 分压在正常范围内；可满足断开呼吸机后的呼吸功耗；意识清楚，反应良好。撤机方法包括在严密监护患者病情下，逐渐增加患者自主呼吸的时间或逐渐降低通气支持的水平。

（六）其他呼吸支持方法

行气管插管的患者多意识模糊、咳嗽无力及感觉不适，故不能有效地清除气道分泌物。物理治疗有助于机械通气患者排痰，定期的胸部理疗和及时的吸痰是必要的。

在 ICU，患者采取合理的体位十分重要。将患者置于俯卧位，有利于改善持续性低氧血症。研究表明，对持续性低氧血症的患者使用俯卧位通气可改善氧合，推测与患者胸膜腔压力梯度的改变有关。定期给患者翻身可避免褥压疮形成，同时也有利于清除气道分泌物。病情较重、不能定期翻身的患者可使用翻身活动床。

第三节 其他脏器功能支持与管理

一、肾脏支持

危重症患者经常发生少尿和肾功能不全。大多数病例是在原发疾病过程中发生继发性肾脏损害。急性肾衰竭患者通常有多器官功能障碍，多需呼吸或循环支持，越来越多地在 ICU 诊治。

在危重症患者，急性肾衰竭是一些因素联合作用的结果，如低血容量（绝对或相对）、肾脏灌注不足（低灌注压、低心输出量）、感染毒血症、药物（包括放射显影增强剂）、肝功能异常、集合管阻塞（部分或全部）、血管闭塞（大血管或小血管）或原发性肾脏疾病。某种或多种致病因素起作用与发生急性肾衰竭之间存在一个时机窗，有必要快速鉴别和纠正这些致病因素，并避免进一步的潜在致病因素。出现急性肾衰竭后，患者对任何心肺功能不全、尿道阻塞和感染毒血症的治疗措施均缺乏相应的反应，尿素氮、肌酐的浓度持续增高。

对已发生肾功能不全或存在潜在肾脏功能不全危险的重症监护患者，其紧急处理方案为：评估和纠正呼吸或循环障碍；处理肾脏功能不全引起的任何威胁生命的情况（高钾血症、水钠潴留、严重尿毒症、严重酸中毒）；排除尿道梗阻；确定病因和明确肾功能不全的原因，并立即开始治疗；了解用药史，适当更改医嘱；有适应证的患者应及早使用肾脏替代疗法。

肾脏替代疗法的适应证包括：无法控制的高血钾；对利尿剂无反应的严重水钠潴留；严重的尿毒症；严重酸中毒。根据血浆尿素氮浓度和患者的具体条件开始采用适宜的肾脏替代疗法，通常以尿素氮浓度大于 30 mmol/L 为限。肾脏替代疗法主要有血液滤过、血液透析、腹膜透析等多种方法。目前，对大多数危重症患者建议采用半持续性血液滤过，带有或不带有透析，这种方法对患者的生化指标和心功能影响较小。治疗慢性肾功能不全的短程血液透析、腹膜透析在 ICU 使用得越来越少。

二、神经系统支持

脑外伤、中毒、脑卒中、神经系统感染、心脏及呼吸骤停或者代谢性脑病等都可能引起神经系统衰竭；在重症监护治疗中需要治疗多种的神经系统疾病。神经系统支持是综合治疗的一部分，主要是根据患者神经系统监护结果及具体情况给予相关处理，包括机械通气、控制颅内压和脑灌注压以及抗惊厥治疗等。

神经系统疾病重症监护治疗的基本原则：应保护气道通畅，常用的措施是气管内插管或气管切开；必要时用机械通气维持正常的气体交换。特别是在严重脑供氧下降的情况下，例如：急性脑损伤时，PaO_2 应保持在 12 kPa 以上，$PaCO_2$ 保持在正常低限水平（4.0～4.5 kPa）；保持足够的脑灌注压对维持脑的氧输送是很重要的；特殊的监测技术如监测颅内压有助于治疗。行气管插管患者需要镇静，以免颅内压升高。脑损伤患者由于上呼吸道反射受到损害，易于早期并发院内肺部感染，建议用广谱抗生素进行预防。

癫痫是 ICU 常见危重症，传统的地西泮药物无效时，应该使用二线药物硫喷妥钠或者丙泊酚。

三、危重症的营养支持

近年来，虽然医学科学有了长足的进步，但重症患者营养不良的发生率却未见下降。因此，临床营养支持作为重症患者综合治疗的重要组成部分，应该得到足够的重视。因为营养支持尤其是全胃肠外营养，不但价格昂贵而且会由于应用不当而造成损害。不推荐不加选择地进行营养支持，应先进行营养状态评价，筛选出那些可能从营养支持中获益的患者。

早期的临床营养支持多侧重于对热卡和多种基本营养素的补充；现代临床营养支持已经超越了以往提供能量，恢复"正氮平衡"的范畴；而通过代谢调理和免疫功能调节，从结构支持向功能支持发展，发挥着"药理学营养"的重要作用，成为现代危重病治疗的重要组成部分。例如不同蛋白质（氨基酸）对于细胞生长与修复、多种酶系统活性、核酸代谢、细胞因子产生、免疫系统功能影响各异；而不同脂质的代谢则对于细胞膜的功能和稳定，各种皮质激素与性激素水平，以及众多炎性介质和凝血过程有着不同的作用。碳水化合物在不同疾病状态和疾病不同时期的代谢也不一致。而一些维生素与微量元素除了作为多种辅酶起作用之外，还具有清除氧自由基的功能。

危重症患者营养支持目的在于供给细胞代谢所需要的能量与营养底物，维持组织器官结构与功能；通过营养素的药理作用调理代谢紊乱，调节免疫功能，增强机体抗病能力，从而影响疾病的发展与转归，这是实现重症患者营养支持的总目标。营养支持开始的时间取决于对患者营养状态的评估。对于摄入不足的患者，尽可能在他们潜在的营养不良期就给予营养支持。一般讲，营养状态低下的患者：体重丢失大于 $15\% \sim 20\%$，中臂肌肉周径

（MAMC，无脂肉质的指标）小于标准值 5%，如果不能进食，应该在早期即给予营养支持；对营养不良的外伤患者应该尽早给予营养支持；对于一个营养状态良好的患者，因为轻度到中度的全身性炎症反应而不能进食，营养支持可以在发病后第 5 天开始。如能进食，在 10d 后可以开始进食营养物质，在这种情况下，患者完全可以承受短时间内的营养摄取不足，而不发生器官功能的衰退。

根据营养素补充途径，临床营养支持分为肠外营养支持（parenteral nutrition，PN）与肠内营养营养支持（enteral nutrition，EN）两种方法。随着临床营养支持的发展，营养支持方式已由通过外周或中心静脉途径的 PN 为主要的营养供给方式，转变为通过鼻胃/鼻空肠导管或胃/肠造口途径为主的肠内营养支持。有关营养支持时机的临床研究也显示，早期 EN，使感染性并发症的发生率降低，住院时间缩短等。但重症患者肠内营养不耐受的发生率高于普通患者，对于合并肠功能障碍的重症患者，肠外营养支持是其综合治疗的重要组成部分。

合理的热量供给是实现重症患者有效的营养支持的保障。有关应激后能量消耗测定的临床研究表明：合并全身感染患者，能量消耗（REE/MEE）第 1 周为 105 kJ/（kg·d），第 2 周可增加至 167 kJ/（kg·d）。创伤患者第 1 周为 126 kJ/（kg·d），某些患者第 2 周可高达 230 kJ/（kg·d）。大手术后能量消耗为基础能量需要（BMR）的 1.25～1.46 倍。但这并非是急性应激状态的重症患者的能量供给目标。不同疾病状态、时期以及不同个体，其能量需求亦是不同的。应激早期，合并有全身炎症反应的急性重症患者，能量供给在 84～105 kJ/（kg·d），被认为是大多数重症患者能够接受并可实现的能量供给目标。即所谓"允许性"低热量喂养。其目的在于：避免营养支持相关的并发症，如高血糖、高碳酸血症、淤胆与脂肪沉积等。值得注意的是，对 EICU 患者来说，营养供给时应考虑到危重机体的器官功能、代谢状态及其对补充营养底物的代谢、利用能力。在肝肾功能受损情况下，营养底物的代谢与排泄均受到限制，供给量超过机体代谢负荷，将加重代谢紊乱与脏器功能损害。肥胖的重症患者应根据其理想体重计算所需能量。对于病程较长、合并感染和创伤的重症患者，病情稳定后的能量补充需要适当的增加，目标喂养可达126～146 kJ/（kg·d），否则将难以纠正患者的低蛋白血症。

由于重症患者肠内营养不耐受的发生率增高，常影响肠内营养支持的有效实施而导致喂养不足（underfeeding），并使获得性血源性感染的发生率增高。近年来多中心研究证明，营养治疗管理方案，有助于使更多的患者达到目标能量供给、提高肠内营养所占的比例以及保证 EN 的有效实施。

第三章

休 克

第一节 概 论

休克是各种致病因子作用于机体导致的急性循环衰竭，其特点是微循环的灌流不足导致细胞代谢障碍和细胞损伤而引起的全身性病理过程。一些体液因子包括具有血管活性作用的单胺类物质和调节肽等参与和调节休克的发生和发展过程，炎性细胞因子在休克晚期严重并发症如脓毒症、多器官功能障碍综合征（MODS）的发生中起了重要的介导作用。

一、病因和发病机制

能够造成有效循环血容量急剧减少的因素均可导致休克。常见的病因有：失血和失液、创伤、烧伤、感染、过敏、强烈的神经刺激及急性心力衰竭等。

（一）失血和失液

1. 失血

大量、快速失血（超过总血量的 20％左右）可引起失血性休克，多见于外伤、胃溃疡出血、食管静脉曲张破裂出血及产后大出血等；失血量超过总血量的 50％可迅速导致死亡。

2. 失液

大量液体的丢失，如剧烈呕吐、腹泻、肠梗阻以及大量出汗等均可引起循环血容量的急剧减少，出现休克。

（二）创伤

严重创伤时，由于大量、快速失血及剧烈疼痛，可导致创伤性休克。

（三）烧伤

大面积或重度烧伤时，由于有大量血浆的丧失，引起休克。烧伤早期的休克与疼痛和低血容量有关，晚期由于创面或全身性感染可发生脓毒症，甚至脓毒性休克。

（四）感染

革兰阴性或阳性细菌、立克次体、支原体、病毒和真菌等感染均可引起感染性休克。革兰阴性菌产生的内毒素可引起内毒素休克。感染性休克常有脓毒症的表现，又称脓毒性休克。感染性休克按其血流动力学特点又分为低动力型休克（冷休克）和高动力型休克（暖休克）。

（五）过敏

部分个体对某些异体蛋白、生物制剂或药物过敏，导致Ⅰ型变态反应，组织胺和缓激肽大量释放入血，引起容积血管扩张、毛细血管通透性增强，血浆外渗，循环血容量减少，发生过敏性休克。

（六）神经刺激

由于剧烈疼痛、高位脊髓麻醉或损伤引起血管运动中枢抑制，使动脉阻力血管调节功能障碍，血管扩张，外周阻力降低，有效循环血量减少，可导致神经源性休克。

（七）心脏和大血管病变

大面积心肌梗死、急性心肌炎、心脏压塞、乳头肌或腱索断裂及严重的心律失常均可引起心排出量急剧减少，有效循环血量和组织灌流量显著降低，发生心源性休克。

二、分类

休克最常用的分类方法是根据病因和休克发生的起始环节来分类，也可以按休克时的不同血流动力学特点来分类。1975 年

Weil 等提出新的休克分类方法概括了临床不同类型的休克。

（一）按病因分类

按病因可将休克分为失血性休克、创伤性休克、烧伤性休克、感染性休克、过敏性休克、心源性休克和神经源性休克。

（二）按休克发生的起始环节分类

由不同原因导致的休克，起始环节不外乎血容量减少、血管床容积增大和心排出量急剧降低，这些环节均可使有效循环血量锐减，组织灌流量减少，细胞损伤，组织器官功能障碍，是休克发生的共同基础。因此，根据起始环节不同，可以将休克分为低血容量性休克、血管源性休克和心源性休克。

1. 低血容量性休克

由于循环血量减少导致静脉回流不足、心排出量减少、血压降低。休克的发生取决于失血量和失血速度。

2. 血管源性休克

由于血管床容量与循环血量分布的失调而导致的休克。如感染性和过敏性休克与血管容积急骤增加有关，神经源性休克与麻醉或强烈疼痛抑制交感缩血管功能有关。

3. 心源性休克

由于急性心脏泵功能衰竭或严重的心律失常引起心排出量急剧降低而发生的休克。

（三）按血流动力学特点分类

根据休克时心排出量与外周阻力的关系可以将休克分为三类。

1. 高排低阻型休克

血流动力学特点是心排出量增加，外周阻力降低，因此血压稍降低，但脉压可增大，皮肤血管扩张或动－静脉吻合支开放，血流增多使皮肤温度升高，又称暖休克或温休克。

2. 低排高阻型休克

心排出量降低，总外周阻力增加，平均动脉压降低可不明显，但脉压明显缩小，皮肤血管收缩，血流减少使皮肤温度降低，故又称为冷休克。

3. 低排低阻型休克

血流动力学特点是心排出量降低，总外周阻力也降低，收缩压、舒张压、平均动脉压均明显降低，实际上是休克失代偿的表现。

（四）Weil 等提出的休克新分类将休克分为四类

这种分类方法几乎概括了临床所有类型的休克，与治疗原则基本一致。

（1）低血容量性休克。

（2）心源性休克。

（3）分布性休克：基本机制同血管源性休克，主要机制为血管舒缩功能异常。

（4）梗阻性休克：此型休克的特点是血流的主要通道受阻，根据梗阻部位的不同可再分为心内梗阻性休克和心外梗阻性休克。

三、病理生理

（一）微循环变化

在典型失血性休克的发生、发展过程中，微循环的变化大致分为三期。

1. 微循环缺血性缺氧期（休克Ⅰ期）

休克早期，机体具有代偿能力，以血液重新分布为特征。在此阶段，交感－肾上腺髓质系统兴奋，儿茶酚胺大量释放入血。皮肤、腹腔内脏和肾脏的小血管由丰富的交感缩血管神经纤维支配，在这些血管和神经，α-肾上腺素受体又占优势，当儿茶酚胺增多时，这些脏器的小血管收缩或痉挛，使毛细血管前阻力明显升高，微循环灌流急剧减少；而 β-肾上腺素受体分布占优势的动－静脉吻合支开放，使微循环非营养性血流增加，营养性血流减少，组织处于严重的缺血缺氧状态。同时由于脑血管和冠状血管对儿茶酚胺不敏感，其血流无明显改变。此阶段可通过"自身输血"和"自身输液"的途径增加回心血量，保证了心、脑等重要脏器的血液供给。值得注意的是，微血管的收缩虽然减轻了血压的下降，但却导致组织血液灌流的不足，此时，脉压的减小比血压的下降更具早期诊断意义。

2. 微循环淤血性缺氧期（休克Ⅱ期）

休克持续一定时间后，由于微血管收缩和缺血、缺氧、酸中毒及多种体液因子的影响，微循环血管平滑肌对儿茶酚胺的反应性降低，血管反应性与收缩性下降，血管平滑肌舒张和毛细血管扩张，微循环血液灌流减少，毛细血管中血液淤滞，处于低灌流状态，组织细胞严重淤血性缺氧。血流动力学上表现为：血流缓慢、红细胞易聚集、血管通透性增高、血浆外渗、血液黏度增大、白细胞与内皮细胞黏附性增加、黏附并活化的白细胞通过释放氧自由基和溶酶体酶，进一步引起微循环障碍和组织损伤。在这一阶段，由于"自身输血"和"自身输液"的停止以及微循环状况的恶化，机体由代偿逐渐向失代偿发展，但积极救治仍可逆转病情。

3. 微循环衰竭期（休克Ⅲ期）

休克未受到及时、合理的救治，微循环淤滞加重：微血管平滑肌麻痹，对血管活性药物失去反应，血液进一步浓缩，黏滞度增加，处于高凝状态；血流速度减慢及单核细胞和内皮细胞释放组织因子增加，凝血系统激活，微循环中大量微血栓形成，发生弥散性血管内凝血（DIC）；由于凝血因子耗竭，纤溶系统功能亢进，出现出血倾向。同时，内皮细胞肿胀、微血管外组织间压力升高、血小板聚集与（或）白细胞嵌塞导致毛细血管无复流现象。处于这一阶段的患者，由于微血管反应性低，升压药物不能有效地恢复血压，血压进行性下降，循环衰竭，细胞受损甚至死亡，重要生命器官出现功能障碍或衰竭。

（二）细胞代谢变化

休克发生时，强烈的应激刺激所引发的内分泌反应、组织有效循环血量的减少以及细胞因子的异常合成和释放，使得细胞代谢和机体代谢规律发生明显的改变。休克早期的代谢变化与机体应激时与能量供应需求特点相适应，与内分泌反应所致的儿茶酚胺、皮质醇和胰岛素释放增加有关；休克发生的过程中，由于微循环障碍导致组织细胞缺血、缺氧，使组织细胞代谢水平及状态发生改变，严重时可以直接造成细胞的损伤。而感染性休克发生时，机体表现出特殊的代谢特点：胰岛素抵抗引起高血糖，明显的负氮平衡及蛋白质从骨骼肌向内脏组织转移，这些代谢反应多由细胞因子的失控释放引起，如不及时纠正，可成为患者死亡的重要危险因素。因此，了解休克时机体代谢改变的规律，针对不同阶段代谢变化的特点进行适当的调节，不仅有助于休克的救治，也可以防止严重并发症的出现。

休克时，细胞代谢和机体代谢的改变主要表现在物质代谢障碍，能量代谢障碍以及水、电解质、酸碱平衡紊乱。

1. 物质代谢障碍

休克时，组织微循环障碍导致细胞缺氧，细胞因子异常释放，通过内分泌、旁分泌及自分泌效应，导致三大代谢物质糖、脂肪和蛋白质代谢的异常。代谢变化的总趋势是氧耗减少，糖酵解加强，脂肪和蛋白质分解增加、合成减少。

（1）糖代谢障碍：休克早期，强烈的应激原刺激儿茶酚胺类激素、胰高血糖素、糖皮质激素等大量释放，使糖原分解增加，血糖升高；微循环障碍致组织细胞缺氧，糖代谢途径中的有氧代谢受阻，糖酵解途径增强，糖异生途径受抑制，表现为高血糖症。此外，休克时肝脏清除有机酸能力减退、休克晚期出现脓毒症时的有氧酵解也是高乳酸血症的重要机制。

（2）脂类代谢障碍：休克状态下由于应激反应，血中儿茶酚胺增多，可通过增加细胞内 cAMP 含量激活脂肪酶，使三酰甘油分解增加，释放游离脂肪酸增多，成为应激状态下机体获取能量的主要来源。由于微循环的严重障碍，组织低灌流和细胞缺氧，细胞内最早发生的代谢变化是从优先利用脂肪酸供能转向优先利用葡萄糖供能，这时血中游离脂肪酸和酮体增多。血中游离脂肪酸的增加对心肌细胞有毒性作用，可致心律失常。休克对脂类代谢的另一个重要影响是氧自由基生成增加，与膜脂质作用形成脂质过氧化物,造成生物膜功能的损伤。

(3)蛋白质代谢障碍:休克期间蛋白质合成减少,分解代谢增强,表现为血中氨基酸特别是丙氨酸水平升高,伴随有血清尿素氮的增加,机体出现负氮平衡。当具有特殊功能的酶类蛋白被消耗后,机体则不能完成复杂的生理过程,可发生多器官功能障碍综合征。同时,机体处于高度应激状态,呈现出以强烈的体蛋白分解、糖和脂类利用障碍为特征的高分解代谢。这种代谢特点可以使机体迅速陷入负氮平衡和营养不良,导致严重并发症如脓毒症和多器官功能障碍的发生。

2. 能量代谢障碍

休克初期,由于细胞供氧不足,导致 ATP 的合成减少,细胞能量生成不足以致功能障碍。休克后期,线粒体发生肿胀、致密结构和嵴消失等形态学改变,钙盐沉积,最后崩解破坏。线粒体结构损伤后,导致呼吸链与氧化—磷酸化障碍,能量物质进一步减少,致使细胞死亡。因此,由缺氧引起的细胞能量代谢障碍是细胞一切功能障碍的基础。

3. 水、电解质、酸碱平衡紊乱

休克时缺氧和能量代谢障碍造成 ATP 合成减少,细胞膜上的钠泵运转失灵,因而细胞内 Na^+ 增多,细胞外 K^+ 增多,导致细胞水肿和高钾血症。

休克早期由于创伤、出血、感染等刺激引起呼吸加快,通气增多,可出现 $PaCO_2$ 下降和呼吸性碱中毒等变化。这发生在血压下降和血中乳酸升高之前,为早期休克的诊断指标之一。

组织缺氧时的无氧酵解增强使乳酸生成增多,而肝脏和肾脏的功能降低又不能有效地降解和清除这些代谢产物,因此机体出现代谢性酸中毒。酸中毒时 H^+ 和 Ca^{2+} 竞争引起心肌收缩力下降,血管平滑肌对儿茶酚胺的反应性降低,使心排出量和血压不易回升,减少脑血流并影响心功能。酸中毒还可导致和加重高钾血症,促进 DIC 发生,加重休克时微循环紊乱和器官功能障碍,使患者预后不良。休克后期,如发生"休克肺",可出现呼吸性酸中毒,机体处于混合型酸中毒状态，加重酸碱平衡紊乱。

（三）炎症介质的变化

休克的发生和发展过程中有多种体液因子参与，除了来自神经系统和部分内分泌细胞的血管活性胺类和调节肽类物质外，还有一类主要来自于炎症细胞的炎性因子/介质参与休克的发展及病情恶化。这些细胞因子除了各自的生物学活性外，相互之间具有协同或拮抗的关系，共同构成复杂的调控网络。

（四）神经内分泌变化

休克时由于交感-肾上腺髓质处于兴奋状态，儿茶酚胺分泌增加导致以 α 受体占优势的全身小动脉（心脏和脑血管除外）收缩，外周阻力升高，代偿性维持重要生命器官灌注。

休克早期，促肾上腺皮质激素、促甲状腺素、抗利尿激素分泌增加；休克晚期，可发生肾上腺皮质功能不全。

（五）免疫学变化

失血性或创伤性休克可以导致机体免疫抑制，表现为吞噬细胞的吞噬活动受抑制、淋巴细胞增殖及反应性降低，抗原呈递细胞的功能下降，并且抑制的严重程度与休克的严重程度呈正相关。这种免疫抑制与肾上腺皮质激素释放的增多、循环性炎症介质的作用有关。

（六）内脏器官功能障碍

休克状态下由于有效循环血量的不足，组织和器官的灌注不良及缺氧，可以诱发多个器官功能障碍或损伤，严重时危及生命。

失血性休克早期，机体通过代偿机制，调节血液重新分布，首先保证重要脏器脑和心的血供，而牺牲皮肤和肠道等器官的供血。休克后期，如未及时采取有效的救治措施，可导致脑、心、肺、肝、肾及肠等多器官功能相继出现障碍，严重时器官衰竭而发展为"不可逆"性休克。

四、临床表现

休克作为一种急性临床综合征，病因的多样性决定了其临床表现的多样性和复杂性。根据休克的病情演变过程，可分为休克早期（休克代偿期）、休克中期和休克晚期（休克抑制期）。按休克的严重程度，可分为轻度、中度、重度和极重度休克。

（一）休克代偿期

休克早期，各种导致休克的病因及有效循环血量的减少均可导致患者中枢神经系统兴奋性升高、应激性交感神经兴奋，血中儿茶酚胺含量比正常升高几十甚至几百倍。相应的临床表现为：精神紧张、烦躁不安，面色苍白、手足湿冷、脉搏细速、血压可正常或略高、脉压缩小，口渴、尿量减少。这一阶段为休克的可逆性代偿期，及时消除病因，恢复有效循环血量可以阻止病情发展。否则将进入抑制期。

（二）休克抑制期

如果休克的病因不能及时去除，交感－肾上腺髓质系统长时间处于过度兴奋状态，组织持续缺血、缺氧，病情则进入抑制期。临床表现为：神志淡漠、甚至意识模糊或昏迷；皮肤发绀、脉搏无力、心音低钝、血压进行性下降，收缩压低于 10.7 kPa（80 mmHg）、脉压小于 2.7 kPa（20 mmHg）；极度口渴、尿量少于 20 mL/h，甚至无尿。继续发展则全身皮肤、黏膜发绀或出现花斑、四肢厥冷、脉搏细弱甚至触不到、静脉塌陷、血压测不出、少尿或无尿。一旦患者皮肤、黏膜出现淤斑或消化道出血，提示病情已进入 DIC 阶段，可发生出血及重要器官衰竭（休克晚期、极重度休克），此时为难治性休克期。

五、实验室和其他检查

（一）血常规

血常规变化的特点有助于休克病因及病情严重程度的判断。失血性休克红细胞计数和血红蛋白可降低；失液性、烧伤性休克时血液浓缩，红细胞计数和血红蛋白浓度升高；感染性休克时，白细胞计数明显增加，部分严重感染患者可降低；发生 DIC 和有出血倾向者，血小板计数减少。

（二）尿常规

休克时尿量减少或无尿，尿液呈酸性，尿比重升高，当发生肾功能受损时，可出现尿蛋白、红细胞和管型，尿比重降低或固定。

（三）血生化指标

血生化指标可反映代谢、脏器功能及凝血系统的改变。休克时血钾、血糖、丙酮酸和乳酸升高；肝功能受损时，转氨酶、乳酸脱氢酶、胆红素和血氨可升高，肾功能不全时血尿素氮和肌酐升高；心肌损伤时，血浆磷酸肌酸激酶及其同工酶升高。发生 DIC 时，凝血酶原时间延长、纤维蛋白原降低、纤维蛋白降解产物增多、血浆鱼精蛋白副凝试验阳性。

（四）血气和血乳酸分析

休克状态下组织缺氧引起代谢性酸中毒，血 pH 和二氧化碳结合力降低。发生急性呼吸窘迫综合征（ARDS）时，血氧分压明显降低、血氧饱和度下降。血乳酸的升高提示组织灌注不足，其程度可作为判断休克严重程度和预后的指标。当静脉血乳酸浓度 ≥5 mmol/L 即可诊断为乳酸性酸中毒；＞8 mmol/L 时，提示预后极差。

（五）病原体检查

对感染性休克患者，需要对相应的体液，包括血、尿、便、创面渗出液、胸、腹腔积液等进行病原体的分离和培养，并作药物敏感试验，以指导临床用药。对于革兰阴性菌感染者，可用鲎试验检测血中内毒素水平。

（六）胃黏膜内 pH（pHi）

pHi 代表了胃黏膜的供血、供氧情况，反映内脏微循环灌注水平，可以判断休克的严重程度及复苏是否有效。

（七）炎症因子水平

休克时尤其是感染性休克，致炎性细胞因子如肿瘤坏死因子（TNF）、白细胞介素（IL）、血小板活化因子（PAF）等的表达均可增多。严重失血性休克时，部分抗炎性细胞因子表达也可增多，从而导致机体免疫功能抑制。

（八）心电图

心肌梗死引起的心源性休克可呈现特征性心电图改变：缺血性 T 波改变、损伤性 ST 段移位、深而宽的 Q 波。低血容量性休克时，由于心肌缺血，既往无心脏病史的患者的心电图可表现为冠状动脉供血不足的图形：ST 段下降、T 波低平或倒置。

六、诊断

诊断休克的主要依据有以下几种。

（1）有休克的病因或诱因。

（2）血压下降，收缩压降低至 12 kPa（90 mmHg）以下，一般在 9.3～10.7 kPa（70～80 mmHg）以下；脉压小于 2.7 kPa（20 mmHg）；高血压患者收缩压较原水平下降 30% 以上。

（3）交感神经代偿性兴奋的症状：心动过速（＞100 次/分）、脉搏细弱、肢端湿冷。

（4）外周循环不良、器官缺血的表现：皮肤、黏膜苍白色或发绀；常有少尿（尿量＜30mL/h）或无尿。

（5）中枢神经缺氧导致的精神症状：神志淡漠或烦躁不安，重者可有昏迷。

七、鉴别诊断

休克以低血压为特征，但低血压不一定是休克，只有同时存在微循环和组织灌注不足时，结合其他的症状体征和病因，考虑诊断为休克。不同类型休克的鉴别诊断要依据其特殊的病因和相应的临床征象。

八、并发症

由于脏器缺血、缺氧，可以并发单一或多个脏器功能障碍或衰竭，严重者发生多器官功能障碍综合征/多脏器衰竭。休克时，最常见的器官功能障碍如下。

（一）急性肾衰竭

休克早期，肾小动脉收缩致肾小球滤过率降低，产生功能性少尿或无尿，出现氮质血症；随着缺血时间的延长，肾间质水肿，压迫肾血管及淋巴管，加剧肾缺血，形成肾皮质严重缺血呈白色、肾髓质淤血呈暗红色，即"休克肾"。休克晚期发生 DIC 时，由于微血栓的形成，肾血流急剧减少，导致急性肾衰竭，一旦肾小管因缺血发生坏死，则由功能性或可逆性的肾衰竭发展为器质性肾衰竭。

（二）急性呼吸功能衰竭

发生休克时多种因素可使中性粒细胞活化，肺微血管内皮细胞黏附，肺微血管内微血栓形成；同时，活化的白细胞释放氧自由基和弹性蛋白酶，进一步损伤内皮细胞，使毛细血管通透性增加，肺间质水肿；血浆沉着在肺泡腔，形成透明膜；同时损伤Ⅱ型肺泡上皮细胞，使肺泡表面活性物质分泌减少，肺的顺应性降低，肺泡萎陷。这四项病理改变是 ARDS 的特点。由此造成肺泡气体弥散障碍、通气/血流比例失调，进而出现呼吸困难、进行性低氧血症，甚至死亡。

（三）肝功能障碍

休克时有效循环血量的减少使肝脏血流灌注下降，可使肝细胞变性、坏死，解毒功能降低；同时肠源性细菌和毒素经门脉入肝，可激活肝 Kupffer 细胞，分泌 TNF-α、IL-1，释放氧自由基，进一步损伤肝细胞。肝功能受损后可导致全身性代谢紊乱，肝脏合成凝血因子减少，影响凝血功能，是休克晚期 DIC 发生的基础。

（四）心功能障碍

当收缩压降至 5.3 kPa（40 mmHg）以下时，冠状动脉血流量明显减少，心肌缺氧，能量合成障碍；休克时代谢紊乱所致酸中毒、高血钾，以及一氧化氮、TNF-α、心肌抑制因子等多种介质可导致心肌收缩力减弱和心律失常甚至心力衰竭。心电图上可出现心肌缺血的表现，甚至出现类似心肌梗死的图形。

（五）脑功能障碍

当平均动脉压低于 8～9.3 kPa（60～70 mmHg）时，由于脑灌注压降低，可出现精神状态的改变：烦躁不安、神志淡漠、嗜睡、昏迷等。

（六）消化道损伤

休克早期，由于交感神经兴奋及应激激素的大量分泌，胃肠黏膜缺血、糜烂，可形成应激性溃疡或急性出血性肠炎。胃肠道是休克所致缺血－再灌注损伤最早受累器官之一，是肠源性细菌和内毒素移位、内源性细胞因子、启动失控炎症反应和诱发多器官功能障碍综合征的重要脏器。

九、治疗原则

休克是一种急危重症，早期、迅速采取有效的抢救措施是救治成功的关键。治疗的关键在于尽早去除病因、尽快恢复有效循环血量、维持机体正常代谢水平、保护重要脏器功能。

（一）一般治疗

1. 体位

患者平卧、将下肢抬高 $15°\sim30°$；伴有呼吸困难时，将头、胸部抬高 $30°$。

2. 快速建立静脉通道

选用大口径静脉穿刺针建立输液通道，必要时建立 $2\sim3$ 条通路，或行深静脉穿刺、静脉切开。

3. 保持呼吸道通畅

吸氧，流量为 $2\sim4$ L/min。必要时，使用呼吸机。

4. 病情监测

治疗中应监测血压、脉搏、中心静脉压、毛细血管楔压、动脉血气分析和尿量，观察神志、皮温及毛细血管充盈状态。

（二）病因学防治

积极处理原发病，去除休克的原始动因（如止血、抗感染、强心、镇痛、抗过敏等）是治疗休克的先决条件。

（三）发病学防治

1. 扩充血容量，恢复组织灌注

及时、快速、有效地补充血容量是治疗休克的关键措施

（心源性休克除外）。补液的原则是"先快后慢，先晶后胶，按需补液"。

补液量和速度：补液量和速度要依患者的心、肾功能而定。要考虑到休克发生的时间、严重程度和性质。中心静脉压（CVP）和肺动脉楔压（PCWP）可提供参考。心源性休克及休克伴有肺水肿时，应根据 PCWP 进行补液；心力衰竭的休克患者应在控制心力衰竭后再扩容。判断补液量是否充足的指征：口渴感和烦躁消失、颈静脉充盈、末梢循环良好（指端和口唇红润、皮肤温暖）、血压≥12 kPa（90 mmHg）、脉压＞4 kPa（30 mmHg）、CVP 为 $0.78 \sim 1.18$ kPa（$8 \sim 12$ cmH$_2$O）、脉搏有力不快、尿量＞30 mL/h、尿比重＞1.02。

补液种类：晶体和胶体液的比例约为 3：1，可根据休克的类型和病情作相应的调整。

2. 纠正酸中毒

休克时的组织缺血、缺氧引起的乳酸血症可导致酸中毒。酸中毒将影响血管活性药物的作用，削弱心肌收缩力，还可引起高血钾，抑制心功能。因此及时纠正酸中毒有利于休克状态的改善。适时适量的给予碱性药物，同时避免过量，因为碱性环境不利于氧和血红蛋白的解离。

3. 合理使用血管活性药物

血管活性药物分为缩血管药物和扩血管药物，可用来调整血管舒缩状态，改善休克时微循环障碍，促进休克的逆转。但血管活性药物在休克的治疗中既非必须，也非首选，只是在短时间难以迅速补充血容量恢复血压，或血容量补足的情况下血压不能有效回升而影响生命安全的情况下使用。血管活性药物必须在积极治疗原发病、纠正酸中毒、充分扩容的基础上适当选用。血管活性药物使用后的升压目标：原无高血压者，收缩压上升至 $12 \sim 13.3$ kPa（$90 \sim 100$ mmHg），平均动脉压 10.7 kPa（80 mmHg）；高血压患者收缩压维持在 $13.3 \sim 16$ kPa（$100 \sim 120$ mmHg）。

（1）缩血管药物：常用的缩血管药物包括间羟胺、肾上腺素和去甲肾上腺素。该类药物主要兴奋 β_1 受体对心肌产生正性肌力作用，兴奋外周血管的 α_1 受体使非生命器官（肌肉、内脏和皮肤等）血管收缩，仅增高血液灌注压，不利于微循环的灌注，使用时应考虑适应证：①血压骤降来不及补足血容量时，短时小剂量应用以提高血压，保证心脑供血，争取时间进行后续治疗；②高排低阻型休克适当扩容后仍不能恢复血压；③过敏性休克和神经源性休克治疗的最佳选择。

（2）扩血管药物：常用扩血管药物有酚妥拉明、硝普钠、硝酸甘油和胆碱能受体阻滞药莨菪类（阿托品、山莨菪碱、东莨菪碱等）也归于此类。适当应用扩血管药物可以增加组织灌注，减轻心脏后负荷，增加心排出量，改善组织缺氧和细胞代谢障碍。扩血管药物适用于：①低排高阻型休克（冷休克）；②扩容后 CVP 升至正常，心功能无明显异常，但休克征象无明显好转。使用扩血管药物期间应监测血流动力学指标。尤其需要注意：未补足液体的低血容量性休克和高排低阻型休克应慎用或禁用扩血管药。说明：多巴胺兼具有兴奋 β_1、α 和多巴胺受体的作用，其药理作用和剂量有关，小剂量应用时起强心及扩张内脏血管作用，抗休克时主要应用小剂量。用法详见表3-1。

对于单独使用缩血管或扩血管药效果不佳者，或者对休克的类型及微循环状况不明时，可先后或同时使用两类药物，既改善微循环又维持血压稳定。使用时，应密切观察，及时调整。

（四）细胞保护剂和炎症介质拮抗药的应用

（1）糖皮质激素可用于感染性休克、心源性休克、过敏性休克、顽固性休克及休克并发 ARDS 或脑水肿等。其作用机制涵盖面广泛，主要包括稳定细胞膜和溶酶体膜、降低毛细血管通透性、降低白细胞的黏附性、抑制中性粒细胞和单核细胞的活化、拮抗内毒素、抑制炎症因子、改善微循环、增强心肌收缩力和心排出量、保护肝、肾功能等。主张应用大剂量，一次滴完。

（2）纳洛酮可改善感染性休克、失血性休克、过敏性休克、心源性休克的发病及预后。其主要作用机制为拮抗阿片受体作用，可拮抗β-内啡肽的作用。恢复交感神经、前列腺素和儿茶酚胺对微循环的调节作用。纳洛酮还具有改善心肌能量代谢、稳定细胞膜、抑制溶酶体酶释放、清除氧自由基和减少心肌抑制因子释放等作用。

表 3-1 休克时常用血管活性药物的用法、适应证及注意事项

药物	用法	适应证	注意事项
多巴胺	<10 μg/ (kg·min)	各类型休克，强心为主	
	>15 μg/ (kg·min)	升压为主	
多巴酚丁胺	2.5~10 μg/ (kg·min)	急性心肌梗死伴有泵衰竭的心源性休克	大剂量可致心律失常和低钾
间羟胺（阿拉明）	10~20 mg 加入 100 mL 液体中静脉点滴	休克时首选缩血管药	根据病情调整给药浓度和速度
去甲肾上腺素	0.5~1 μg/ (kg·min) 或 1~5 mg 加入 250~300mL液体中静脉点滴	低血管阻力性休克	根据血压及病情变化调整用量；注意尿量；避免漏出血管外
异丙肾上腺素	1~2 mg 加入 5%葡萄糖液 250 mL 中静脉点滴	已补足血容量，但心排量仍低、外周阻力高	加快心率，增加心肌耗氧，可引发室性心动过速，慎用
酚妥拉明	0.1~0.5 mg/kg 加入 100 mL 液体中静脉点滴	作用同异丙肾上腺素，但不增加耗氧和动—静脉分流	常与血管收缩剂合用

（3）乌司他丁是一种胰蛋白酶抑制药，近年来用于临床上抗休克的辅助治疗，具有稳定溶酶体膜、抑制炎症介质释放、抑制心肌抑制因子产生和抑制细胞凋亡等多种效应。

（五）促炎介质拮抗药的作用

炎症介质的拮抗药，通过拮抗 TNF-α、磷脂酶 A_2、前列腺素和白三烯、血小板活化因子和一氧化氮的生成和作用，能改善休克时的微循环状态、炎症反应及细胞损伤，但其确切临床疗效仍有待验证。

（六）防治器官功能障碍与衰竭

休克可引起脏器功能障碍，而脏器功能状况直接影响休克复苏的成败，器官功能障碍/衰竭是休克最严重的并发症。因此，在休克的救治过程中，要针对不同器官的功能障碍程度采取相应的救治措施。如急性心力衰竭时，应控制输液量，并给予强心、利尿药；出现肾衰时，要及早利尿和透析；出现呼吸功能障碍时，及时给氧，必要时使用机械通气治疗。

十、预后

休克是一种临床综合征，初期主要造成机体功能性改变，预后与休克的病因、严重程度、救治是否及时关系密切。休克早期，救治正确、及时，则预后良好。否则，可发生 DIC，并出现一个或多个脏器功能障碍或衰竭，严重者可致死亡。

十一、预防

及时、有效地去除病因是预防休克发生的最有效的措施。对于有可能发生休克的急症，要严密观察，尽快做出相应的处置。一旦出现休克早期征象时，应快速采取恢复有效循环血量的措施，辅以血管活性药物，并施予脏器功能保护措施。

第二节　感染中毒性休克

感染中毒性休克是最常见的内科休克类型，任何年龄均可罹患，治疗较为困难。这是由于原发感染可能不易彻底清除，且由其引起的损害累及多个重要器官，致使病情往往极为复杂，给治疗带来一定的困难。

一、发病机制

关于感染性休克的发病机制，20 世纪 60 年代之前作者们认为血管扩张致血压下降是休克发病的主要环节。当时认为，治疗休克最好是用"升压药"，但效果不佳。

1961年钱潮发现中毒型菌痢休克患者眼底血管痉挛性改变。继而祝寿河创造性地提出微循环疾病的理论，并提出微循环小动脉痉挛是感染性休克的原因。

后反复证明微循环痉挛是休克发生和发展的主要因素。在重度感染时致病因子的作用下，体内儿茶酚胺浓度升高，通过兴奋受体的作用引起微循环痉挛，导致微循环灌注不足，组织缺血、缺氧，并有动－静脉短路形成，加以毛细血管通透性增加，液体渗出，致使微循环内血黏度增加、血流缓慢、血液淤滞，红细胞聚集于微循环内。最后导致回心血量减少，心排血量降低，血压下降。近年国外作者又认为，感染性休克主要是由于某一感染灶的微生物及其代谢产物进入血液循环所致。休克如进一步发展，则周围血管功能障碍连同心肌抑制，可造成50%病死率。死亡原因为难治性低血压和（或）多器官衰竭。

二、诊断

（一）病史

患者有局部化脓性感染灶（疖、痈、脓皮症、脓肿等）或胆管、泌尿道、肠道感染史。

（二）临床表现特点

（1）症状：急性起病，以恶寒或寒战、高热起病，伴急性病容、消化障碍、神经精神症状等。年老体弱者发热可不高。

（2）体征：呼吸急促，脉搏细弱，血压下降甚至测不出等。

（三）实验室检查特点

外周血白细胞高度增多（革兰阴性杆菌感染可正常或减少），伴分类中性粒细胞增多且核左移，中毒颗粒出现。血、痰、尿、粪、脑脊液，化脓性病灶等检出病原菌。

（四）诊断要点

（1）临床上有明确的感染灶。

（2）有全身炎症反应综合征（SIRS）的存在。

（3）收缩压低于 12 kPa（90 mmHg）或较原基础血压下降的幅度超过 5.3 kPa（40 mmHg）至少 1 小时，或血压需依赖输液或药物维持。

（4）有组织灌注不足的表现，如少尿（<30 mL/h）超过 1 小时，或有急性神志障碍。

（5）血培养常发现有致病性微生物生长。

三、治疗

（一）一般治疗

详见本章第一节"概论"。

（二）补充血容量

如患者无心功能不全，快速输入有效血容量是首要的措施。首批输入 1 000 mL，于 1 小时内输完最理想。有医者主张开始时应用 2 条静脉，双管齐下。一条快速输入右旋糖酐 40～500 mL，这是一种胶体液，又有疏通微循环的作用。一条输入平衡盐液 500 mL，继后输注 5% 碳酸氢钠 250～300 mL。可用 pH 试纸检测尿液 pH，如 pH 小于 6 示有代谢性酸中毒存在。

首批输液后至休克恢复与稳定，在合理治疗下需 6～10 小时。此时可用 1:1 的平衡盐液与 10% 葡萄糖液输注。普通病例有中度发热时，每日输液 1 500 mL（如 5% 葡萄糖氯化钠液、10% 葡萄糖液、右旋糖酐-40 各 500 mL），另加 5% 碳酸氢钠 250～300 mL、钾盐 1 g（酌情应用）、50% 葡萄糖液 50 mL 作为基数，每日实际剂量可按病情适当调整。如患者有心功能不全或亚临床型心功能不全，则宜做 CVP 测定，甚至 PCWP 测定指导补液，并同时注射速效洋地黄制剂，方策安全。

补液疗程中注意观察和纪录每日（甚至每小时）尿量，定时复测血浆 CO_2 结合力、血清电解质等以指导用药。

（三）血管扩张药的应用

血管扩张药必须在扩容、纠酸的基础上应用。

在休克早期，如患者血压不太低，皮肤尚温暖、无明显苍白

（此即高排低阻型或称温暖型休克），静脉滴注低浓度血管收缩药，如间羟胺，往往取得较好疗效。当患者处于明显的微血管痉挛状态时（即低排高阻型或寒冷型休克），则必须应用血管扩张药。

当输液和静脉滴注血管扩张药，患者血压回升、面色转红、口渴感解除、尿量超过 30～40 mL/h 时，可认为已达到理想的疗效。

血管扩张药品种很多。应用于感染性休克的血管扩张药有肾上腺能阻滞药与莨菪类药物 2 类。前者以酚妥拉明最有代表性，后者以山莨菪碱（654-2）最有代表性，得到国内专家的推荐。

1. 酚妥拉明

制剂为无色透明液体，水溶性好，无臭，味苦，为 α 受体阻滞药，药理作用以扩张小动脉为主，也能轻度扩张小静脉。近年研究认为，此药对 β 受体也有轻度兴奋作用，可增加心肌收缩力，加强扩血管作用，明显降低心脏后负荷，而不增加心肌耗氧量，并具有一定的抗心律失常作用。但缺点是能增加心率。

此药排泄迅速，给药后 2 分钟起效，维持时间短暂。停药30 分钟后作用消失，由肾脏排出。

用法：抗感染性休克时酚妥拉明通常采用静脉滴注法给药。以10 mg 稀释于 5％葡萄糖液100 mL 的比例，开始时用 0.1 mg/min（即 1 mL/min）的速度静脉滴注，逐渐增加剂量，最高可达2 mg/min，同时严密监测血压、心率，调整静脉滴注速度，务求取得满意的疗效。

不良反应：鼻塞、眩晕、虚弱、恶心、呕吐、腹泻、血压下降、心动过速等。需按情况在扩容基础上调整静脉滴注给药速度。肾功能减退者慎用。

2. 山莨菪碱

根据休克时微循环痉挛的理论，救治中毒性休克需用血管扩张药。莨菪类药物是最常用的一族。其中，山莨菪碱近年又特别受到重视，国内临床实践经验屡有介绍，业已成为常用的微循环疏通剂和细胞膜保护剂。

山莨菪碱是胆碱能受体阻滞药，有报道其抗休克机制是抗介质，如抗乙酰胆碱、儿茶酚胺、5-羟色胺。山莨菪碱又能直接松弛血管痉挛，兴奋中枢神经，抑制腺体分泌，且其散瞳作用较阿托品弱，无蓄积作用，半减期为 40 分钟，毒性低，故为相当适用的血管扩张药。近年国内还有作者报道，山莨菪碱有清除氧自由基的作用，从而有助于防治再灌注损伤。

山莨菪碱的一般用量，因休克程度不同、并发症不同、病程早晚、个体情况而有差异。早期休克用量小，中、晚期休克用量大。一般由 10～20 mg 静脉滴注开始，每隔 5～30 分钟逐渐加大，可达每次 40 mg 左右，直至血压回升、面色潮红、四肢转暖，可减量维持。作者又提到感染性休克时应用山莨菪碱治疗 6 小时仍未显效，宜联用其他血管活性药物。

山莨菪碱治疗的禁忌证：①过高热（39 ℃以上），但在降温后仍可应用；②烦躁不安或抽搐，用镇静药控制后仍可应用；③血容量不足，需在补足有效血容量的基础上使用；④青光眼，前列腺肥大。

（四）抗生素的应用

感染中毒性休克是严重的临床情况，必须及时应用足量的有效抗生素治疗，务求一矢中的。抗生素的选择，原则上以细菌培养和药敏试验结果为依据。但在未取得这些检查的阳性结果之前，可根据患者原发感染灶与其临床表现来估计。例如患者有化脓性感染灶如疖、痈、脓皮症、脓肿时，金黄色葡萄球菌（简称"金葡菌"）感染值得首先考虑，特别是曾有挤压疖疮的病史者。又如患者原先有胆管、泌尿道或肠道感染，则革兰阴性细菌感染应首先考虑。一旦有了药敏结果，重新调整有效的抗生素。

抗生素的应用必须尽早、足量和足够的疗程，最少用至 7 天，或用至退热后 3～5 天才考虑停药，以免死灰复燃，或产生耐药菌株，致抗休克治疗失败。有时需商请外科协助清除感染灶。抗生素治疗如用至 4～5 天仍未显效，需调整或与其他抗生素联合治疗。抗生素疗程长而未见预期疗效或病情再度恶化者，需考虑并发真菌感染。

目前常用于抗感染性休克的抗生素有如下几类。

1. 青霉素类

(1) 青霉素：青霉素对大多数革兰阳性球菌、杆菌，革兰阴性球菌，均有强大的杀菌作用，但对革兰阴性杆菌作用弱。目前，青霉素主要大剂量用于敏感的革兰阳性球菌感染，在感染性休克时超大剂量静脉滴注。金葡菌感染时应作药敏监测。大剂量青霉素静脉滴注，由于它是钠盐或钾盐，疗程中需定时检测血清钾、钠。感染性休克时最少用至 $160\sim320$ mg/d，分次静脉滴注。应用青霉素类抗生素前必须作皮内药敏试验。

(2) 半合成青霉素：①苯唑西林（苯唑青霉素、新青霉素Ⅱ）：本品对耐药性金葡菌疗效好。感染性休克时静脉滴注 $(4\sim6$ g/d)。有医院应用苯唑西林与卡那霉素联合治疗耐药金葡菌败血症，取得佳良疗效；②乙氧萘青霉素（新青霉素Ⅲ）：对耐药性金葡菌疗效好，对肺炎双球菌与溶血性链球菌作用较苯唑西林佳。对革兰阴性菌的抗菌力弱。感染性休克时用 $4\sim6$ g/d，分次静脉滴注；③氨苄西林：主要用于伤寒、副伤寒、革兰阴性杆菌败血症等。感染性休克由革兰阴性杆菌引起者，常与卡那霉素（或庆大霉素）联合应用，起增强疗效的作用。成人用量为 $3\sim6$ g/d，分次静脉滴注或肌内注射；④羧苄西林：治疗铜绿假单胞菌（又称绿脓杆菌）败血症，成人 $10\sim20$ g/d，静脉滴注或静脉注射。或与庆大霉素联合治疗铜绿假单胞菌败血症。

(3) 青霉素类与β内酰胺酶抑制药的复合制剂：①阿莫西林－克拉维酸（安美汀）：用于耐药菌引起的上呼吸道、下呼吸道感染，皮肤软组织感染，术后感染和泌尿道感染等。成人每次 1 片（375 mg），每日 3 次；严重感染时每次 2 片，每日 3 次。②氨苄西林－舒巴坦：对大部分革兰阳性菌、革兰阴性菌及厌氧菌有抗菌作用。成人每日 $1.5\sim12$ g，分 3 次静脉滴注，或每日 $2\sim4$ 次，口服。

2. 头孢菌素类

本类抗生素具有抗菌谱广、杀菌力强、对胃酸及 β 内酰胺酶稳定、变态反应少（与青霉素仅有部分交叉过敏现象）等优点。现已应用至第四代产品，各有优点。本类抗生素已广泛用于抗感染性休克的治疗。疗程中需反复监测肾功能。

（1）第一代头孢菌素。本组抗生素特点为：对革兰阳性菌的抗菌力较第二、第三代强，故主要用于耐药金葡菌感染，而对革兰阴性菌作用差；对肾脏有一定毒性，且较第二、第三代严重。①头孢噻吩（头孢菌素 Ⅰ）：严重感染时 2～4 g/d，分次静脉滴注；②头孢噻啶（头孢菌素 Ⅱ）：成 0.5～1 g/次，每日 2～3 次，肌内注射。每日量不超过 4 g；③头孢唑啉（头孢菌素 Ⅴ）：成人 2～4 g/d，肌内注射或静脉滴注；④头孢拉定（头孢菌素 Ⅵ）：成人 2～4 g/d，感染性休克时静脉滴注，每日用量不超过 8 g。

（2）第二代头孢菌素：本组抗生素的特点有：对革兰阳性菌作用与第一代相仿或略差，对多数革兰阴性菌作用明显增强，常主要用于大肠杆菌属感染，部分对厌氧菌有高效；肾毒性较小。①头孢孟多：治疗重症感染，成人用至 8～12 g/d，静脉注射或静脉滴注；②头孢呋辛：治疗重症感染，成人用 4.5～8 g/d，分次静脉注射或静脉滴注。

（3）第三代头孢菌素：本组抗生素特点有：对革兰阳性菌有相当抗菌作用，但不及第一、二代；对革兰阴性菌包括肠杆菌、铜绿假单胞菌及厌氧菌如脆弱类杆菌有较强的作用；其血浆半减期较长，有一定量渗入脑脊液中；对肾脏基本无毒性。

目前较常用于重度感染的品种有以下几种。①头孢他啶（头孢噻甲羧肟）：临床用于单种的敏感细菌感染，以及 2 种或 2 种以上的混合细菌感染。成人用量 1.5～6 g/d，分次肌内注射（加 1% 利多卡因 0.5 mL）。重症感染时分次静脉注射或快速静脉滴注。不良反应：可有静脉炎或血栓性静脉炎，偶见一过性白细胞减少、中性粒细胞减少、血小板减少。不宜与肾毒性药物联用。慎用于肾功能较差者；②头孢噻肟：对肠杆菌活性甚强，流感嗜血杆菌、淋病奈瑟菌对本品高度敏感。成人 4～6 g/d，分 2 次肌内注射或静脉滴注；③头孢曲松（罗氏芬）：抗菌谱与头孢噻肟相似或稍优。成人 1 g/d，每日 1 次，深部肌内注射或静脉滴注。

3. 氨基糖苷类

本类抗生素对革兰阴性菌有强大的抗菌作用，且在碱性环境中作用增强。其中卡那霉素、庆大霉素、妥布霉素、阿米卡星（丁胺卡那霉素）等对各种需氧革兰阴性杆菌如大肠杆菌、克雷菌属、肠杆菌属、变形杆菌等具有高度抗菌作用。此外，它对沙门菌、产碱杆菌属、痢疾杆菌等也有抗菌作用。但铜绿假单胞菌只对庆大霉素、阿米卡星、妥布霉素敏感。金葡菌包括耐药菌株对卡那霉素甚敏感。厌氧菌对本类抗生素不敏感。

应用本类抗生素时需注意：①老年人革兰阴性菌感染，宜首先应用头孢菌素或广谱青霉素（如氨苄西林）；②休克时肾血流量减少，剂量不要过大，还要注意定期复查肾功能；③尿路感染时应碱化尿液；④与呋塞米（速尿）、依他尼酸（利尿酸）、甘露醇等联用时能增强其耳毒性。

感染性休克时常用的本类抗生素有以下几种。

（1）硫酸庆大霉素：成人 16 万～24 万 U/d，分次肌内注射或静脉滴注。忌与青霉素类混合静脉滴注。本品与半合成青霉素联用可提高抗菌疗效（如对大肠杆菌、肺炎杆菌、铜绿假单胞菌）。

（2）硫酸卡那霉素：成人 1～1.5 g/d，分 2～3 次肌内注射或静脉滴注。疗程一般不超过 10～14 天。

（3）硫酸妥布霉素：成人每日 1.5 mg/kg，每 8 小时 1 次，分 3 次肌内注射或静脉注射。总量每日不超过 5 mg/kg。疗程一般不超过 10～14 天。

（4）阿米卡星：目前主要用于治疗对其他氨基糖苷类耐药的尿路、肺部感染，以及铜绿假单胞菌、变形杆菌败血症。成人 1～1.5 g/d，分 2～3 次肌内注射。

4. 大环内酯类

红霉素主要用于治疗耐青霉素的金葡菌感染和青霉素过敏者的金葡菌感染。优点是无变态反应，又无肾毒性。但金葡菌对红霉素易产生耐药性，静脉滴注又可引起静脉炎或血栓性静脉炎。故自从头孢菌素问世以来，红霉素已大为减色，目前较少应用。红霉素常规剂量为 $1.2\sim2.4$ g/d，稀释于 5% 葡萄糖液中静脉滴注。

红霉素与庆大霉素联用时，尚未见有变态反应，故对药物有高度变态反应者，罹患病原待查的细菌感染时，联用两者可认为是相当安全的。

5. 万古霉素

仅用于严重革兰阳性菌感染。成人每日 $1\sim2$ g，分 $2\sim3$ 次静脉滴注。

6. 抗生素应用的一些问题

抗生素种类虽多，但正如上述，其应用原则应根据培养菌株的药敏性。在未取得药敏试验结果时，一般暂按个人临床经验而选用。临床上，肺部感染、化脓性感染常为革兰阳性菌引起，泌尿道、胆管、肠道感染常为革兰阴性菌引起，据此有利于抗生素的选择。

感染中毒性休克的主要元凶是细菌性败血症，故必须有的放矢以控制之，表 3-2 可供参考。

抗生素治疗一般用至热退后 3～5 天，此时剂量可以酌减，可期待满意的疗效。

感染性休克患者由于细菌及其代谢产物的作用，常伴有不同程度的肾功能损害。当肾功能减退时，经肾排出的抗生素半减期延长，致血中浓度增高。故合理应用抗生素（特别是氨基糖苷类）抗感染性休克时，必须定期检测肾功能，并据此以调节或停用这些抗生素。表 3-3 可供参考。

表 3-2 各类型败血症的抗生素应用

感染原	首选抗生素	替换的抗生素
金葡菌（敏感株）	青霉素	头孢菌素类
金葡菌（耐青霉素 G 株）	苯唑西林	头孢菌素类、红霉素、利福平
溶血性链球菌	青霉素	头孢菌素类、红霉素
肠球菌	青霉素＋庆大霉素	氨苄西林＋氨基糖苷类
脑膜炎双球菌	青霉素	氯霉素、红霉素
大肠杆菌	庆大霉素或卡那霉素	头孢菌素类、氨苄西林
变形杆菌	庆大霉素或卡那霉素	羧苄西林、氨苄西林
产气杆菌	庆大霉素或卡那霉素	同上
铜绿假单胞菌	庆大霉素或妥布霉素	羧苄西林、阿米卡星

表 3-3 一些抗生素半减期及肾功能不全患者用药间隔时间

抗生素	半减期（h）		用药间隔时间（h）			
	正常人	严重肾功能不全者	>80*	50～80*	10～50*	<10*
青霉素 G	0.65	7～10	6	8	8	12
苯唑西林	0.4	2	4～6	6	6	8
氟氯苯唑西林	0.75	8	6	8	8	12
氨苄西林	1.0	8.5	6	8	12	24
羧苄西林	1.0	15	6	8	12	24
头孢噻吩	0.65	3～18	4～6	6	6	8
头孢唑啉	1.5	5～20	6	8	12	24～48
头孢氨苄	1	30	6	6	8	24～48
庆大霉素	2	60	8	12	18～24	48
卡那霉素	2～3	72～96	8	24	24～72	72～96
阿米卡星	2.3	72～96	8	24	24～72	72～96
多黏菌素	2	24～36	8	24	36～60	60～92
万古霉素	6	216	12	72	240	240
红霉素	2	5～8	6	6	6	6

注：＊指肌酐廓清率（mL/min）

联合应用抗生素有利有弊。其弊端为不良反应增多，较易发生双重感染，且耐药菌株也更为增多，因此只在重症感染时才考虑应用。甚至如耐药金葡菌败血症时，可单独应用第一代头孢菌素。铜绿假单胞菌败血症时可以单独应用羧苄西林。可是，青霉素类、头孢菌素类是繁殖期杀菌药，而氨基糖苷类是静止期杀菌药，两者联用效果增强，故对严重感染时联合应用也是合理的。例如，对耐药金葡菌败血症，常以苯唑西林与卡那霉素联合应用；对严重肠道革兰阴性杆菌败血症，也有用氨苄西林与卡那霉素（或庆大霉素）联合应用。此外，对原因未明的重症细菌感染与混合性细菌感染，也常联合应用 2 种抗生素。

（五）并发症的防治

感染性休克的并发症往往相当危险，且常为死亡的原因，对其必须防治。一般有代谢性酸中毒、ARDS、急性心力衰竭、急性肾衰竭、DIC、多器官衰竭等，请详见有关章节。至于有外科情况者，还应商请外科协助解决。

第三节　低血容量性休克

低血容量性休克是指各种原因引起的急性循环容量丢失，从而导致有效循环血量与心排血量减少、组织灌注不足、细胞代谢紊乱和功能受损的病理生理过程。临床上创伤失血仍是发生低血容量休克最为常见的原因，而与低血容量性休克相关的内科系统疾病则以上消化道出血（如消化性溃疡、肝硬化、胃炎、急性胃黏膜病变、胆管出血、胃肠道肿瘤）、大咯血（如支气管扩张、结核、肺癌、心脏病）和凝血机制障碍（血友病等）较为多见，过去常称为失（出）血性休克。呕吐、腹泻、脱水、利尿等原因也可引起循环容量在短时间内大量丢失，从而导致低血容量性休克的发生。

低血容量休克的主要病理生理改变是有效循环血容量急剧减

少、组织低灌注、无氧代谢增加、乳酸性酸中毒、再灌注损伤，以及内毒素易位，最终导致多器官功能障碍综合征（MODS）。低血容量休克的最终结局自始至终与组织灌注相关，因此，提高其救治成功率的关键在于尽早去除休克病因的同时，尽快恢复有效的组织灌注，以改善组织细胞的氧供，重建氧的供需平衡和恢复正常的细胞功能。

一、诊断

（一）临床表现特点

（1）有原发病的相应病史和体征。

（2）有出血征象。根据不同病因可表现为咯血、呕血或便血等。一般而言，呼吸系统疾病如支气管扩张、空洞型肺结核、肺癌等，多表现为咯血，同时可伴有咳嗽、气促、呼吸困难、发绀等征象。此外，心脏病也是咯血常见原因之一，可由左侧心力衰竭所致肺水肿引起，也可由肺静脉、肺动脉破裂出血所致，临床上以二尖瓣病变狭窄和（或）关闭不全、原发性和继发性肺动脉高压、肺动脉栓塞和左侧心力衰竭多见。上消化道出血可表现为呕血和（或）黑便，大量出血时大便也可呈暗红色，而下消化道出血多表现为便血。

（3）有休克征象和急性贫血的临床表现，且与出血量成正比。一般而言，成人短期内失血达750～1 000 mL时，可出现面色苍白、口干、烦躁、出汗，心率约 100 次/分，收缩压降至10.7～12 kPa（80～90 mmHg）；失血量达 1 500 mL 左右时，则上述症状加剧，表情淡漠、四肢厥冷，收缩压降至8～9.3 kPa（60～70 mmHg），脉压差明显缩小，心率 100～120 次/分，尿量明显减少；失血量达1 500～2 000 mL时，则面色灰白、发绀、呼吸急促、四肢冰冷、表情极度淡漠，收缩压降至 5.3～8 kPa（40～60 mmHg），心率超过120 次/分，脉细弱无力；失血量超过2 000 mL，收缩压降至 5.3 kPa（40 mmHg）以下或测不到，脉搏微弱或不能扪及，意识不清或昏迷，无尿。此外，休克的严重程度不仅同出血量多少有密切关系，且与出血速度有关。在同等量出血的情况下，出血速度越快，则休克越严重。2007年中华医学会重症医学分会有关《低血容量休克复苏指南》中，以失血性休克为例估计血容量的丢失，根据失血量等指标将失血分成四级（表3-4）。

表3-4　失血的分级

分级	失血量（mL）	失血量占血容量比例（%）	心率（次/分）	血压	呼吸频率（次/分）	尿量（mL/h）	神经系统症状
Ⅰ	<750	<15	≤100	正常	14～20	>30	轻度焦虑
Ⅱ	750～1500	15～30	>100	下降	>20～30	>20～30	中度焦虑
Ⅲ	>1 5000～2 000	>30～40	>120	下降	>30～40	5～20	萎靡
Ⅳ	>2 000	>40	>140	下降	>40	无尿	昏睡

注：成人平均血容量约占体重的7%（或70 mL/kg），上表按体重70 kg估计

（二）实验室和其他辅助检查特点

（1）血红细胞、血红蛋白和血细胞比容短期内急剧降低。但必须指出，出血早期（10小时内）由于血管及脾脏代偿性收缩，组织间液尚未进入循环以扩张血容量，可造成血细胞比容和血红蛋白无明显变化的假象，在分析血常规时必须加以考虑。

（2）对于一开始就陷入休克状态，还未发生呕血及黑便的消化道出血者，此时应插管抽取胃液及进行直肠指检，有可能发现尚未排出的血液。

（3）某些内出血患者如宫外孕、内脏破裂等可无明显血液排出（流出）体外迹象，血液可淤积在体腔内，对这一类患者除详细询问病史、体检外，必要时应作体腔穿刺，以明确诊断。

（4）根据出血部位和来源，待病情稳定后可作相应检查，以明确病因和诊断。如咯血患者视病情可作胸部X线检查、支气管镜检、支气管造影等；心源性咯血可作超声心动图、多普勒血流显像、X线和心电图等检查；消化道出血者可作胃肠钡餐检查、胃镜、结肠镜、血管造影等检查；肝胆疾病可作肝功能和胆管镜

检查，以及腹部二维超声检查，必要时作计算机 X 线断层摄影
（CT）或磁共振成像检查；疑为血液病患者可做出凝血机制等有关
检查。

（三）低血容量性休克的监测和临床意义

《低血容量休克复苏指南》指出，以往主要依据病史、症状、
体征，如精神状态改变、皮肤湿冷、收缩压下降或脉压差减小、
尿量减少、心率增快、中心静脉压降低等指标来诊断低血容量性
休克，但这些传统的诊断标准有其局限性。近年发现，氧代谢与
组织灌注指标对低血容量休克早期诊断有更重要的参考价值。有
研究证实血乳酸和碱缺失在低血容量休克的监测和预后判断中具
有重要意义。

1. 一般监测

其包括皮温与色泽、心率、血压、尿量和精神状态等监测指
标。这些指标虽然不是低血容量休克的特异性监测指标，但仍是
目前临床工作中用来观察休克程度和治疗效果的常用指标。

（1）低体温有害，可引起心肌功能障碍和心律失常，当中心
体温＜34 ℃时，可导致严重的凝血功能障碍。

（2）心率加快通常是休克的早期诊断指标之一，但心率不是
判断失血量多少的可靠指标，比如年轻患者就可以通过血管收缩
来代偿中等量的失血，仅表现为轻度心率增快。

（3）至于血压，将平均动脉压（MAP）维持在 8～10.7 kPa
（60～80 mmHg）是比较恰当的。

（4）尿量间接反映循环状态，是反映肾灌注较好的指标，当
尿量＜0.5 mL/（kg·h）时，应继续进行液体复苏。临床工作中
还应注意到患者出现休克而无少尿的情况，例如，高血糖和造影
剂等有渗透活性的物质可以造成渗透性利尿。

2. 其他常用临床指标的监测

（1）动态观察红细胞计数、血红蛋白（Hb）及血细胞比容的
数值变化，可了解血液有无浓缩或稀释，对低血容量休克的诊断、
判断是否存在继续失血有参考价值。有研究表明，血细胞比容在

4 小时内下降 10％提示有活动性出血。

（2）动态监测电解质和肾脏功能，对了解病情变化和指导治疗十分重要。

（3）在休克早期即进行凝血功能的监测，对选择适当的容量及液体种类有重要的临床意义。常规凝血功能监测包括血小板计数、凝血酶原时间（PT）、活化部分凝血活酶时间（APTT）、国际标准化比值（INR）和 D-二聚体等。

3. 动脉血压监测

临床上无创动脉血压（NIBP）监测比较容易实施。对于有低血压状态和休克的患者，有条件的单位可以动脉置管和静脉置入漂浮导管，实行有创动脉血压（IBP）、中心静脉压（CVP）和肺毛细血管楔压（PAWP）、每搏量（SV）和心排血量（CO）的监测。这样可以综合评估，调整液体用量，并根据监测结果必要时使用增强心肌收缩力的药物或利尿药。

4. 氧代谢监测

休克的氧代谢障碍概念是对休克认识的重大进展，氧代谢的监测进展改变了对休克的评估方式，同时使休克的治疗由以往狭义的血流动力学指标调整转向氧代谢状态的调控。传统临床监测指标往往不能对组织氧合的改变具有敏感反应。此外，经过治疗干预后的心率、血压等临床指标的变化也可在组织灌注与氧合未改善前趋于稳定。

（1）指脉氧饱和度（SpO_2）：主要反映氧合状态，在一定程度上反映组织灌注状态。需要注意的是，低血压、四肢远端灌注不足、氧输送能力下降或者给予血管活性药物等情况均可影响 SpO_2 的准确性。

（2）动脉血气分析：对及时纠正酸碱平衡，调节呼吸机参数有重要意义。碱缺失间接反映血乳酸水平，两指标结合分析是判断休克时组织灌注状态较好的方法。

（3）动脉血乳酸监测：是反映组织缺氧的高度敏感的指标之一，该指标增高常较其他休克征象先出现。持续动态的动脉血乳酸以及乳酸清除率监测对休克的早期诊断、判定组织缺氧情况、指导液体复苏及预后评估具有重要意义。肝功能不全时则不能充分反映组织的氧合状态。

（4）其他：每搏量（SV）、心排血量（CO）、氧输送（DO_2）、氧消耗（VO_2）、胃黏膜内 pH 和胃黏膜 CO_2 张力（$PgCO_2$）、混合静脉血氧饱和度（SVO_2）等指标在休克复苏中也具有一定程度的临床意义，不过仍需要进一步的循证医学证据支持。

二、治疗

（一）止血

按照不同病因，采取不同止血方法，必要时紧急手术治疗，以期达到有效止血之目的。

（1）对肺源性大咯血者可用垂体后叶素 5～10 U，加入 5％葡萄糖液 20～40 mL 中静脉注射；或 10～20 U，加入 5％葡萄糖液 500 mL 中静脉滴注。也可采用纤维支气管镜局部注药、局部气囊导管止血以及激光－纤维支气管镜止血。对于未能明确咯血原因和部位的患者，必要时作选择性支气管动脉造影，然后向病变血管内注入可吸收的明胶海绵作栓塞治疗。反复大咯血经内科治疗无效，在确诊和确定病变位置后，可施行肺叶或肺段切除术。

（2）心源性大咯血一般不宜使用垂体后叶素，可应用血管扩张药治疗，通过降低肺循环压力，减轻心脏前、后负荷，以达到有效控制出血之目的。①对于二尖瓣狭窄或左侧心力衰竭引起的肺静脉高压所致咯血，宜首选静脉扩张药，如硝酸甘油或硝酸异山梨醇的注射制剂。②因肺动脉高压所致咯血，则可应用动脉扩张药和钙通道阻滞药，如肼屈嗪 25～50 mg、卡托普利 25～50 mg、硝苯地平 10～15 mg，均每日 3 次。也可试用西地那非 25～100 mg，每日 3 次。③若肺动静脉压力均升高时可联用动静脉扩张药，如硝酸甘油 10～25 mg，加于 5％葡萄糖液 500 mL 中缓慢静脉注射；加用肼屈嗪或卡托普利，甚至静脉滴注硝普钠。④对于血管扩张药不能耐受或有不良反应者，可用普鲁卡因 50 mg，加于5％葡萄糖液40 mL中缓慢静脉滴注，亦具有扩张血管和降低肺循环压力的作用，从而达到控制咯血之目的。⑤急性左侧心力衰竭所致咯血尚需按心力衰竭治疗，如应用吗啡、洋地黄、利尿药及四肢轮流结扎止血带以减少回心血量等。

（3）对于肺栓塞所致咯血，治疗针对肺栓塞。主要采用以下治疗。①抗凝治疗：普通肝素首剂5 000 U静脉注射，随后第1个24小时之内持续滴注30 000 U，或者按80 U/kg静脉注射后继以18 U/（kg·h）维持，以迅速达到和维持合适的APTT为宜，根据APTT调整剂量，保持APTT不超过正常参考值2倍为宜。也可使用低分子肝素，此种情形下无须监测出凝血指标。肝素或低分子肝素通常用药5天即可。其他的抗凝剂还包括华法林等，需要作INR监测。肝素不能与链激酶（SK）或尿激酶（UK）同时滴注，重组组织型纤溶酶原激动药（rt-PA）则可以与肝素同时滴注。②溶栓治疗：SK负荷量250 000 U静脉滴注，继以100 000 U/h静脉滴注24小时；或者UK，负荷量4 400 U/kg静脉注射，继以2 200 U/kg静脉滴注12小时；或者rt-PA 100 mg，静脉滴注2小时。国内"急性肺栓塞尿激酶溶栓、栓复欣抗凝多中心临床试验"规定的溶栓方案中UK剂量是20 000 U/kg，外周静脉滴注2小时。

（4）上消化道出血的处理如下。①消化性溃疡及急性胃黏膜病变所致的上消化道出血可用西咪替丁（甲氰咪呱）600～1 200 mg，加入5％葡萄糖液500 mL中静脉滴注；或雷尼替丁50 mg、或法莫替丁20～40 mg，加于5％葡萄糖液20～40 mL中静脉注射；或奥美拉唑40 mg稀释后静脉滴注，滴注时间不得少于20分钟，每日1～2次。必要时可在内镜下直接向病灶喷洒止血药物（如孟氏溶液、去甲肾上腺素）、高频电电凝止血、激光光凝止血或注射硬化剂（5％鱼肝油酸钠、5％酒精胺油酸酯、1％乙氧硬化醇）等。②肝硬化食管或胃底静脉曲张破裂出血可用垂体后叶素；对于老年肝硬化所致的上消化道大出血，有人建议垂体后叶素与硝酸甘油合用，即垂体后叶素加入生理盐水中，以

0.2～0.4 mg/min 的速度静脉滴注，同时静脉滴注硝酸甘油0.2～0.4 mg/min。垂体后叶素对"前向血流"途径减少门静脉血流，降低门静脉高压而止血，硝酸甘油则针对"后向血流"而加强垂体后叶素的作用。近年来多采用生长抑素（施他宁）治疗胃底—食管静脉曲张破裂出血，250 μg 静脉注射后，继以250 μg/h静脉滴注，维持1～3天；或者使用奥曲肽100 μg 静脉注射后，随后以25～50 μg/h静脉滴注，维持3～5天，对肝硬化等原因所致的上消化道出血，甚至下消化道出血也有效。亦可应用三腔二囊管压迫食管下段和胃底静脉止血。③对于急性上消化道大出血，若出血部位不明，必要时可施行紧急内镜下止血。方法是在适当补液后，使收缩压不低于10.7 kPa（80 mmHg）。此时可经内镜向胃腔喷洒止血药，0.8％去甲肾上腺素盐水 50～100 mL，凝血酶1 000～8 000 U（稀释成 20～50 mL 液体），5％ 孟氏溶液20～40 mL。也可局部注射硬化剂；5％鱼肝油酸钠 0.5～1.0 mL，血管旁（内）注射后喷洒凝血酶4 000 U（稀释成 5 mL 液体）。对于各种原因所致的大出血，除非患者并有凝血机制障碍，否则通常情况下目前临床上并不主张常规使用止血剂。中药三七粉、云南白药等可考虑试用。

（二）补充血容量

根据休克严重程度、失血情况，参照表 3-4 可以粗略估计需输入的全血量与扩容量。低血容量休克时补充液体刻不容缓，输液速度应快到足以迅速补充丢失的液体量，以求尽快改善组织灌注。临床工作中，常做深静脉置管，如颈内静脉或锁骨下静脉置管，甚至肺动脉置管，这些有效静脉通路的建立对保障液体的输入是相当重要的。

1. 输血及输注血制品

对失血性休克者立即验血型配同型血备用。输血及输注血制品广泛应用于低血容量休克的治疗中。应引起注意的是，输血本身可以带来的一些不良反应，甚至严重并发症。失血性休克所丧失的主要成分是血液，但在补充血液、容量的同时，并非需要全部补充血细胞成分，也应考虑到凝血因子的补充。

目前，临床上大家共识的输血指征为血红蛋白≤70 g/L。对于有活动性出血的患者、老年人以及有心肌梗死风险者，血红蛋白保持在较高水平更为合理。无活动性出血的患者每输注1 U（200 mL全血）的红细胞其血红蛋白升高约 10 g/L，血细胞比容升高约 3%。若血小板计数＜50×10⁹/L，或确定血小板功能低下，可考虑输注血小板。对大量输血后并发凝血异常的患者联合输注血小板和冷沉淀可显著改善和达到止血效果。对于酸中毒和低体温纠正后凝血功能仍难以纠正的失血性休克患者，应积极改善其凝血功能，在输注红细胞的同时应注意使用新鲜冰冻血浆以补充纤维蛋白原和凝血因子的不足。冷沉淀内含凝血因子Ⅴ、Ⅷ、ⅫⅢ、纤维蛋白原等物质，对肝硬化食管静脉曲张、特定凝血因子缺乏所致的出血性疾病尤其适用。对大量输血后并发凝血异常的患者及时输注冷沉淀可提高血循环中凝血因子，以及纤维蛋白原等凝血物质的含量，缩短凝血时间、纠正凝血异常。极重度出血性休克，必要时应动脉输血，其优点是：避免快速静脉输血所致的右心前负荷过重和肺循环负荷过重；直接增加体循环有效血容量，提升主动脉弓血压，并能迅速改善心脏冠状动脉、脑和延髓生命中枢的供血；通过动脉逆行加压灌注，兴奋动脉内压力和化学感受器，能反射性调整血液循环。由于动脉内输血操作较复杂，且需严格无菌操作，故仅适用于重度和极重度休克患者。

2. 输注晶体溶液

常用的是生理盐水和乳酸林格液等等张平衡盐溶液。

生理盐水的特点是等渗但含氯高，大量输注可引起高氯性代谢性酸中毒。乳酸林格液的特点在于电解质组成接近生理，含有少量的乳酸。一般情况下，其所含乳酸可在肝脏迅速代谢，大量输注乳酸林格液应该考虑到其对血乳酸水平的影响。输注的晶体溶液中，约有1/4存留在血管内，其余3/4则分布于血管外间隙。晶体溶液这种再分布现象可以引起血浆蛋白的稀释，以及胶体渗透压的下降，同时出现组织水肿。因此，若以大量晶体溶液纠正低血容量休克患者时，这方面的不良反应应引起注意。

高张盐溶液的钠含量通常为 400～2 400 mmol/L。制剂包括有高渗盐右旋糖酐注射液（HSD 7.5％NaCl＋6％dextran70）、高渗盐注射液（HS 7.5％、5％或 3.5％氯化钠）及 11.2％乳酸钠高张溶液等，以前两者多见。迄今为止，仍没有足够循证医学证据证明输注高张盐溶液更有利于低血容量休克的纠正。而且，高张盐溶液可以引起医源性高渗状态及高钠血症，严重时可导致脱髓鞘病变。

3. 输注胶体溶液

在纠正低血容量休克中常用的胶体液主要有羟乙基淀粉和清蛋白。

（1）羟乙基淀粉（HES）是人工合成的胶体溶液，常用 6％的 HES 氯化钠溶液，其渗透压约为 773.4 kPa（300 mmol/L），输注 1 L HES 能够使循环容量增加 700～1 000 mL。使用时应注意对肾功能、凝血机制的影响，以及可能发生的变态反应，这些不良反应与剂量有一定的相关性。

（2）清蛋白作为天然胶体，构成正常血浆胶体渗透压的 75％～80％，是维持正常容量与胶体渗透压的主要成分，因此人血清蛋白制剂常被选择用于休克的治疗。

（3）右旋糖酐也用于低血容量休克的扩容治疗。

4. 容量负荷试验

临床工作中，常遇到血压低、心率快、周围组织灌注不足的患者，分不清到底是心功能不全抑或血容量不足或休克状态，此时可进行容量负荷试验。经典的容量负荷试验的具体做法有以下几种。①在 10 分钟之内快速输注 50～200 mL 生理盐水，观察患者心率、血压、周围灌注和尿量的改变，注意肺部湿啰音、哮鸣音的变化；②如果有条件测量 CVP 和（或）肺毛细血管楔压（PAWP），则可在快速输注生理盐水前后测量其变化值，也有助于鉴别；③快速输液后若病情改善则为容量不足，反之则为心功能不全，前者应继续补液，后者则应控制输液速度。对低血容量休克的患者，若其血流动力学状态不稳定时也应实施该项试验，以达到既可以快速纠正已存在的容量缺失，又尽量减少容量过度负荷的风险和可能的心血管不良反应的目的。

（三）血管活性药物的应用

若血容量基本纠正，又无继续出血，收缩压仍＜10.7 kPa（80 mmHg），或者输液尚未开始却已有严重低血压的患者，可酌情使用血管收缩剂与正性肌力药物，使血压维持在 12～13.3 kPa（90～100 mmHg）为好。多巴胺剂量至 5 $\mu g/$（kg·min）时可增强心肌收缩力，低于该剂量时有扩血管和利尿作用，剂量＞10 $\mu g/$（kg·min）时有升血压作用。去甲肾上腺素剂量 0.2～2 $\mu g/$（kg·min）、肾上腺素或去氧肾上腺素仅用于难治性休克。如果有心功能不全或纠正低血容量休克后仍有低心排血量，可使用多巴酚丁胺，剂量 2～5 $\mu g/$（kg·min）。此外，保温，防治酸中毒、氧自由基对细胞和亚细胞的损伤作用，保护胃肠黏膜减少细菌和毒素易位，防治急性肾衰竭，保护其他重要脏器功能，以及对症治疗均不容忽视。

第四节　过敏性休克

过敏性休克是指某些抗原物质（特异性过敏原）再次进入已经致敏的机体后，迅速发生的以急性循环衰竭为主的全身性免疫反应。过敏性休克是过敏性疾病中最严重的状况。

一、病因和发病机制

引起过敏性休克的抗原物质主要有以下几类。

（一）药物

主要涉及抗生素（如青霉素及其半合成制品）、麻醉药、解热镇痛消炎药、诊断性试剂（如磺化性 X 线造影剂）等。

（二）生物制品

异体蛋白，包括激素、酶、血液制品如清蛋白、丙种球蛋白等、异种血清、疫苗等。

（三）食物

某些异体蛋白含量高的食物，如蛋清、牛奶、虾、蟹等。

（四）其他

昆虫蜇咬、毒蛇咬伤、天然橡胶、乳胶等。

过敏性休克的发生是由于机体对于再次进入的抗原免疫反应过强所致，其发病的轻重缓急与抗原物质的进入量、进入途径及机体免疫反应能力有关。

二、病理生理

抗原初次进入机体时，刺激 B 淋巴细胞产生 IgE 抗体，结合于肥大细胞和嗜碱性粒细胞表面（致敏细胞）；当抗原再次进入机体时，迅速与体内已经存在于致敏细胞上的 IgE 结合并激活受体，使致敏细胞快速释放大量组织胺、5-羟色胺、激肽与缓激肽、白三烯、血小板活化因子等生物活性物质，导致全身毛细血管扩张、通透性增加，多器官充血水肿；同时，由于液体的大量渗出使有效循环血量急剧减少，回心血量减少导致心排量下降，血压骤降，迅速进入休克状态。

三、临床表现

大多数患者在接触过敏源后 30 分钟内，甚至几十秒内突然发病，可在极短时间内进入休克状态。表现为大汗、心悸、面色苍白、四肢湿冷、血压下降、脉细速等循环衰竭症状。多数患者在休克之前或同时出现一些过敏相关症状，如荨麻疹、红斑或瘙痒；眼痒、喷嚏、鼻涕、声嘶等黏膜水肿症状；刺激性咳嗽、喉头水肿、哮喘和呼吸窘迫等呼吸道症状；恶心、呕吐、腹痛、腹泻等消化道症状；烦躁不安、头晕、抽搐等神经系统症状。严重者可死于呼吸、循环衰竭。

四、诊断

过敏性休克的诊断依据：有过敏史和过敏原接触史；休克前或同时有过敏的特有表现；有休克的表现。当患者在做过敏试验、用药或注射生物制剂时突然出现过敏和休克表现时，应立即想到过敏性休克的发生。

五、治疗

一旦出现过敏性休克，应立即就地抢救。患者平卧、立即吸氧、建立静脉通路。

（一）立即脱离过敏原

停用或清除可疑引起变态反应的物质。结扎或封闭虫蜇或蛇咬部位以上的肢体，减少过敏毒素的吸收，应注意 15 分钟放松一次，以免组织坏死。

（二）应用肾上腺素

肾上腺素是抢救的首选用药。立即皮下或肌内注射 0.1％肾上腺素 0.5～1 mL，如果效果不满意，可间隔 5～10 分钟重复注射 0.2～0.3 mL。严重者可将肾上腺素稀释于 5％葡萄糖液中静脉滴注。

（三）糖皮质激素的应用

常在应用肾上腺素后静脉注射地塞米松，随后酌情静脉点滴，休克纠正后可停用。

（四）保持呼吸道通畅

喉头水肿者，如应用肾上腺素后不缓解，可行气管切开；支气管痉挛者，可用氨茶碱稀释后静脉点滴或缓慢静脉注射。

（五）补充血容量

迅速静脉点滴低分子右旋糖酐或晶体液（林格液或生理盐水），随后酌情调整。注意输液速度，有肺水肿者，补液速度应减慢。

（六）血管活性药的使用

上述处理后血压仍较低者，可给予去甲肾上腺素、间羟胺、多巴胺等缩血管药，以维持血压。

（七）抗过敏药及钙剂的补充

常用异丙嗪或氯苯那敏肌内注射，10％葡萄糖酸钙 10～20 mL

稀释后静脉注射。

六、预后

由于发病突然，如抢救不及时，病情可迅速进展，最终可导致呼吸和循环衰竭而致死、危及生命。如得到及时救治，则预后良好。

第五节　心源性休克

心源性休克是指由于心排血功能衰竭，心排血量锐减，而导致血压下降、周围组织供血严重不足，以及器官功能进行性衰竭的临床综合征。心源性休克是心脏病最危重的并发症之一，病死率极高。

一、病因

（一）急性心肌梗死

（1）大面积心肌丧失（如大块前壁心肌梗死）。

（2）急性机械性损害（如心室间隔破裂、急性严重二尖瓣反流）。

（3）急性右心室梗死。

（4）左心室游离壁破裂。

（5）左心室壁瘤。

（二）瓣膜性心脏病

（1）严重瓣膜狭窄。

（2）急性主动脉瓣或二尖瓣关闭不全。

（三）非瓣膜性梗阻性疾病

（1）心房黏液瘤或球瓣样血栓。

（2）心脏压塞。

（3）限制型心肌病（如淀粉样变性）。

（4）缩窄性心包疾病。

（四）非缺血性心肌病变

（1）暴发型心肌炎。

（2）生理性抑制药（如酸中毒、缺氧）。

（3）药理性抑制药（如钙通道阻滞药）。

（4）病理性抑制药（如心肌抑制因子）。

（五）心律失常

（1）严重缓慢型心律失常（如高度房室传导阻滞）。

（2）快速型心律失常：①室性（如室性心动过速）；②室上性（如心房颤动）或心房扑动伴快速心室反应。

二、发病机制和分类

临床上常根据产生休克的机制和血流动力学特点，把心源性休克概括为以下几类。

（一）心肌收缩力极度降低

其包括大面积心肌梗死、急性暴发性心肌炎和各种原因引起的心肌严重病变。

（二）心室射血障碍

其包括严重乳头肌功能不全或腱索、乳头肌断裂引起的急性二尖瓣反流、瓣膜穿孔所致的急性严重的主动脉瓣或二尖瓣关闭不全、室间隔穿孔等。

（三）心室充盈障碍

其包括急性心脏压塞、严重二尖瓣狭窄、左心房黏液瘤或球瓣样血栓堵塞二尖瓣口、严重的快速性心律失常等。

以上病因中以急性心肌大面积坏死引起的心源性休克最为重要，是本章讨论的重点。急性心肌梗死住院患者中心源性休克的发生率过去在10%以上，近年由于早期血管再通及其他治疗的进步，发生率已明显降低。急性心肌梗死并发心源性休克极少即刻发生，而通常发生在几小时或几日后，约半数患者发生在起病24小时内。采用常规治疗，急性心肌梗死并发心源性休克的病死率在80%以上。

三、病理生理和血流动力学改变

急性心肌梗死发生后立即出现梗死区心肌收缩功能障碍。按其程度可分为收缩减弱、不收缩和收缩期反常膨出三类，使心肌收缩力减退，心肌收缩不协调，心排血量降低。当梗死累及40%以上的左心室心肌时，即导致心排血量锐减，血压下降，发生心源性休克。由于左前降支的供血范围最广，因此心源性休克最常发生于前壁心肌梗死的患者。有陈旧性心肌梗死和3支冠状动脉病变的患者也较易发生心源性休克。

每搏量降低使左心室收缩末期容量增加，左心室舒张末期容量也跟着增加，引起左室充盈压（左室舒张末压）增高。左室充盈压增高的另一原因是梗死区心室壁由于水肿、浸润等改变致左心室舒张期顺应性降低，左心室容积－压力曲线向左上偏移，与正常相比，需要较高的充盈压才能获得同等量的舒张期充盈。因此，急性心肌梗死心源性休克的血流动力学改变以血压下降、心排血量显著降低和左室充盈压显著增高为特征。

左室充盈压增高使左心室室壁张力增加，因而增加了心肌耗氧量；血压下降使冠状动脉灌注压不足，因而降低了心肌的供氧量，两者均加重梗死区的缺血坏死。此外，血压下降产生代偿性交感兴奋，去甲肾上腺素和肾上腺素分泌增加，其结果是心率增快非梗死区心肌收缩力增强，心、脑以外的小动脉收缩使周围血管总阻力增加。代偿机制的启动最初可能使血压得到暂时维持，但周围血管阻力增加使心排血量进一步减少，也使左心室的做功量和耗氧量增加，因而使心肌缺血坏死的范围进一步扩大，左心室功能进一步恶化。这又加重了心排血量的降低和血压的下降，进一步刺激交感神经系统，使去甲肾上腺素和肾上腺素的分泌进一步增加，形成恶性循环，并最终导致不可逆性休克。

心源性休克时组织的严重缺氧导致严重的代谢障碍，出现代谢性酸中毒，血中乳酸和丙酮酸浓度增高。

除丧失大片有活力的心肌外，以下并发症可促发休克的发生：

①严重的心动过速或过缓，伴或不伴心房功能的丧失；②范围较大的收缩期膨出节段于心室收缩时成为贮留血液的腔，心排血量因而显著降低；③并发心脏射血机械障碍如室间隔破裂、严重乳头肌功能障碍、乳头肌或腱索断裂。

心源性休克时患者收缩压<10.7 kPa（80 mmHg），心脏指数通常<1.8 L/（min·m²），肺毛细血管楔压>2.4 kPa（18 mmHg）。

四、诊断

急性心肌梗死并发心源性休克的基本原因是心肌大面积的梗死（>40%左心室心肌），又称原发性休克，属于真正的心源性休克。其诊断需符合以下几点。

（1）收缩压<10.7 kPa（80 mmHg）持续30分钟以上。

（2）有器官和组织灌注不足表现，如神志混乱或呆滞、四肢厥冷、发绀、出汗，一般尿量<20 mL/h，高乳酸血症。

（3）排除了由其他因素引起的低血压，如剧烈疼痛、低血容量、严重心律失常、抑制心脏和扩张血管药物的影响。

广义的心源性休克则包括严重右心室梗死、梗死后机械性并发症如室间隔破裂、乳头肌-腱索断裂等引起的休克。而低血容量和严重心律失常引起的低血压于补充血容量和纠正心律失常后血压即可回升，在急性心肌梗死中不认为是心源性休克。

五、急性心肌梗死并发心源性休克的监测

（一）临床监测

其包括体温、呼吸、心率、神志改变、皮肤温度、出汗情况、有无发绀、颈静脉充盈情况、尿量（多数患者需留置导尿管）等。以上指标每30分钟或更短时间记录1次。

（二）心电图监测

观察心率和心律变化，随时发现心律失常并做出相应的治疗。

（三）电解质

酸碱平衡和血气监测。

（四）血流动力学监测

急性心肌梗死并发心源性休克时需作血流动力学监测，随时

了解血流动力学的变化以指导治疗。

动脉血压是最重要的血流动力学指标。休克时外周小血管强烈收缩，袖带血压计测量血压有时不准确，甚至测不到，因此心源性休克时需动脉插管直接测压。

应用顶端带有气囊的血流导向气囊导管可获得重要的血流动力学参数。导管顶端嵌入肺动脉分支后测得的是肺毛细血管楔压（PCWP），其值与左房压及左室充盈压接近，可间接反映左室充盈压。气囊放气后测得的是肺动脉压。在无肺小动脉广泛病变时，肺动脉舒张末压比 PCWP 仅高 0.13～0.27 kPa（1～2 mmHg）。测肺动脉舒张末压的优点是可以持续监测，用以代替测量 PCWP。漂浮导管的近端孔位于右心房内，可以监测右房压。漂浮导管远端有热敏电阻，利用热稀释法可以测定心排血量，心排血量与体表面积之比为心排血指数。心源性休克时主张留置漂浮导管。

PCWP 是一项有重要价值的血流动力学指标如下：①反映左室充盈压，因而反映左心室受损程度。②反映肺充血程度：PCWP 正常为 1.06～1.6 kPa（8～12 mmHg），在 2.4～2.7 kPa（18～20 mmHg）时开始出现肺充血，2.7～3.3 kPa（20～25 mmHg）时为轻至中度肺充血，3.3～4 kPa（25～30 mmHg）时为中至重度肺充血，>4 kPa（30 mmHg）时出现肺水肿。急性心肌梗死并发心源性休克的患者常伴有不同程度的肺充血。这些患者在临床表现和X线肺部改变出现之前已有 PCWP 增高，治疗中 PCWP 的降低又先于肺部湿啰音和肺部 X 线改变的消失，因此监测 PCWP 变化有利于早期发现和指导治疗肺充血和肺水肿。③在治疗中为左心室选择最适宜的前负荷，其值在 2～2.7 kPa（15～20 mmHg）。这一压力范围能使左心室心肌充分利用 Frank-Starling 原理以提高心排血量，又不会因 PCWP 过高导致肺充血。④鉴别心源性休克与低血容量引起的低血压。这是两种发病机制、治疗方法及预后完全不同的情况，鉴别极为重要。心源性休克时 PCWP 常>2.4 kPa（18 mmHg），而低血容量引起的低血压时 PCWP 常<2 kPa（15 mmHg）。

血流动力学监测还能明确休克发生过程中不同因素的参与。

下壁梗死合并严重右心室梗死所致的休克右房压（反映右室充盈压）显著增高，可达 2.1～3.7 kPa（16～28 mmHg），而 PCWP 则正常或稍增高。乳头肌－腱索断裂时，PCWP 显著增高，PCWP 曲线出现大 V 波。室间隔破裂时由于左向右分流，右心室和肺动脉的血氧饱和度增高。这些改变可帮助临床医生对上述并发症做出诊断并指导治疗。

需要指出的是，心肌梗死时累及的是左心室心肌，表现为左心室功能受损，而右心室功能较正常，因而不应当依靠 CVP 指导输液或应用血管扩张药，以免判断错误，因为 CVP 反映的是右心室功能。当单纯左心室梗死并发肺充血时，PCWP 已升高而 CVP 可正常，如果根据 CVP 值输液将会加重肺充血。对于少数下壁心肌梗死合并右心室梗死的患者，CVP 可作为输液的参考指标。

漂浮导管及桡动脉测压管的留置时间一般不应超过 48～72 小时。

（五）超声心动图的应用

床边多普勒二维超声心动图用于急性心肌梗死休克患者的检查，既安全，又能提供极有价值的资料。可用于测定左室射血分数和观察心室壁活动情况；可帮助发现有无右心室受累及其严重程度，并与心脏压塞相鉴别；对于手术可修补的机械缺损，如室间隔破裂、心室壁破裂、乳头肌－腱索断裂等可做出明确的诊断。

六、治疗

急性心肌梗死并发心源性休克的病死率非常高，长期以来在80%以上。近年治疗上的进步已使病死率有较明显降低。

急性心肌梗死并发心源性休克的治疗目的是：①纠正低血压，提高心排血量以增加冠状动脉及周围组织器官的灌注；②降低过高的 PCWP 以治疗肺充血；③治疗措施应能达到以上目的而又有利于心肌氧的供耗平衡，有利于减轻心肌缺血损伤和防止梗死范围扩大。治疗原则是尽早发现、尽早治疗。治疗方法包括药物、辅助循环，以及紧急血运重建术。

（一）供氧

急性心肌梗死并发心源性休克时常有严重的低氧血症。低氧血症可加重梗死边缘缺血组织的损害，使梗死范围扩大，心功能进一步受损。而且，低氧血症使心绞痛不易缓解，并易诱发心律失常，因此需常规给氧。可用鼻导管或面罩给氧。如一般供氧措施不能使动脉血氧分压维持在 8 kPa（60 mmHg）以上时，应考虑经鼻气管内插管，做辅助通气和正压供氧。PEEP 除可有效地纠正低氧血症外，还可减少体静脉回流而有效降低左室充盈压。当患者情况好转而撤除呼吸机时，在恢复自发呼吸过程中可发生心肌缺血，因此需小心进行。撤机过程中作间歇强制性通气可能有利。

应用人工呼吸机治疗时，需密切观察临床病情和血气变化，以调整呼吸机各项参数。

（二）镇痛

急性心肌梗死心前区剧痛可加重患者的焦虑，刺激儿茶酚胺分泌，引起冠状动脉痉挛和心律失常，诱发或加重低血压，因此需积极治疗。除应用硝酸甘油等抗心肌缺血药物外，最常用的镇痛药是吗啡5～10 mg，皮下注射；或 2～5 mg，加于葡萄糖液中，缓慢静脉注射。吗啡可能使迷走神经张力增加引起呕吐，可用阿托品 0.5～1 mg 静脉注射对抗。下壁心肌梗死并心动过缓者，可改用哌替啶50～100 mg肌内注射；或25 mg，加于葡萄糖液中缓慢静脉注射。

（三）补充血容量

急性心肌梗死并发心源性休克时，输液需在 PCWP 指导下进行。PCWP 在 2.4 kPa（18 mmHg）以上时不应作扩容治疗，以免加重肺充血甚至造成肺水肿，这时 24 小时的输液量可控制在 2 000 mL左右。如 PCWP＜2.4 kPa（18 mmHg），应试行扩容治疗，并密切观察 PCWP 的变化。因心源性休克和血容量不足可以并存，补充血容量可获得最佳左室充盈压，从而提高心排血量。可用右旋糖酐 40～50 mL 静脉注射，每15分钟注射 1 次。如PCWP无明显升高而血压和心排血量改善，提示患者有血容量不足，应继续按上法扩容治疗。如 PCWP 升高 > 2.4 kPa（18 mmHg），而血压和心排血量改善不明显，应停止扩容治疗，以免诱发左心衰竭。

（四）肾上腺素能受体激动药

心源性休克治疗中应用肾上腺素能受体激动药的目的有两方面：①兴奋 α 受体使周围小动脉收缩以提升血压，使至关重要的冠状动脉灌注压提高，改善心肌灌流；②兴奋 β 受体使心肌收缩力增强以增加心排血量。去甲肾上腺素和多巴胺均具有这两方面作用。此外，多巴胺剂量在 10 μg/（min·kg）以下时还具有兴奋多巴胺受体的作用，这一作用使肾和肠系膜小动脉舒张，可增加尿量并缓和外周血管总阻力的增高。去甲肾上腺素的升压作用强于多巴胺，增快心率的程度则较轻。当患者收缩压 < 9.3 kPa（70 mmHg）时，首选去肾上腺素，剂量为 0.5～30 μg/min，以达到迅速提高动脉压、增加冠状动脉灌注的目的。收缩压提高至 12 kPa（90 mmHg）后可试改用多巴胺滴注，剂量为 5～15 μg/（min·kg）。对收缩压＞9.3 kPa（70 mmHg）有休克症状和体征的患者，可首选多巴胺治疗。在应用多巴胺的过程中，假如剂量需＞20 μg/（min·kg）才能维持血压，则需改用或加用去甲肾上腺素。该药仍然是心源性休克治疗中的重要药物。对收缩压＞9.3 kPa（70 mmHg），但无明显休克症状和体征的休克患者，可选用多巴酚丁胺。该药具有强大的 $β_1$ 受体兴奋作用而无 α 受体兴奋作用，能显著提高心排血量，但升压作用较弱，剂量为 2～20 μg/（min·kg）。多巴酚丁胺可与多巴胺合用。多巴酚丁胺无明显升压作用，在低血压时不能单用。使用以上药物时需密切监测心电图、动脉压和肺动脉舒张末压，并定期测定心排血量。治疗有效时动脉压上升，心排血量增加，肺动脉压可轻度降低，心率则常增加。以后随休克改善，心率反可较用药前减慢。监测过程中如发现收缩压已超过 17.3 kPa（130 mmHg），心率较用药前明显增快，出现室性心律失常，或 ST 段改变程度加重，均需减小剂量。

心源性休克时周围小动脉已处于强烈收缩状态，兴奋α受体的药物虽可提高血压，但也使周围小动脉更强烈收缩，使衰竭的心脏做功进一步增加，并可能形成恶性循环。因此，在血压提升后需加血管扩张药治疗。

（五）血管扩张药

急性心肌梗死并发心源性休克低血压时不宜单用血管扩张药，以免加重血压下降，损害最为重要的冠状循环。当应用肾上腺素能受体兴奋药把血压提高至13.3 kPa（100 mmHg）以上时，即应加用血管扩张药，可起到以下作用：①减少静脉回流使肺充血或肺水肿减轻，左室充盈压下降；②周围血管阻力降低使心排血量增加，心脏做功减轻；③上述作用使心肌耗氧量降低，使心肌缺血改善。换言之，加用血管扩张药可进一步改善左心室功能，并有利于限制梗死范围的扩大。

最常用的血管扩张药依然是硝酸甘油和硝普钠。两药比较，硝酸甘油有扩张心外膜冠状动脉改善心肌缺血的优点，而硝普钠舒张外周血管的作用更为强大。两药的剂量接近，开始剂量通常为5～10 μg/min，然后每5分钟左右增加5～10 μg/min，直到出现良好的效应。其指标是：①心排血量增加，体循环血管阻力减小；②PCWP降低，但应避免过度降低以致左心室前负荷不足，影响心排血量，PCWP以降至2～2.7 kPa（15～20 mmHg）最为适宜；③收缩压通常降低1.3 kPa（10 mmHg），心率增加10次/分。血管扩张药显著提高心排血量的有益效应可抵消收缩压轻度下降带来的不利效应；④胸痛缓解，肺部啰音减少，末梢循环改善，尿量增多。

急性心肌梗死并发严重乳头肌功能不全、乳头肌－腱索断裂或室间隔破裂时，血管扩张药治疗特别适用，可有效地减轻二尖瓣反流或左心室向右心室分流，增加前向血流量，是外科手术前的重要治疗措施。

血管扩张药应用时必须密切监测血压，收缩压下降过多会影响至关重要的冠状动脉灌注。血管扩张药一般需与肾上腺素能兴奋药或机械辅助循环合用，使血流动力学得到更大的改善并避免对血压的不利影响。经以上治疗后，部分患者血流动力学趋于稳定，能度过危险而得以生存。但更多的患者应用血管扩张药后或血压难以维持，或病情暂时好转后又再度恶化，最终死于不可逆性休克。单纯应用药物治疗，心源性休克的病死率仍在80％以上。其中50％患者的死亡发生于休克后10小时内，2/3患者的死亡发生于休克后24小时内。

（六）机械辅助循环

1. 主动脉内气囊反搏术（IABP）

IABP是心源性休克治疗中的重要措施。其作用原理是将附有可充气的气囊导管插至胸主动脉，用患者心电图的QRS波触发反搏。气囊在舒张期充气能显著提高主动脉舒张压，因而增加冠状动脉舒张期灌注，增加心肌供氧。气囊在收缩期排气可降低主动脉收缩压和左心室后负荷，因而增加心排血量和降低左室充盈压，减少心肌耗氧量。IABP有药物不能比拟的优点：肾上腺素能受体激动药在增加心肌收缩力的同时也增加心肌耗氧量，血管扩张药在降低心脏负荷的同时也降低心脏的灌注压。IABP治疗能使血压在短期内纠正，这时应继续反搏2～4天或更长时间，使病情保持稳定，然后将反搏次数减为2：1、3：1、4：1，直到完全中断。气囊留置1天再撤离，以保证再次出现休克时能重复反搏。IABP能改善休克患者的血流动力学，但多数患者随着反搏中断，病情也跟着恶化，使IABP难以撤离。这种"反搏依赖"现象的产生是由于梗死面积过大，剩余心肌不足以维持有效循环。IABP的疗效与心源性休克发生后应用是否足够早有密切关系，因此应尽早应用。IABP疗效与心源性休克发生的早晚亦有密切关系。心源性休克发生于梗死后30小时内，特别是12小时内的患者，治疗效果明显优于心源性休克发生于发病30小时后的患者。IABP的最重要用途是用于紧急经皮冠状动脉介入术（PCI）或紧急冠状动脉旁路术（CABG）前的辅助。

急性心肌梗死并发室间隔破裂或乳头肌－腱索断裂时应立即

作 IABP，在 IABP 支持下尽早手术治疗。

2.其他辅助循环

包括静－动脉转流术和左心室辅助装置，但在临床应用的广泛性上远不如 IABP。IABP 加药物治疗心源性休克的病死率报道不一，但仍然可高达 65％～80％。

（七）血管再通疗法

急性心肌梗死并发心源性休克治疗中最积极有效的方法是使梗死相关动脉再通，恢复梗死缺血区的血流，尽可能挽救仍然存活的心肌细胞，限制梗死区的不断扩大，可有效地改善患者的早期和远期预后。

1.溶栓疗法

大规模临床试验结果显示，急性心肌梗死合并心源性休克患者接受早期溶栓治疗，住院生存率在 20％～50％。由于这些患者需常规插管作血流动力学监测、IABP 辅助循环或作血管重建术，溶栓治疗会增加出血的危险，因此，不主张对升压药无反应的严重心源性休克患者单独进行静脉溶栓治疗。但如患者对升压药有反应，可行静脉溶栓治疗。

2.血运重建术

其包括紧急 PCI 和紧急 CABG。心源性休克发生于心肌梗死后 36 小时内伴 ST 段抬高或左束支传导阻滞的 75 岁以下，能在休克发生后 18 小时内实施血运重建术的患者建议行 PCI 或 CABG 术。非随机性研究显示，急性心肌梗死合并心源性休克应用 PCI 或 CABG 对闭塞的梗死相关冠状动脉作血运重建，可使患者住院生存率提高至 70％。随机多中心研究如 SHOCK 及瑞士 MASH 试验的结果与之相似。由于急性心肌梗死并发心源性休克患者紧急 CABG 死亡率明显高于无心源性休克的患者，手术复杂，技术要求高，而 PCI 较简便，再灌注快，因此 PCI 是急性心肌梗死并发心源性休克的首选血运重建方法。这时仅进行梗死相关动脉的扩张，其余血管的狭窄待患者恢复后择期进行。紧急 CABG 主要用于冠状动脉造影显示病变不适于 PTCA 而很适合旁路移植，或

PTCA 未能成功的患者。急性心肌梗死并发心源性休克血运重建成功的患者，住院存活率可提高至 50%～70%，而且有较好的远期预后。

少数情况下，心源性休克的主要原因为心脏结构破损，应分别作紧急室隔修补术、紧急二尖瓣修补术或置换术，兼作或不作冠状动脉旁路移植术，手术的住院存活率约 50%。

（八）严重右心室梗死或低血容量并发低血压的治疗

急性下壁心肌梗死因左心室充盈不足所致的低血压，除少数是由于应用血管扩张药或利尿药或其他原因引起的血容量不足外，多数是由于并发了严重右心室心肌梗死的缘故。这类患者有低血压、少尿和右心功能不全的表现。治疗原则为迅速补充血容量，直到血压稳定，左室充盈压（用 PCWP 表示）达到 2.7 kPa（20 mmHg）。可同时应用肾上腺素能激动药。多巴酚丁胺优于多巴胺，因后者使肺血管阻力增加。

（九）并发肺充血、肺水肿的治疗

单纯肺充血或肺水肿而无休克的患者，首选血管扩张药治疗。如单用血管扩张药治疗左侧心力衰竭改善不满意，可加用多巴酚丁胺或多巴胺治疗。单用血管扩张药后出现血压下降，亦需加用多巴胺治疗。肺水肿的患者还需应用吗啡 5～10 mg 皮下注射；或 2～5 mg，加于葡萄糖液中缓慢静脉滴注。呋塞米 20～40 mg，加于葡萄糖液中静脉滴注，以迅速降低 PCWP 和缓解症状。近年应用重组脑钠肽治疗急性左心衰竭和肺水肿疗效明显。对严重左侧心力衰竭的患者，应考虑使用 IABP 治疗。

心源性休克时左室充盈压常在 2.4 kPa（18 mmHg）以上，但左心衰竭的症状可明显或不明显。心源性休克合并左侧心力衰竭时的治疗原则和治疗方法与不合并明显左心衰竭时相同。正性肌力药物通常选用去甲肾上腺素、多巴胺或多巴酚丁胺或两者合用，视患者血压情况而定。心肌梗死合并心力衰竭不主张使用洋地黄，但若有心脏扩大，合并快速心房颤动或房扑，或有明显的窦性心动过速时，也可酌情应用毛花苷 C 0.2～0.4 mg，加于葡萄糖液中缓慢静脉滴注。

双吡啶类药物也可以用于治疗左心衰竭。作用机制主要与抑制磷酸二酯酶Ⅲ有关。通过增加心肌细胞和血管平滑肌细胞内的cAMP，使心肌收缩力增强和外周血管扩张，可增加心排血量，降低PCWP和外周血管阻力。制剂有氨利酮和米利酮。氨利酮少用，常用米利酮剂量为 $25\sim75~\mu g/kg$，稀释后静脉注射。由于米利酮有舒张周围血管降低血压的作用，于心源性休克合并左心衰竭时应用需慎重。

心肌梗死后心功能不全时应用洋地黄和利尿药可减轻症状，改善心功能，但尚无证据能改善患者的远期存活率。血管紧张素转换酶抑制药是治疗这类患者的首选药物。现已有许多大规模、多中心、随机、双盲、设对照组的临床试验证明该类药物可改善心功能及改善生存率。这类药物种类很多，常用的有卡托普利、伊那普利、雷米普利、培哚普利和赖诺普利。从小剂量开始，逐次递增剂量。对心肌梗死伴左心衰竭的患者，在出院前应开始应用β受体阻滞药做二级预防。是改善患者预后的重要药物。研究表明，醛固酮拮抗药用于二级预防也能降低死亡和再入院的风险。临床试验表明，急性心肌梗死合并左心功能不全接受钙通道阻滞药治疗的患者，病死率高于安慰剂组。因此，对这类患者不应该用钙通道阻滞药治疗心肌缺血。

第四章

神经系统重症

第一节 急性颅内高压症

急性颅内压增高是多种疾病共有的一种症候群。正常成人侧卧时颅内压力经腰椎穿刺测定为 $0.69\sim0.78$ kPa（$7\sim8$ cmH_2O），若超过 1.96 kPa（20 cmH_2O）时为颅内压增高。

一、颅内压的生理调节

颅腔除了血管与外界相通外，基本上可看作是一个不可伸缩的容器，其总容积是不变的。颅腔内的3种内容物——脑、血液及脑脊液，它们都是不能被压缩的。但脑脊液与血液在一定范围内是可以被置换的。所以颅腔内任何一种内容物的体积增大时，必然导致其他两种内容物的体积代偿性减少来相适应。如果调节作用失效，或颅内容物体积增长过多过速，超出调节功能所能够代偿时，就出现颅内压增高。

脑脊液从侧脑室内脉络丛分泌产生，经室间孔入第三脑室，再经大脑导水管到第四脑室，然后经侧孔和正中孔进入蛛网膜下隙。主要经蛛网膜颗粒吸收入静脉窦，小部分由软脑膜或蛛网膜的毛细血管所吸收。

脑血流量是保证脑正常功能所必需的，它决定于脑动脉灌注压（脑血流的输入压与输出压之差）。当脑动脉血压升高时，血管收缩，限制过多的血液进入颅内。当脑动脉压力下降时，血管扩张，使脑血流量不致有过多的下降。当颅内压增高时，脑灌注压减少，因而脑血流量减少。一般认为颅内压增高需要依靠减少脑血流量来调节时，说明脑代偿功能已达到衰竭前期了。

在三种内容物中，脑实质的体积变动很少，而脑血流量在一定范围内由脑血管的自动调节反应而保持相对稳定状态。所以，颅内压主要是依靠脑脊液量的变化来调节。

颅内压的调节很大程度取决于机体本身的生理和病理情况。调节有一定的限度，超过这个限度就引起颅内压增高。

二、颅内压增高的病理生理

临床常见有下列几种情况：①颅内容物的体积增加超过了机体生理代偿的限度，如颅内肿瘤、脓肿、急性脑水肿等。②颅内病变破坏了生理调节功能，如严重脑外伤、脑缺血、缺氧等。③病变发展过于迅速，使脑的代偿功能来不及发挥作用，如急性颅内大出血、急性颅脑外伤等。④病变引起脑脊液循环通路阻塞。⑤全身情况差使颅内压调节作用衰竭，如毒血症和缺氧状态。

颅内压增高有两种类型：①弥漫性增高，如脑膜脑炎、蛛网膜下隙出血、全脑水肿等。②先有局部的压力增高，通过脑的移位及压力传送到别处才使整个颅内压升高，如脑瘤、脑出血等。

三、诊断

（一）临床表现特点

在极短的时间内发生的颅内压增高称为急性颅内压增高。可见于脑外伤引起的硬膜外血肿、脑内血肿、脑挫裂伤等或急性脑部感染、脑炎、脑膜炎等引起的严重脑水肿；脑室出血或近脑室系统的肿瘤或脑脓肿等。

1. 头痛

急性颅内压增高意识尚未丧失之前，头痛剧烈，常伴喷射性呕吐。头痛常在前额与双颞，头痛与病变部位常不相关。

2. 视乳头水肿

急性颅内压增高可在数小时内见视乳头水肿，视乳头周围出血。但急性颅内压增高不一定都呈现视乳头水肿。因而视乳头水肿是颅内压增高的重要体征，但无否定的意义。

3. 意识障碍

意识障碍是急性颅内压增高的最重要症状之一，可以为嗜睡、昏迷等不同程度的意识障碍。

4. 脑疝

整个颅腔被大脑镰和天幕分成 3 个相通的腔，并以枕骨大孔与脊髓腔相通。当颅内某一分腔有占位病变时，压力高、体积大的部分就向其他分腔挤压、推移而形成脑疝。由于脑疝压迫，使血液循环及脑脊液循环受阻，进一步加剧颅内高压，最终危及生命。常见的脑疝有 2 类：小脑幕切迹疝及枕骨大孔疝。

（1）小脑幕切迹疝：通常是一侧大脑半球占位性病变所致，由于颞叶海马钩回疝入小脑幕切迹孔，压迫同侧动眼神经和中脑，患者呈进行性意识障碍，病变侧瞳孔扩大、对光反射消失，病情进一步恶化时双侧瞳孔散大、去大脑强直，最终呼吸、心跳停止。

（2）枕骨大孔疝：主要见于颅后窝病变。由于小脑扁桃体疝入枕骨大孔，延髓受压。临床表现为突然昏迷、呼吸停止、双瞳孔散大，随后心跳停止而死亡。

5. 其他症状

可有头晕、耳鸣、烦躁不安、展神经麻痹、复视、抽搐等。儿童患者常有头围增大、颅缝分离、头皮静脉怒张等。颅内压增高严重时，可有生命体征变化，血压升高、脉搏变慢及呼吸节律趋慢。生命体征变化是颅内压增高的危险征象。

（二）诊断要点

1. 是否急性颅内压增高

急性发病的头痛、呕吐、视乳头水肿及很快出现意识障碍、抽搐等则应考虑有急性颅内压增高。应做颅脑 CT 或 MRI 检查并密切观察临床症状、体征的变化。

2. 颅内压增高的程度

颅内压增高程度可分 3 级：压力在 1.96～2.55 kPa（20～26 cmH$_2$O）为轻度增高；压力在 2.55～5.30 kPa

（26～54 cmH$_2$O）为中度增高；超过 5.30 kPa（54 cmH$_2$O）为重度增高。如出现以下情况说明颅内压增高已达严重地步：①头痛发作频繁，反复呕吐，眼底检查发现视乳头水肿进行性加重者。②意识障碍逐渐加深者。③血压上升、脉搏减慢、呼吸节律变慢者表示颅内压增高较严重。④观察过程中出现瞳孔大小不等者。

3. 颅内压增高的原因

应详细询问病史并体检，做有关的实验室检查，同时做脑脊液检查，脑 CT、MRI、脑电图、脑血管造影等辅助检查可提供重要的诊断资料，从而采取相应的治疗措施。

四、治疗

降低颅内压。

（一）脱水治疗

1. 高渗性脱水

20％甘露醇 250 mL/次静脉滴注，于 20～40 min 内滴完，每 6 小时 1 次，作用迅速，可以维持 4～8 h，为目前首选的降颅压药物。甘油可以口服，剂量为每日 1～2 g/kg；也可静脉滴注，剂量为每日 0.7～1 g/kg。成人可用 10％甘油每日 500 mL，滴注速度应慢，以防溶血。同时应限制液体入量和钠盐摄入量，并注意电解质平衡，有心功能不全者应预防因血容量突然增加而致急性左侧心力衰竭及肺水肿。

2. 利尿剂

可利尿脱水，常用呋塞米（速尿）和依他尼酸（利尿酸），其脱水作用不及高渗脱水剂，但与甘露醇合用可减少其用量。用法：成人一般剂量为每次 20～40 mg，每日 1～6 次，肌内注射或静脉注射。

3. 血清清蛋白

每次 50 mL，每日 1 次，连续用 2～3 d。应注意心功能。

4. 激素

作用机制尚未十分肯定，主要在于改善血－脑屏障功能及降低毛细血管通透性。常用地塞米松，每日 10～20 mg，静脉滴注或肌内注射。

（二）减少脑脊液容量

对阻塞性或交通性脑积水患者可作脑脊液分流手术，对紧急患者可作脑室穿刺引流术，暂时缓解颅内高压。也可以口服碳酸酐酶抑制剂，如乙酰唑胺（醋唑磺胺），可抑制脑脊液生成，剂量为250 mg，每日2～3次。

（三）其他

对严重脑水肿伴躁动、发热、抽搐或去大脑强直者，可采用冬眠低温治疗，充分供氧，必要时可气管切开以改善呼吸道阻力。有条件时可使用颅内压监护仪，有利于指导脱水剂的应用和及时抢救。

（四）病因治疗

当颅内高压危象改善后，应及时明确病因，以便进行病因治疗。

第二节　高血压脑病

高血压脑病是伴随着血压升高而发生的一种暂时性急性脑功能障碍综合征，是高血压危象之一。临床表现起病急骤，以血压升高和全脑或局灶性神经损害为主要症状。早期及时降血压处理后，各种症状或体征可在数分钟或数天内部分或完全恢复，如得不到及时治疗，可致死亡。

一、病因及病理

（一）病因和发病机制

各种病因所致的动脉性高血压，无论是原发性还是继发性，均可引起高血压脑病，其中最重要的是恶性高血压。长期服用抗高血压药物的患者，突然停药可诱发高血压脑病。服用单胺氧化酶抑制药的患者同时用酪胺（奶油、乳酪）也可激发血压升高而引起高血压脑病。

高血压脑病的发病机制尚未完全清楚。但可以肯定的是与动脉血压增高有关。至于动脉血压升高如何引起脑部损害，目前主要有两种学说。

1. 脑内小动脉痉挛学说

高血压脑病常发生在血压极度且急剧升高时，此时由于脑血流自身调节作用存在，因而脑内小动脉强烈收缩而痉挛，从而导致毛细血管缺血，通透性增加，血管内液体渗透到细胞外间隙，引起脑水肿。同时，脑以外的其他器官也存在血管痉挛，如视网膜血管痉挛导致一过性失明，肢体末端血管痉挛引起缺血性坏死等，均支持脑血管痉挛学说。

2. 自动调节崩溃学说

动物实验研究发现，血压急剧升高致血脑屏障破坏时，该区域的脑血流量大于血脑屏障完整区，血管扩张区的血脑屏障破坏比收缩区更明显，提示导致血脑屏障破坏的主要因素是血管扩张，而不是痉挛。因此，有研究者认为脑血流自动调节功能崩溃或被动性血管扩张才是高血压脑病的真正发病机制。脑内小动脉收缩是脑血流自动调节的早期表现。当急剧升高的血压超过脑血流自动调节的上限时，脑内小动脉就被动扩张而不再收缩，从而使自动调节功能崩溃，结果导致脑血流被动增加，脑组织因血流过度灌注而发生脑水肿，毛细血管壁被破坏，从而引起继发性小灶性出血和梗死。

事实上，高血压脑病的发生，除与血管痉挛、自动调节功能崩溃外，血管内皮细胞损伤、血小板激活导致广泛性微血管闭塞、凝血机制紊乱、前列腺素－血栓素失平衡、内皮细胞源性舒张因子释放减少等均可能有联系。

（二）病理

高血压脑病的脑外观呈水肿、发白，脑沟消失，脑回扁平，脑室缩小，脑实质最具特征性的变化是表面或切面可见淤点样或裂隙状出血及微梗死灶。有的可见海马沟回疝及小脑扁桃体疝形成。

脑血管病变特征性的改变是脑内细小动脉节段性、局灶性纤维性样坏死；非特征性的改变有脑内细小动脉透明样变性、中层肥厚、大中动脉粥样硬化等，还可见小动脉及毛细血管内微血栓形成。

二、临床表现

高血压脑病的发病年龄以原有的疾病而定，如急性肾小球肾炎多见于少年儿童，慢性肾小球肾炎多见于青年或成年人，子痫仅见于妊娠期妇女，恶性高血压在 30～45 岁多见。

（一）症状与体征

高血压脑病的发病特点为起病急骤，病情进展非常迅速，在数小时或数十小时可达十分严重的程度。主要临床表现有：

1. 动脉血压增高

原有高血压的患者，脑病起病前血压进一步升高，收缩压可超过 26.7 kPa（200 mmHg），舒张压达16.0 kPa（120 mmHg）以上。但急性起病的继发性高血压患者，血压水平可能不甚高，收缩压可在24.0 kPa（180 mmHg）以下，也发生脑病。这主要与慢性高血压患者脑血流自动调节的上限上调有关。

2. 头痛

几乎所有高血压脑病患者均有头痛。可局限于后枕部或全头痛，初起时呈隐痛、胀痛或搏动性痛，严重时表现为持续性压榨样或刀割样剧痛，伴恶心、呕吐或视力模糊。

3. 抽搐

抽搐发生率可高达 41%，多为全身性，亦可局灶性，表现为癫痫样发作。严重者发展成癫痫持续状态，并致死亡。

4. 颅内高压

主要症状为头痛、恶心、呕吐、视盘水肿。视盘水肿可在高血压脑病发生后数分钟内出现，严重者可在视盘周围出现火焰状出血。

5. 脑功能障碍的其他表现

全脑功能障碍除头痛、呕吐、全身抽搐外，意识障碍是常见表现，其程度与病情严重程度有关，轻者反应迟钝，也可出现定向、记忆、判断、计算障碍，甚至冲动、谵妄或精神错乱等精神症状；重者浅昏迷，甚至深昏迷。局灶性脑功能障碍可表现为短暂性失语、偏瘫、偏身感觉障碍、视力或听力障碍等。

6. 内脏合并症

当脑水肿影响到丘脑下部和脑干时，可出现上消化道出血、应急性溃疡和急性肾衰竭等。

7. 呼吸和循环障碍

脑干受损时，出现中枢性呼吸循环衰竭。

以上症状一般只持续数分钟至数小时，经适当降压治疗后完全缓解。但有尿毒症的患者可持续较长时间，甚至1~2个月。癫痫持续状态、急性心力衰竭或呼吸衰竭是本病的主要致死原因。本病可反复发作，每次发作的症状可以相似或不同。

（二）辅助检查

1. 血尿常规和生化检查

血常规可有白细胞计数增高，尿常规可发现蛋白、红细胞、白细胞和管型。

2. 脑脊液检查

腰穿脑脊液压力多数明显增高，少数可正常。脑脊液中蛋白轻度增高，偶有白细胞增多或有少量红细胞。必须注意的是有明显颅内高压表现的患者，腰穿宜慎重，以免诱发脑疝。

3. 眼底检查

眼底除有视盘水肿、渗出、出血和高血压所致的眼底动脉改变外，视网膜荧光造影可见水肿的视盘周边有扩张的毛细血管，且有液体渗出。

4. 脑电图

可出现双侧同步的尖、慢波，α节律减少或消失，有些区域可描记到局灶性异常,严重脑水肿时可显示广泛性慢节律脑电活动。

5. 经颅多普勒超声(TCD)

表现为舒张期流速降低,收缩峰上升支后 1/3 倾斜,$P_1 = P_2$ 或 $P_1 < P_2$,P_1 和 P_2 融合成圆钝状,有时可监测到涡流 TCD 信号。颅内高压明显时,收缩峰变尖,舒张峰减低或消失,舒张期峰速和平均速度降低,收缩期血流速度也降低,脑周围血管阻力增加,RI 值增大可达 $0.8 \sim 0.9$,PI 值增大可达 $1.55 \sim 1.61$。

6. CT、MRI 及 SPECT

CT 可显示低密度区,主要位于枕叶,但不甚敏感。MRI 敏感性高,可在血脑屏障破坏区显示 T_2 加权像高信号,主要位于颞枕叶、额叶前部皮质、基底节和小脑皮质,也可见小灶性出血或梗死灶。SPECT 显示 MRI T_2 高信号区与脑血流量增加。经适当降血压治疗后,这些影像学改变可很快恢复正常。但小灶性出血或梗死灶持续较长时间。

三、诊断与鉴别诊断

根据起病急骤,发病时有明显血压增高,剧烈头痛、抽搐、意识改变、眼底病变等表现,应考虑为高血压脑病。治疗后,血压一旦被降低,神经症状立即消失,不留后遗症,即可确诊为高血压脑病。

对血压降低后,症状体征持续数日或数月仍不消失者,应注意是否有尿毒症存在,否则即提示脑内有出血灶或梗死灶。如果血压正常后,局灶性神经体征(偏瘫、失语)等仍持续较长时间,即要注意是脑出血或脑梗死所致。

表现为癫痫或癫痫持续状态的高血压脑病,必须与原发性或其他原因的继发性癫痫鉴别;原有心房颤动病史、突发抽搐者,须注意脑栓塞;青壮年突发头痛、抽搐、血压升高应注意蛛网膜下隙出血。小儿急性肾炎所致的高血压脑病,尿和血的化验有异常;妊娠毒血症所致的高血压脑病多发生在妊娠 6 个月以后,且有水肿和蛋白尿,不难鉴别。

头痛伴眼底改变须与青光眼鉴别，后者除头痛外，还有眼部表现，如视盘凹陷、眼压增高等。

四、治疗与预防

（一）治疗

原则是安静休息，立即控制血压，制止抽搐，减轻脑水肿，降低颅内压，保护心、肺、肾等重要脏器。

1. 一般治疗

应在重症监护病房治疗。卧床休息、保持呼吸道通畅、给氧，心电、血压监护。严密观察神经系统的症状和体征。勤测血压（每隔 15～30 min 1 次）。

2. 降低血压

应选用强效、作用迅速、低毒、易于撤离、不影响心输出量、对神经系统影响小的药物，静脉使用。力求简单，避免降血压幅度过大、速度过快，短期内不要求血压降至完全正常水平；对老年人或原有高血压患者，更应警惕降压过度所致的脑缺血。最初目标一般是在数分钟至 2 h 内使平均动脉压（舒张压＋1/3 脉压）下降不超过 25％，以后的 2～6 h 使血压降至 160/100 mmHg。也有建议静脉用药的近期目标是在 30～60 min 以内使舒张压下降 10％～15％，或者降至 110 mmHg 左右。一旦血压降至目标水平，应开始口服给药维持。

快速和不可控制的血压下降可以导致心、脑、肾缺血或坏死，或者原有的缺血或坏死加重。有些既往推荐用于静脉给药的降血压药物，由于其不良反应，目前不再主张用于治疗高血压脑病。如静脉使用肼屈嗪（肼苯哒嗪）可以导致严重、长时间和不可控制的低血压。不再推荐用于高血压脑病。舌下含服硝苯地平或者硝苯地平胶囊口服无法控制降压的速度和幅度，并可能导致严重后果，应禁止用于高血压脑病。

降血压药物的选择是控制血压的关键，可选用的降血压药物有以下几种。

（1）拉贝洛尔（labetalol）：静脉注射 2～5 min 起效，5～15 min 达高峰，持续 2～4 h。常用剂量为首次静脉推注 20 mg，接着 20～80 mg/次静脉推注，或者从 2 mg/min 开始静脉注射；24 h 最大累积剂量 300 mg。

（2）尼卡地平：静脉使用起效在 5～15 min，作用持续 4～6 h。常用剂量为 5 mg/h，根据效果每 5 min 增减 2.5 mg/h，直至血压满意控制，最大剂量 15 mg/h。

（3）硝普钠：静脉给药数秒钟至 1 min 起效，通过扩张周围血管，明显降低外周阻力而降血压，但失效快，停药后仅维持 2～15 min，因此，必须静脉维持用药，在监护条件下，采用输液泵调节滴入速度，可将血压维持在理想水平；如无监护条件，应在开始治疗后每隔 5～10 min 测血压 1 次。常用剂量为硝普钠 50 mg 溶于 5% 葡萄糖注射液 1 000 mL 内，以每分钟 10～30 滴 [0.25～10 μg/（kg·min）] 的速度静脉滴入，因性质不稳定、易分解。必须新鲜配制，并于 12 h 内用完；滴注瓶应用黑纸遮住，避光使用。停药时应逐渐减量，并加服血管扩张药，以免血压反跳。滴速过快可引起严重低血压，必须警惕。用药超过 24 h 者，可引起氰化物中毒，从而导致甲状腺功能减退。如果剂量过大，可引起脑血流量减少。

（4）非诺多泮（fenoldopam）：静脉使用 5 min 内起效，15 min 达到最大效果，作用持续 30～60 min。常用剂量为初始 0.1 μg/（kg·min），每次增量 0.05～0.1 μg/（kg·min），最大 1.6 μg/（kg·min）。

（5）二氮嗪：静脉注射后 1 min 内起效，2～5 min 降压作用明显，可维持 2～12 h。一般将二氮嗪 200～400 mg 用专用溶剂溶解后，快速静脉注射，在 15～20 s 内注完。必要时可在 0.5～3 h 内再注射 1 次，1 d 总量不超过 1 200 mg。由于该药起效快，持续时间长，以前被作为高血压脑病的首选降压药物，但由于不良反应多，且引起脑血流量减少，现认为宜慎重选用。

（6）甲磺酸酚妥拉明：常用剂量为 5～10 mg 静脉注射，使用后应严密监测血压。注射量大时可引起体位性低血压及较严重的心动过速。消化性溃疡病患者慎用。

(7) 硫酸镁：用 25％硫酸镁溶液 5～10 mL 加入 50％葡萄糖溶液 40 mL 中，缓慢静脉注射，2 h 后可重复使用 1 次。但注射过快可引起呼吸抑制，血压急剧下降，此时，可用葡萄糖酸钙对抗。

血压降低后，即用口服降血压药物维持，可选用血管紧张素转换酶抑制药、长效钙拮抗药或 β 阻滞药等。利血平和甲基多巴由于具有较明显的镇静作用，影响意识观察，故被认为不宜用于高血压脑病急性期的降压治疗。

3. 控制抽搐

对于频繁抽搐或呈癫痫持续状态者，可用地西泮 10～20 mg 缓慢静脉注射，注射时应严密观察有无呼吸抑制，抽搐控制后用地西泮 40～60 mg 加入 5％葡萄糖溶液中维持点滴。也可选用鲁米那钠 0.1 g 肌内注射，每 4～6 h 1 次；或 10％水合氯醛 15 mL 灌肠，抽搐停止后，应鼻饲或口服苯妥英钠 0.1 g 或丙戊酸钠 0.2 g，每日 3 次，以控制抽搐复发。

4. 降低颅内压

可选用 20％甘露醇 125 mL 快速静脉点滴，每 6～8 h 1 次。静脉注射呋塞米 40～80 mg 也有明显的脱水、降颅压效果，且能减少血容量，降低血压。可单独应用或与甘露醇交替使用。甘油制剂脱水起效慢，人血清蛋白可加重心脏负荷，在高血压脑病时使用应慎重。

5. 其他治疗

有心力衰竭者可用洋地黄治疗。有明显脑水肿、颅内高压时，使用吗啡必须慎重，以免抑制呼吸。合并应激性溃疡者应使用抗酸药和胃黏膜保护药。严重肾功能不全者可配合透析治疗。

(二) 预防

早期发现高血压病积极治疗是预防高血压脑病的关键。对各种原因引起的继发性高血压应积极治疗病因，同时有效地控制血压。原发性高血压患者平时须注意劳逸结合，生活规律化，避免过度劳累和紧张，戒烟戒酒，限制食盐每天 4～5 g。有药物治疗适应证者必须长期规则服用抗高血压药物，绝不能突然停药。

第三节　缺血性脑卒中

缺血性脑血管疾病又称缺血性脑卒中，是脑血管狭窄或闭塞等各种原因使颅内动脉血流量减少，造成脑实质缺血的一类疾病，包括短暂性脑缺血发作、可逆性缺血性神经功能缺损，进展性卒中和完全性卒中。

一、病理生理

（一）脑血流量和脑缺血阈

正常成人在休息状态下脑血流量（CBF）为 50～55 mL/（100 g·min），脑白质的脑血流量为 25 mL/（100 g·min），脑灰质的血流量为 75 mL/（100 g·min）。某区域的脑血流量，称为局部脑血流量（rCBF）。

正常时，脑动、静脉之间的氧含量差约为 7% 容积，称为脑的氧抽取量，用以维持氧代谢率在正常水平。当脑血流量不能维持正常水平时，为了维持氧代谢率，必须加大氧抽取量，在脑血流量降到 20 mL/（100 g·min）时，氧抽取量增至最高限度，如脑血流量继续下降，脑氧需求不再能满足，氧代谢率即会降低，脑组织就会发生缺氧。

当脑血流量降到 20 mL/（100 g·min）时，脑皮层的诱发电位和脑电波逐渐减弱，降到 15～18 mL/（100 g·min）时，脑皮层诱发电位和脑电图消失。此时神经轴突间的传导中断，神经功能丧失，该脑血流量阈值称为"轴突传导衰竭阈"。脑血流量降到 10 mL/（100 g·min）以下时，细胞膜的离子泵功能即发生衰弱，此时细胞内 K^+ 逸出于细胞外，Na^+ 和 Ca^{2+} 进入细胞内，细胞的完整性发生破坏，此脑血流量阈值称为"细胞膜衰竭阈"或"离子泵衰竭阈"。

脑血流量降低到缺血阈值以下并非立即发生脑梗死，决定缺血后果的关键因素是缺血的程度与缺血持续时间。在脑血流量降低到 18 mL/（100 g·min）以下时，经过一定的时间即可发生不可逆转的脑梗死，脑血流量水平愈低，脑梗死发生愈快。在脑血流量为 12 mL/（100 g·min）时，仍可维持 2h 以上不致发生梗死。在 18～20 mL/（100 g·min）时，虽然神经功能不良，但仍可长时期不发生梗死。

在缺血性梗死中心的周边地带，由于邻近侧支循环的灌注，存在一个虽无神经功能但神经细胞仍然存活的缺血区，称为缺血半暗区。如果在一定的时限内提高此区的脑血流量，则有可能失神经功能恢复。

（二）脑缺血的病理生理变化

脑血流量下降导致脑的氧代谢率降低，当脑血流量降到离子泵衰竭阈以下时，如不能在短时间内增加脑血流量，即可发生一系列继发性病理改变，称为"缺血瀑布"。"缺血瀑布"一旦启动后，即一泻而下，最终导致脑梗死。

脑缺血引起的脑水肿先是细胞毒性水肿，以后发展为血管源性水肿，此过程在脑梗死后数小时至数天内完成，称为脑水肿的成熟。

二、病因

（一）脑动脉狭窄或闭塞

颅内脑组织由两侧颈内动脉和椎动脉供血，其中两侧颈内动脉供血占脑的总供血量的 80%～90%，椎动脉占 10%～20%。由于存在颅底动脉环和良好的侧支循环，在其中一条动脉发生狭窄或闭塞时，不一定出现临床缺血症状；若侧支循环不良或有多条动脉发生狭窄，使局部或全脑的脑血流量减少到脑缺血的临界水平［18～20 mL/（100 g·min）］以下时，就会产生临床脑缺血症状。全脑组织缺血的边缘状态的血流量为 31 mL/（100 g·min），此时如有全身性血压波动，即可引发脑缺血。

脑动脉粥样硬化是造成脑动脉狭窄或闭塞的主要原因，并且绝大多数累及颅外段大动脉和颅内的中等动脉，其中以颈动脉和椎动脉起始部受累的机会最多。

一般认为必须缩窄原有管腔横断面积的 80% 以上才足以使血流量减少。由于在脑血管造影片上无法测出其横断面积，只能测量其内径，所以，动脉内径狭窄超过其原有管径的 50% 时，相当于管腔面积缩窄 75%，才具有外科治疗意义。

（二）脑动脉栓塞

动脉粥样硬化斑块上的溃疡面上常附有血小板凝块、附壁血栓和胆固醇碎片。这些附着物被血流冲刷脱落后即可形成栓子，被血流带入颅内动脉时，就会发生脑栓塞，引起供血区脑缺血。

最常见的栓子来自颈内动脉起始部的动脉粥样硬化斑块，也是短暂性脑缺血发作的最常见的原因。

风湿性心瓣膜病、亚急性细菌性心内膜炎、先天性心脏病、人工瓣膜和心脏手术等形成的心源性栓子是脑动脉栓塞的另一个主要原因。少见的栓子如脓毒性栓子、脂肪栓子、空气栓子等也可造成脑栓塞。

（三）血流动力学因素

低血压、心肌梗死、严重心律失常、休克、颈动脉窦过敏、体位性低血压、锁骨下动脉盗血综合征等影响血流动力学的因素均可造成脑缺血，尤其是存在脑血管的严重狭窄或多条脑动脉狭窄时。

（四）血液学因素

口服避孕药物、妊娠、产妇、手术后和血小板增多症引起的血液高凝状态，红细胞增多症、镰状细胞贫血、巨球蛋白血症引起的血黏稠度增高均可发生脑缺血。

（五）其他因素

各种炎症、外伤、颅内压增高、脑血管本身病变、局部占位性病变、全身结缔组织疾病、变态反应以及某些遗传疾病等均可影响脑血管供血，出现脑组织缺血。

三、临床分类与临床表现

（一）短暂性脑缺血发作（TIA）

短暂性脑缺血发作为脑缺血引起的短暂性神经功能缺失。其特征为：①发病突然。②局灶性脑或视网膜功能障碍的症状。③持续时间短暂，一般 10～15min，多在 1h 内，最长不超过 24h。④恢复完全，不遗留神经功能缺损体征。⑤多有反复发作的病史。⑥症状多种多样，取决于受累血管的分布。短暂性脑缺血发作是脑卒中的重要危险因素和即将发生脑梗死的警告。未经治疗的短暂性脑缺血发作患者约有 1/3 在数年内有发生完全性脑梗死的可能，1/3 由于短暂性脑缺血反复发作而损害脑功能，另 1/3 可能出现自然缓解。TIA 后一个月内发生卒中的机会是 4％～8％；在第一年内发生的机会是12％～13％；以后 5 年则高达24％～29％。

（1）颈动脉系统短暂性脑缺血发作：主要表现为颈动脉供血区的神经功能障碍。以突然发作性一侧肢体无力或瘫痪、感觉障碍、失语和偏盲为特点，可反复发作；有的出现一过性黑蒙，表现为突然单眼失明，持续 2～3min，很少超过 5min，然后视力恢复。有时一过性黑蒙伴有对侧肢体运动和感觉障碍。

（2）椎－基底动脉系统短暂性脑缺血发作：椎－基底动脉系统短暂性脑缺血发作的症状比颈动脉系统短暂性脑缺血发作复杂。发作性眩晕是最常见的症状，其他依次为共济失调、视力障碍、运动感觉障碍、吞咽困难、面部麻木等。有的患者还可发生"跌倒发作"，即在没有任何先兆的情况下突然跌倒，无意识丧失，患者可很快自行站起来。

（二）脑血栓形成

本病好发于中年以后，50 岁以上有脑动脉硬化、高血脂症和糖尿病者最易发生。男性多于女性。占全部脑血管病的 30％～50％。部分患者起病前多有前驱症状如头晕、头痛、一过性肢体麻木无力，约 25％左右患者有 TIA 病史。起病较缓慢，多在安静休息状态或夜间睡眠中发病，清晨或夜间醒来时发现偏瘫、失语等；部分患者白天发病，常先有短暂性脑缺血发作症状，以后进展为偏瘫。脑血栓患者多数发病时无意识障碍，无头痛、恶心、呕吐等症状，局灶症状可在数小时或数天内进行性加重。大面积脑梗死患者或椎－基底动脉血栓形成因累及脑干网状结构，则可出现不同程度的意识障碍，如同时合并严重脑水肿，也可伴有颅内压增高症状。

1. 临床类型

临床中脑血栓形成的临床表现各异，按病程常可分为以下临床类型。

（1）可逆性缺血性神经功能缺损（reversible ischemic neurologic deficits，RIND）：患者的神经症状和体征在发病后 3 周内完全缓解，不遗留后遗症，常因侧支循环代偿完善和迅速、血栓溶解或伴发的血管痉挛解除等原因未导致神经细胞严重损害。

（2）稳定型：神经症状和体征在几小时或 2～3 d 达到高峰，以后不再发展，病情稳定，病初可有短暂性意识丧失。以后由于侧支循环建立，梗死区周围脑水肿消退，症状可减轻。

（3）缓慢进展型：由于血栓逐渐发展，脑缺血、水肿的范围继续扩大，症状逐渐加重，历时数日甚至数周，直到出现完全性卒中，常见于颈内动脉颅外段以及颈内动脉的进行性血栓。

（4）急性暴发型：发病急骤，往往累及颈内动脉或大脑中动脉主干或多根大动脉造成大面积脑梗死，脑组织广泛水肿伴有头痛、呕吐等颅内高压症状及不同程度意识障碍，偏瘫完全、失语等，症状和体征很像脑出血，但 CT 扫描常有助于鉴别。

2. 不同血管闭塞的临床特征

脑血栓形成的临床表现常与闭塞血管的供血状况直接有关，不同的脑动脉血栓形成可有不同临床症状和定位体征。

（1）颈内动脉：颈内动脉血栓的发病形式。临床表现及病程经过，取决于血管闭塞的部位、程度及侧支循环的情况。有良好的侧支循环，可不出现任何临床症状，偶尔在脑血管造影或尸检时发现。脑底动脉环完整，眼动脉与颈外动脉分支间的吻合良好，颈内动脉闭塞时临床上可无任何症状；若突然发生闭塞，则可出现患侧视力障碍和 horner 综合征以及病变对侧肢体瘫痪、对侧感觉障碍及对侧同向偏盲，主侧半球受累尚可出现运动性失语。检查可见患者颈内动脉搏动减弱或消失，局部可闻及收缩期血管杂音，同侧视网膜动脉压下降，颞浅动脉额支充血搏动增强。多普勒超声示颈内动脉狭窄或闭塞外，还可见颞浅动脉血流呈逆向运动，这对诊断本病有较大意义，脑血管造影可明确颈内动脉狭窄或闭塞。

（2）大脑中动脉：大脑中动脉主干或 I 级分支闭塞，出现对侧偏瘫、偏身感觉障碍和同向性偏盲，优势半球受累时还可出现失语、失读、失算、失写等言语障碍。梗死面积大症状严重者可引起头痛、呕吐等颅高压症状及昏迷等。大脑中动脉深穿支闭塞，出现对侧偏瘫（上下肢瘫痪程度相同），一般无感觉障碍及偏盲，优势半球受损时可有失语。大脑中动脉皮质支闭塞：出现偏瘫（上肢重于下肢）及偏身感觉，优势半球受累可有失语，非优势半球受累可出现对侧偏侧复视症等体象障碍。

（3）大脑前动脉：大脑前动脉主干闭塞，如果发生在前交通动脉之前，因病侧大脑前动脉远端可通过前交通动脉代偿供血，可没有任何症状和体征；如血栓发生在前交通动脉之后的主干，则出现对侧偏瘫和感觉障碍（以下肢为重），可伴有排尿障碍（旁中央小叶受损），亦可出现反应迟钝、情感淡漠、欣快等精神症状以及强握、吸吮反射，在优势半球者可有运动性失语。大脑前动脉皮质支闭塞常可引起对侧下肢的感觉和运动障碍，并伴有排尿障碍（旁中央小叶），亦可出现情感淡漠、欣快等精神症状以及强握、吸吮反射。深穿支闭塞。由于累及纹状体内侧动脉-Huebner 动脉，内囊前支和尾状核缺血，出现对侧中枢性面舌瘫及上肢瘫痪。

（4）大脑后动脉：主要供应枕叶、颞叶底部、丘脑及上部脑干。主干闭塞常引起对侧偏盲和丘脑综合征。皮质支闭塞时常可引起对侧偏盲，但有黄斑回避现象；优势半球可有失读及感觉性失语，一般无肢体瘫痪和感觉障碍。深穿支包括丘脑穿通动脉、丘脑膝状体动脉，丘脑穿通动脉闭塞由于累及丘脑后部和侧部，表现为对侧肢体舞蹈样运动，不伴偏瘫及感觉障碍。丘脑膝状体动脉闭塞时常可引起丘脑综合征，表现为对侧偏身感觉障碍如感觉异常、感觉过度、丘脑痛，轻偏瘫，对侧肢体舞蹈手足徐动症、半身投掷症，还可出现动眼神经麻痹、小脑性共济失调。

（5）基底动脉：基底动脉分支较多，主要分支包括小脑前下动脉、内听动脉、旁正中动脉、小脑上动脉等，该动脉闭塞临床表现较复杂。基底动脉主干闭塞可引起广泛桥脑梗死，出现四肢瘫痪、瞳孔缩小、多数脑神经麻痹以及小脑症状等，严重者可迅速昏迷、高热以至死亡。脑桥基底部梗死可出现闭锁综合征（locked-in syndrome），患者意识清楚，因四肢瘫、双侧面瘫、球麻痹、不能言语、不能进食、不能做各种动作，只能以眼球上下运动来表达自己的意愿。基底动脉之分支一侧闭塞，可因脑干受损部位不同而出现相应的综合征。Weber 综合征，因中脑穿动脉闭塞，病侧动眼神经麻痹，对侧偏瘫，Ciaude 综合征，同侧动眼神经麻痹，对侧肢体共济失调。Millard-Gubler 综合征，因脑桥旁中央支动脉闭塞，出现病侧外展神经和面神经麻痹，对侧肢体瘫痪。Foville 综合征，因内侧纵束及外展神经受损，出现病侧外展和面神经麻痹，双眼向病灶侧水平凝视麻痹，对侧肢体瘫痪。内听动脉闭塞，则常引起眩晕发作，伴有恶心、呕吐、耳鸣、耳聋等症状。小脑上动脉闭塞，因累及小脑半球外侧面、小脑蚓部和中脑四叠体及背外侧，可引起同侧小脑性共济失调，对侧痛温觉减退，听力减退。

（6）椎动脉：此处闭塞为小脑后下动脉损害，典型为延髓外侧综合征或 Wallenberg syndrome 综合征。临床表现为突然眩晕、恶心、呕吐、眼球震颤（前庭外侧核及内侧纵束受刺激），病灶侧软腭及声带麻痹（舌咽、迷走神经疑核受损），共济失调（前庭小脑纤维受损），面部痛觉、温觉障碍（三叉神经脊束核受损），Horner 综合征（延髓网状结构下行交感神经下行纤维受损），对侧半身偏身痛、温觉障碍（脊髓丘脑束受损）。偶或表现为对侧延髓综合征，因锥体梗死而发生对侧上下肢瘫痪，可有病侧吞咽肌麻痹和对侧身体的深感觉障碍。

（7）小脑梗死：表现为眩晕、恶心、呕吐、头痛、共济失调。患者有明显运动障碍而无肌力减退或锥体束征，大面积梗死可压迫脑干而出现外展麻痹、同向凝视、面瘫、锥体束征。严重颅压增高可引起呼吸麻痹，昏迷。

（三）脑栓塞

（1）任何年龄均可发病，但以青壮年多见。多在活动中突然发病，常无前驱症状，局限性神经缺失症状多在数秒至数分钟内发展到高峰，是发病最急的脑卒中，且多表现为完全性卒中。个别病例因栓塞反复发生或继发出血，于发病后数天内呈进行性加重，或局限性神经功能缺失症状，一度好转或稳定后又加重。

（2）大多数患者意识清楚或仅有轻度意识模糊，颈内动脉或大脑中动脉主干的大面积脑栓塞可发生严重脑水肿、颅内压增高、昏迷及抽搐发作，病情危重；椎－基底动脉系统栓塞也可发生昏迷。

（3）局限性神经缺失症状与栓塞动脉供血区的功能相对应。约 4/5 脑栓塞累及 Villis 环部，多为大脑中动脉主干及其分支，出现失语、偏瘫、单瘫、偏身感觉障碍和局限性癫痫发作等，偏瘫、多以面部和上肢为主，下肢较轻；约 1/5 发生在 Villis 环后部，即椎基底动脉系统，表现眩晕、复视、共济失调、交叉瘫四肢瘫、发音与吞咽困难等；栓子进入一侧或两侧大脑后动脉可导致同性偏盲或皮层盲；较大栓子偶可栓塞在基底动脉主干，造成突然昏迷、四肢瘫或基底动脉尖综合征。

（4）大多数患者有栓子来源的原发疾病，如风湿性心脏病、冠心病和严重心律失常等；部分病例有心脏手术、长骨骨折、血管内治疗史等；部分病例有脑外多处栓塞证据如皮肤、球结膜、肺、肾、脾、肠系膜等栓塞和相应的临床症状和体征，肺栓塞常有气急、发绀、胸痛、咯血和胸膜摩擦音等，肾栓塞常有腰痛、血尿等，其他如皮肤出血或成淤斑，球结膜出血、腹痛、便血等。

（四）腔隙性脑梗死

老年人多见，60岁左右。常有高血压、高血脂和糖尿病。症状突然或隐袭发生，约30%患者症状可在36 h内逐渐加重。也有部分患者可以没有任何症状，仅在影像学检查时发现，所以有人又将其归类为无症状性脑梗死。临床上常见的腔隙综合征有纯运动卒中、纯感觉卒中、感觉运动卒中、构音障碍-手笨拙综合征、共济失调轻偏瘫综合征。

1. 纯运动卒中

约占腔隙性脑梗死的50%左右，有偏身运动障碍，表现为对侧面、舌瘫和肢体瘫。也可为单纯的面舌瘫或单肢瘫痪，常不伴有失语、感觉障碍或视野缺损。病灶主要在内囊、脑桥基底部，有时在放射冠或大脑脚处。

2. 纯感觉卒中

约占腔隙性脑梗死的5%，主要表现为一侧颜面、上肢和下肢感觉异常或感觉减退。病灶主要位于丘脑腹后核，也可在放射冠后方、内囊后肢、脑干背外侧部分等。

3. 感觉运动卒中

约占腔隙性脑梗死的35%，累及躯体和肢体部分的纯运动卒中伴有感觉障碍。病变部位累及内囊和丘脑，由大脑后动脉的丘脑穿通支或脉络膜动脉病变所致。

4. 构音障碍－手笨拙综合征

约占腔隙性脑梗死的10%，其临床特征为突然说话不清，一侧中枢性面舌瘫（常为右侧）伴有轻度吞咽困难以及手动作笨拙，共济失调（指鼻试验欠稳），但无明显肢体瘫痪。病灶位于桥脑基底部上1/3和2/3交界处或内囊膝部上方。

5. 共济失调轻偏瘫

约占腔隙性脑梗死10%，常表现为突然一侧轻偏瘫，下肢比上肢重，伴有同侧肢体明显共济失调。病损通常在放射冠及脑桥腹侧。

此外，腔隙脑梗死还可引起许多其他临床综合征，如偏侧舞蹈性综合征、半身舞动性综合征、闭锁综合征、中脑丘脑综合征、丘脑性痴呆等。

（五）基底动脉尖综合征（TOB 综合征）

本病以老年人发病为多，发病年龄 23～82 岁，平均为 59～76 岁。症状可有眩晕、恶心、呕吐、头痛、耳鸣、视物不清、复视、肢体无力、嗜睡、意识障碍、尿失禁等。

神经系统查体可见以下表现。

（1）中脑和丘脑受损的脑干首端栓塞表现：①双侧动眼神经瘫——出现眼球运动及瞳孔异常：一侧或双侧动眼神经部分或全部麻痹、眼球上视不能（上丘受累），瞳孔反应迟钝而调节反应存在，类似 Argyu-Robertson 瞳孔（顶盖前区病损）。②意识障碍，注意行为的异常：一过性或持续数天，或反复发作（中脑及/或丘脑网状激活系统受累）。③异常运动与平身投掷、偏瘫、共济运动障碍及步态不稳，癫痫发作，淡漠，记忆力定向力差（丘脑受损）。

（2）大脑后动脉区梗死（枕叶、颞叶内侧面梗死）表现：视物不清，同向象限性盲或偏盲，皮质盲（双侧枕叶视区受换），Balint 综合征（注视不能症、视物失认症、视觉失用症），严重记忆障碍（颞叶内侧等等）。

四、辅助检查

（一）脑血管造影

脑血管造影是诊断缺血性脑血管疾病的重要辅助检查，尤其是外科治疗中所必需的最基本的检查评估措施，它不仅能提供脑血管是否存在狭窄、部位、程度、粥样斑块、局部溃疡、侧支循环情况，而且还可发现其他病变以及评估手术疗效等。

如狭窄程度达到 50%，表示管腔横断面积减少 75%；狭窄度达到 75%，管腔面积已减少 90%；如狭窄处呈现"细线征"（图 4-1），则管腔面积已减少 90%～99%。

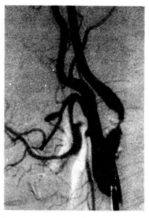

图 4-1　DSA 显示颈内动脉重度狭窄（细线征）

动脉粥样硬化上的溃疡形态可表现为：①动脉壁上有边缘锐利的下陷。②突出的斑块中有基底不规则的凹陷。③当造影剂流空后在不规则基底中有造影剂残留。

颈动脉狭窄程度（%）＝（1－狭窄动脉内径/正常颈内动脉管径）×100%。颈动脉狭窄可分为轻度狭窄（<30%）、中度狭窄（30%～69%）、重度狭窄（70%～99%）和完全闭塞。

（二）经颅多普勒超声（TCD）

多普勒超声可测定颈部动脉内的峰值频率和血流速度，可借以判断颈内动脉狭窄的程度。残余管腔愈小其峰值频率愈高，血流速度也愈快。根据颈动脉峰值流速判断狭窄程度的标准见表 4-1。

表 4-1　多普勒超声探测颈内动脉狭窄程度

狭窄的百分比（%）	颈内动脉/颈总动脉峰值收缩期流速比率	峰值收缩期流速（cm/s）
41～50	<1.8	>125
60～79	>1.8	>130
80～99	>3.7	>250 或 <25（极度狭窄）

颈动脉指数等于颈总动脉的峰值收缩期频率除颈内动脉的峰值收缩期频率。根据颈动脉指数也可判断颈内动脉狭窄的程度（表 4-2）。

表 4-2　颈动脉指数与颈内动脉狭窄

狭窄程度	狭窄的百分比（%）	残余管径（mm）
轻度	＜40	＞4
中度	40～60	2～4
重度	＞60	＜2

经颅多普勒超声（TCD）可探测颅内动脉的狭窄，如颈内动脉颅内段、大脑中动脉、大脑前动脉和大脑后动脉主干的狭窄。

（三）磁共振血管造影（MRA）

MRA 是一种无创检查方法，可显示颅内外脑血管影像。管腔狭窄 10%～69% 者为轻度和中度狭窄，此时 MRA 片上显示动脉管腔虽然缩小，但血流柱的连续性依然存在。管腔狭窄 70%～95% 者为重度狭窄，血流柱的信号有局限性中断，称为"跳跃征"。管腔狭窄 95%～99% 者为极度狭窄，在信号局限性中断中，若血流柱很纤细甚至不能显示，称为"纤细征"。目前在 MRA 像中尚难可靠地区分极度狭窄和闭塞，MRA 的另一缺点是难以显示粥样硬化的溃疡。与脑血管造影相比，MRA 对狭窄的严重性常估计过度，因此，最好与超声探测结合起来分析，可提高与脑血管造影的附和率。

（四）CT 脑血管造影（CTA）

CT 脑血管造影是另一种非侵袭性检查脑血管的方法。先静脉注入 100～150 mL 含碘造影剂，然后进行扫描和重建。与脑血管造影的诊断附和率可达 90%。其缺点是难以区分血管腔内的造影剂与血管壁的钙化，因此，对狭窄程度的估计不够准确。

（五）正电子发射计算机断层扫描（PET）

PET 即派特，在短暂性脑缺血发作（TIA）与急性脑梗死的早期定位诊断、疗效评价以及是否需做血管重建手术及其评价等方面具有重要的诊断价值。派特主要测量的指标是局部脑血容量（CBV）、局部脑血流量（rCBF）和脑血流灌注量（PR）。在脑缺血早期的 1h 到数天形态学发生变化之前，派特图像表现为病灶区低灌注，脑血流量减少，大脑氧摄取量增加，脑血容量增加，这在一过性脑缺血发作和半暗区组织表现非常明显；脑缺血进一步发展，脑血流量会降低，图像表现为放射性缺损。

五、诊断

缺血性脑血管疾病要根据病史、起病形式、症状持续的时间与发作频率，神经系统查体以及辅助检查，进行综合分析，做出诊断。依据脑血管造影、经颅多普勒超声、MRA、CTA 及 PET 检查，不仅可对缺血性脑血管疾病做出定性、定量诊断，还可指导选择治疗方案与判断疗效。

诊断要点为：①年龄在 50 岁以上具在动脉硬化、糖尿病、高血脂者。②既往有短暂性脑缺血发作史。③多在安静状态下发病，起病缓慢。④意识多清楚，较少头痛、呕吐，有局限性神经系统体征。⑤神经影像学检查显示有脑缺血表现。

六、治疗

（一）TIA

应针对能引起 TIA 的病因与危险因素进行积极治疗，如高血压、高脂血症、糖尿病、心脏病等。

1. 抗血小板聚集治疗

研究表明，抗血小板聚集能有效地防止血栓形成和微栓子的形成，减少 TIA 发作，常用以下药物：

（1）阿司匹林，可抑制环氧化酶，抑制血小板质内花生四烯酸转化为血栓素 A_2，故能抑制血小板的释放和聚集。但使用阿司匹林剂量不宜过大，否则同时亦抑制血管内皮细胞中的前列环素的合成，不利于对血栓素 A_2 作用的对抗与平衡。阿司匹林的剂量为每日口服 50～300 mg 为益，有消化道溃疡病及出血性疾患者慎用。

（2）潘生丁可抑制磷酸二酯酶，阻止环磷酸腺苷（CAMP）的降解，抑制 ADP 诱发血小板聚集的敏感性，而有抗血小板聚集作用。常用剂量 25～50 g，3 次/天，可与阿司匹林合用。急性心梗时忌用。

（3）抵克力得是一新型有效的抗血小板聚集药物，疗效优于阿司匹林，常用剂量为 125～250 mg，1 次/天。

2. 抗凝治疗

对 TIA 发作频繁，程度严重，发作症状逐渐加重，或存在进展性卒中的可能性时，尤其是椎-基底动脉系统的 TIA，如无明显的抗凝禁忌证，应在明确诊断后及早进行抗凝治疗。

（1）肝素：在体内外均有迅速抗凝作用，静脉注射 10min 即可延长血液的凝血时间。方法：用肝素 100 mg（12 500 U）加入 10% GS 1 000 mL 中，缓慢静脉滴注（20 滴/分）维持治疗 7～10 d。定期监测凝血时间，并根据其凝血时间调整滴速，使凝血酶原时间保持在正常值的 2～2.5 倍，凝血酶原活动 20%～30% 之间。维持 24～48 h。

（2）口服抗凝剂：病情较轻或肝素治疗控制病情后可用此法，华法林片首剂 4～6 mg，以后 2～4 mg/d 维持。新抗凝疗片首剂为 8 mg，以后 7～2 mg/d 维持。新双香豆素片，首剂 300 mg，维持量为 150 g/d。口服抗凝药一般要连用半年至 1 年，用药期间应及时查出凝血时间。抗凝治疗的禁忌证：70 岁以上者出血性疾病、血液病创口未愈，消化道溃疡活动期、严重肝肾疾病及颅内出血，妊娠者等。

（3）低分子肝素：这是通过化学解聚或酶解聚生成的肝素片等，其大小相当于普通肝素的 1/3，其出血不良反应小，同时有促纤溶作用，增强血管内皮细胞的抗血栓作用而不干扰血管内皮细胞的其他功能。因此低分子肝素比其他肝素更安全，用法：低分子肝素 5 000 U，腹部皮下垂直注射，1～2 次/天，7～10 d 为一疗程。

3. 手术治疗

经检查指之短暂性脑缺血发作是由于该部大动脉病变如动脉粥样硬化斑块致严重动脉狭窄致闭塞所引起时,为了消除微栓子来源,恢复和改善脑血流,建立侧支循环,对颈动脉粥样硬化颈动脉狭窄＞70％者,可考虑手术治疗。常用方法有:颈动脉内膜剥离术,颅外－颅内血管吻合术,及近年来发展起来的颈动脉支架成形术。

4. 血管扩张药物

能增加全脑的血流量,扩张脑血管,促进侧支循环。引用罂粟碱 30～60 mg 加入 5％葡萄糖液体中滴或川芎嗪 80～160 mg 加入 5％葡萄糖液体滴,14d 为一疗程,其他如丹参、烟酸等。

(二) 脑血栓形成

脑血栓形成急性期治疗原则:①要特别重视超早期和急性期处理,要注意整体综合治疗与个体化治疗相结合,针对不同病情、不同病因采取针对性措施。②尽早溶解血栓及增加侧支循环,恢复缺血区的血液供应、改善微循环,阻断脑梗死的病理生理。③重视缺血性细胞的保护治疗,应尽早应用脑细胞保护剂。④积极防治缺血性脑水肿,适时应用脱水降颅压药物。⑤要加强监护和护理,预防和治疗并发症。⑥尽早进行康复治疗,促进神经功能恢复。⑦针对致病危险因素的治疗,预防复发。

1. 一般治疗

一般治疗是急性缺血性脑血管病的基础治疗,不可忽视,否则可发生并发症导致死亡。意识障碍患者应予气道支持及辅助呼吸,定期监测 PaO_2 和 $PaCO_2$。注意防治压疮及呼吸道或泌尿系感染,维持水、电解质平衡及心肾功能,预防肺栓塞、下肢深静脉血栓形成等并发症。

2. 调整血压

急性脑梗死后高血压的治疗一直存在争论,应慎用降血压药。急性脑卒中时血管自主调节功能受损,脑血流很大程度取决于动脉压,明显降低平均动脉压可能对缺血脑组织产生不利影响。

Yamagnchi 提出缺血性脑卒中急性期的血压只有在平均动脉压超过17.3 kPa或收缩压超过 29.3 kPa 时才需降压，降压幅度一般降到比卒中前稍高的水平。急性缺血性脑血管病患者很少有低血压。如血压过低，应查明原因，及时给予补液或给予适当的升压药物如多巴胺、间羟胺等以升高血压。

3. 防治脑水肿

脑血栓形成后，因脑缺血、缺氧而出现脑水肿，在半小时即可出现细胞毒性水肿，继而在 3～5 d 出现血管源性水肿，7～10 d 后水肿开始消退，2～3 周时水肿消失。大面积脑梗死或小脑梗死者可致广泛而严重的脑水肿，如不及时处理，可并发脑疝死亡。常用有效降颅内压药物为甘露醇、速尿、甘油果糖和清蛋白。甘露醇快速静脉注射后，因它不易从毛细血管外渗入组织，从而能迅速提高血浆渗透压，使组织间液水分向血管内转移，达到脱水作用，同时增加尿量及尿 Na^+、K^+ 的排出，尚有清除自由基的作用。通常选用20％甘露醇 125 mL 静脉快速滴注，1 次/6～12 h，直至脑水肿减轻。主要不良反应有循环负担而致心力衰竭或急性肺水肿，剂量过大，应用时间长可出现肾脏损害。为减少上述不良反应，可配合速尿使用，速尿常用剂量为 20～40 mL/次静脉滴注，2～4 次/天。用药过程中注意水电解质平衡。甘油果糖具有良好的降颅压作用，常用量250 mL静脉滴注，1～2 次/天；清蛋白具有提高血浆胶体渗透压作用，与甘露醇合用，取长补短，可明显提高脱水效果。用法 2 ～ 10 g/次，静脉滴注，1 次/天或 1 次/2 d，连用7～10 d。

4. 溶栓治疗

适用于超早期（发病 6 h 以内）及进展型卒中。应用溶栓治疗应严格掌握溶栓治疗的适应证与禁忌证。

（1）适应证：①年龄小于 75 岁。②对 CA 系梗死者无意识障碍，对 VBA 梗死者由于本身预后极差，对昏迷较深者也不必禁忌，而且治疗开始时间也可延长。③头颅 CT 排除颅内出血和与神经功能缺损相应的低密度影者。④可在发病 6 h 内完成溶栓。⑤患者或家属同意。

（2）禁忌证：①溶栓治疗之前瘫痪肢体肌力已出现改善。②活动性内出血和已知出血倾向。③脑出血史，近6个月脑梗死史及颅内、脊柱手术外伤史。④近半年内活动性消化溃疡或胃肠出血。⑤严重心、肝、肾功能不全。⑥正在使用抗凝剂。⑦未控制的高血压，收缩压高于26.7 kPa，或舒张压高于14.7 kPa。⑧收缩压低于13.3 kPa（年龄小于60岁）。

（3）血栓溶解的原理：血栓溶解主要是指溶解血栓内纤维蛋白。纤维蛋白降解主要依靠纤溶酶，它产生于纤溶酶原被一系列活化因子激活时，纤溶酶原是一种相对分子质量为92 000的糖蛋白，由790个氨基酸组成，分为谷氨酸纤溶酶原和赖氨酸纤溶酶原，这两种酶原可被内源性的t-PA和外源性的尿激酶和链激酶所激活，在溶栓过程中，给予患者某些药物（如尿激酶、链激酶、t-PA等）可以促进血栓溶解，将血栓分解为可溶性纤维蛋白降解产物。

（4）常用溶栓剂及作用机制：溶栓剂共3代。

第一代：非选择性溶栓剂——链激酶（SK）、尿激酶（UK）。SK是国外应用最早、最广的一种溶栓剂，它通过与血中纤维蛋白原形成1∶1复合物，再促进游离的纤溶酶原转化为纤溶酶，因此它是间接的纤溶酶激活剂。链激酶由于抗原性较强，易引起变态反应，溶栓同时也易引起高纤溶血症，目前临床上较少使用。欧洲几项大规模临床研究结果证实，SK溶栓死亡率及出血发生率高，效果不明显，不推荐使用。UK是一种丝氨酸蛋白酶，它可使纤溶酶原中的精氨酸560-缬氨酸561化学键断裂，直接使纤溶酶原转变为纤溶酶，由于其无抗原性、无热源性、毒副反应小，且来源丰富等特点，至今仍是亚洲一些国家（如中国和日本）临床应用的主要药物。

第二代：选择性溶栓剂——重组组织型纤溶酶原激活剂（rt-PA），重组单链尿激酶型纤溶酶原激活剂（rscu-PA）ort-PA分子上有一纤维蛋白结合点，故能选择性地和血栓表层的纤维蛋白结合，所形成的复合物对纤溶酶有很高的亲和力及触酶活性，使纤溶酶原在局部转变为纤溶酶，从而溶解血栓，而很少产生全身抗凝、纤溶状态。但它价格非常昂贵，大剂量使用也会增加出血的可能性，同时由于其半衰期更短，因此有一定的血管再闭塞，使其临床应用受到一定的限制。Rscu-PA 是人血、尿中天然存在的一种蛋白质，它激活与纤维蛋白结合的纤溶酶原比激活血循环中游离的纤溶酶原容易。

第三代：试图用基因工程选择技术改良天然溶栓药物的结构，以提高选择性溶栓剂效果，延长半衰期，减少剂量，这类药物有嵌合型溶栓剂（将 t-PA、scu-PA 二级结构进行基因工程杂交而得）单克隆抗体导向溶栓。

（5）溶栓剂量：脑梗死溶栓治疗剂量尚无统一标准，由于人体差异、给药途径的不同，剂量波动范围也较大。通常静脉溶栓剂量大，SK 15 万～50 万 U，UK 100 万～150 万 U，rt-PA 10～100 mg；动脉用药 SK 0.6 万～25 万 U，UK 10 万～30 万 U，rt-PA 20～100 mg。

（6）溶栓治疗时间：Astrup 根据动物实验首次提出了"缺血半暗带"的概念，表明缺血半暗带仅存在 3～4 h，因此大多数临床治疗时间窗定在症状出现后 6 h 内进行。美国食品与药物管理局（FDA）批准在发病 3 h 内应用 rt-PA。尿激酶一般在发病 6 h 内进行。近来有学者提出 6 h 的治疗时间窗也绝不是僵化的，有些患者卒中发病超过 6 h，如果侧支循环好，仍可考虑延迟性溶栓。

（7）溶栓治疗的途径：溶栓治疗的途径主要有静脉和动脉用药两种。在 DSA 下行动脉内插管，于血栓附近注入溶栓药，可增加局部的药物浓度，减少用药剂量，直接观察血栓崩解，一旦再通即刻停止用药，便于掌握剂量，但它费时（可能延误治疗时间）、费用昂贵，需要造影仪器及训练有素的介入放射人员。因而受到技术及设备的限制。相反静脉溶栓简便易行，费用低。近来有一些学者提出将药物注入 ICA，而不花更多时间将导管插入MCA 或在血栓近端注药。至于何种用药途径更佳，尚未定论，Racke 认为动脉、静脉用药两者疗效无明显差异。

（8）溶栓治疗脑梗死的并发症。

继发脑出血：①发生率：多数文献报告，经 CT 证实的脑梗死后出血性梗死自然发生率为 5%～10%；脑实质出血约为 5%。WardLaw 等综述 1992 年以前 30 多篇文献的 1 573 例应用 UK、SK、rt-PA 经静脉或动脉途径溶栓治疗，出血性脑梗死发生率为 10%。1 781 例溶栓治疗继发脑实质出血发生率为 5%。当然不同给药方法和时机，出血的发生率不同，据现有资料颅内出血的发生率为 4%～26%。②最主要危险因素：a. 溶栓治疗时机：高血压，溶栓开始前收缩压超过 24.0～26.7 kPa 或舒张压超过 14.7～16.0 kPa。b. 溶栓药物的剂量：脑水肿，早期脑 CT 检查有脑水肿或占位效应患者有增加出血性梗死的发生率。③潜在的危险因素：年龄（70 岁以上）、病前神经状况、联合用药（如肝素、阿司匹林等）。④发生机制可能是：继发性纤溶亢进和凝血障碍；长期缺血的血管壁已经受损，在恢复血供后由于通透性高而血液渗出；血流再灌注后可能因反射而使灌注压增高。

再灌注损伤：再灌注早期脑组织氧利用率低，而过氧化脂质含量高，过剩氧很容易形成活性氧，与细胞膜脂质发生反应，使脑细胞损害加重。通常脑梗死发病 12 h 以内缺血脑组织再灌注损伤不大，脑水肿较轻，但发病 12 h 以后则可能出现缺血脑组织过度灌注，加重脑水肿。

血管再闭塞：脑梗死溶栓后血管再闭塞发生率约为 10%～20%，其发生原因目前尚不十分清楚，可能与溶栓药物的半衰期较短有关，尿激酶的半衰期为 16 min，PA 仅为 7 min；溶栓治疗可能伴有机体凝血活性增高。

5. 抗凝治疗

临床表现为进展型卒中的患者，可有选择地应用抗凝治疗。但有引起颅内和全身出血的危险性，必须严格掌握适应证和禁忌证。抗凝治疗包括肝素和口服抗凝剂。肝素：12 500 U 加入 10% 葡萄糖 1 000 mL 中，缓慢静脉滴注（每分钟 20 滴），仅用 1～2 d，凝血酶原时间保持在正常值的 2～2.5 倍，凝血酶原活动度在

20％～30％之间。但有关其疗效及安全性的确切资料有限，结果互有分歧。低分子肝素安全性增加，但其治疗急性缺血性脑血管病的疗效尚待评估，目前已有的资料难以做出肯定结论。用法：速避凝3 000～5 000 U，腹部皮下垂直注射，1～2 次/天。口服抗凝剂：新双香豆素 300 mg，双香豆素100～200 mg 或华法林4～6 mg，刚开始时每天检查凝血酶原时间及活动度，待稳定后可每周查 1 次，以便调整口服药物剂量。治疗期间应注意出血并发症，如有出血情况立即停用。

6. 降纤治疗

降解血栓纤维蛋白原、增加纤溶系统活性及抑制血栓形成或帮助溶解血栓。适用于脑血栓形成早期，特别是合并高纤维蛋白血症患者。常用药物有巴曲酶、蛇毒降纤酶及 ancrod 等。

7. 抗血小板凝集药物

抗血小板凝集药物能降低血小板聚集和血黏度。目前常用有阿司匹林和盐酸噻氯匹定。阿司匹林以小剂量为宜，一般50～100 mg/d，盐酸噻氯匹定 125～250 mg/d。

8. 血液稀释疗法

稀释血液和扩充血容量可以降低血液黏稠度，改善局部微循环。常用低分子右旋糖酐或 706 代血浆 500 mL，静脉滴注，1 次/天，10～14 d 为 1 个疗程。心肾功能不全者慎用。

9. 脑保护剂

目前临床上常用的制剂有以下几种：

（1）钙离子拮抗剂：能阻止脑缺血、缺氧后神经细胞内钙超载，解除血管痉挛，增加血流量，改善微循环。常用的药物有尼莫地平、尼莫通、盐酸氟桂嗪等。

（2）胞二磷胆碱：它是合成磷脂胆碱的前体，胆碱在磷脂酰胆碱生物合成中具有重要作用，而磷脂酰胆碱是神经膜的重要组成部分，因此具有稳定神经细胞膜的作用。胞二磷胆碱还参与细胞核酸、蛋白质和糖的代谢，促进葡萄糖合成乙酰胆碱，防治脑水肿。用法：500～750 mg 加入 5％葡萄糖液 250 mL。静脉滴注，

1 次/天，10～15 d 为 1 个疗程。

（3）脑活素：主要成分为精制的必需和非必需氨基酸、单胺类神经介质、肽类激素和酶前体，它能通过血脑屏障，直接进入神经细胞，影响细胞呼吸链，调节细胞神经递质，激活腺苷酸环化酶，参与细胞内蛋白质合成等。用法：20～50 mL 加入生理盐水 250 mL，静脉滴注，1 次/天，10～15 d 为 1 个疗程。

10. 外科治疗和介入治疗

半球大面积脑梗死压迫脑干，危及生命时，若应用甘露醇无效时，应积极进行去骨瓣手术减压和坏死脑组织吸出术。对急性大面积小脑梗死产生明显肿胀及脑积水者，可行脑室引流术或去除坏死组织以挽救生命。对颈动脉粥样硬化颈动脉狭窄＞70％者，可考虑手术治疗。常用的手术方法有颈动脉内膜剥离修补术，颅外-颅内血管吻合术及近年来发展起来的颈动脉支架成形术。

11. 康复治疗

主张早期进行系统、规范及个体化的康复治疗。急性期一旦病情平稳，应立即进行肢体功能锻炼和语言康复训练，降低致残率。

（三）脑栓塞

（1）发生在颈内动脉前端或大脑中动脉主干的大面积脑栓塞，以及小脑梗死可发生严重的脑水肿，继发脑疝，应积极进行脱水、降颅压治疗，必要时需要进行大颅瓣切除减压。大脑中动脉主干栓塞可立即施行栓子摘除术，据报道 70％可取得较好疗效，亦应争取在时间窗内实验溶栓治疗，但由于出血性梗死更多见，溶栓适应证更应严格掌握。

（2）由于脑栓塞有很高的复发率，有效的预防很重要。房颤患者可采用抗心律失常药物或电复律，如果复律失败，应采取预防性抗凝治疗。由于个体对抗凝药物敏感性和耐受性有很大差异，治疗中要定期监测凝血功能，并随时调整剂量。在严格掌握适应证并进行严格监测的条件下，适宜的抗凝治疗能显著改善脑栓塞患者的长期预后。

（3）部分心源性脑栓塞患者发病后 2～3h 内，用较强的血管扩张剂如罂粟碱点滴或吸入亚硝酸异戊酯，可收到较满意疗效，亦可用烟酸羟丙茶碱（脉栓通、烟酸占替诺）治疗发病 1 周内的轻中度脑梗死病例收到较满意疗效者。

（4）对于气栓的处理应采取头低位，左侧卧位。如系减压病应立即行高压氧治疗，可使气栓减少，脑含氧量增加，气栓常引起癫痫发作，应严密观察，及时进行抗癫痫治疗。脂肪栓的处理可用血管扩张剂，5% 硫酸氢钠注射液 250 mL 静脉滴注，2 次/天。感染性栓塞需选用有效足量的抗生素抗感染治疗。

（四）腔隙性脑梗死

该病无特异治疗其关键在于防治高血压、动脉粥样硬化和糖尿病等。急性期适当的康复措施是必要的。纯感觉性卒中主要病理是血管脂肪透明变性，巨噬细胞内充满含铁血黄素，提示红细胞外渗，因此禁用肝素等抗凝剂，但仍可试用阿司匹林、潘生丁；纯运动型较少发生血管脂肪变性，可以应用肝素、东菱精纯克栓酶及蝮蛇抗栓酶，但应警惕出血倾向。腔隙梗死后常有器质性重症抑郁，抗抑郁药物患者常不易耐受，最近有人推荐选择性 5-羟色胺重摄取抑制剂 Ciralopram 10～14 mg/d，治疗卒中后重症抑郁安全有效，无明显不良反应。无症状型腔隙性脑梗死主要针对其危险因素：高血压、糖尿病、心律失常、高脂、高黏血症及颈动脉狭窄等，进行积极有效的治疗，对降低其复发率至关重要，对本病的预防也有极其重要的意义。

第四节　癫痫持续状态

癫痫持续状态是神经科急危症，包括小发作持续状态、部分性癫痫发作持续状态，而以大发作持续状态最为多见和严重。大发作持续状态是指强直－阵挛发作的持续和频繁发作，发作间期意识不恢复；或者指一次癫痫发作持续 30min 以上。如不及时治疗，可因生命功能衰竭而死亡，或造成持久性脑损害后遗症。癫痫持续状态的急诊治疗主要是指大发作持续状态的治疗，为本节主要介绍内容，其他临床类型持续状态的治疗均可参照之。

一、病因

长期服用抗癫痫药物过程中突然停药是引起癫痫持续状态的最常见原因，约占本症的30%。其次为脑炎、脑膜炎。脑血管意外如脑出血、蛛网膜下隙出血、脑栓塞、动脉硬化性脑梗死，头颅外伤引起的颅内血肿、脑挫伤等，颅内肿瘤、脑囊虫病等颅内疾病也是常见的原因。此外，颅外感染的高热感染中毒状态、低血糖、低血钙、高钠血症、药物、食物中毒等也可引起癫痫持续状态。

二、诊断

（一）临床表现特点

癫痫大发作的特点为意识丧失及全身抽搐。患者突然意识丧失，跌倒在地，全身肌肉发生持续性收缩、头向后仰、上肢屈曲或伸直、两手握拳、拇指内收、下肢伸直、足内翻，称强直性抽搐期，持续约20s。随后患者的肌肉呈强烈的屈伸运动，称阵挛性抽搐期，约40s。在强直期至阵挛期间，可出现下列情况：开始时多有尖叫一声，是由于呼吸肌和声带肌同时收缩，肺内空气从变窄的声门挤出所致。由于呼吸肌强烈收缩，呼吸暂停，皮肤自苍白转为青紫；由于咀嚼肌收缩而咬破舌头，口吐带血泡沫。膀胱及腹壁肌肉强烈收缩可发生尿失禁。同时，在惊厥期中出现心率增快，血压升高，汗液、唾液和支气管分泌物增多、瞳孔散大、对光反射消失和深浅反射消失。此后由昏迷转为睡眠渐清醒，或先有短暂意识模糊后才清醒。自发作开始至意识恢复历时5～15min。如有延长性睡眠，可以数小时才清醒。

全面性强直－阵挛发作（generalized tonic-clonic seizure，GTCS）在短时间内频繁发生，发作间期意识不清者，称为癫痫大发作持续状态。大发作持续状态超过20min，可使大脑皮质氧分压

（PO$_2$）降低，也可引起脑水肿和选择性脑区细胞死亡。如果大发作持续状态超过 60min，则可出现继发性代谢障碍并发症，乳酸增高，高血糖后的低血糖，脑脊液压力升高，高热、大汗，失水，继高血压后出现低血压，终至休克。由于肌肉极度抽搐引起肌细胞溶解，肌球蛋白尿，导致下肾单位变性，最后发生心血管、呼吸与肾衰竭。癫痫大发作持续状态的病死率为 10%～33%。发作持续时间在 60min 以内者，可望免于造成严重、持久的脑损害或死亡；发作持续时间达 10h 者常留有神经系统后遗症，达 13h 以上者可能致死。

（二）诊断要点

根据典型病史及观察到的发作状态即可诊断，必要时可做脑电图检查以帮助诊断。

进一步寻找病因。特发性癫痫的患者脑部并无可以导致症状的结构性变化或代谢异常，而与遗传因素有较密切的关系。症状性癫痫由多种脑部病损和代谢障碍引起，如颅脑外伤、各种脑炎、脑膜炎、脑脓肿、脑寄生虫、颅内肿瘤、脑血管畸形、蛛网膜下隙出血、脑出血、脑梗死等。胰岛细胞瘤所致的低血糖、糖尿病、甲状腺功能亢进及甲状旁腺功能减退等也可以导致发作。

对疑为症状性癫痫的患者，可选择颅脑计算机 X 线断层摄影（CT）或磁共振成像（MRI）。脑电图、放射性核素脑扫描（SPECT）、脑血管造影、心电图及有关生化检查以助诊断。

三、治疗

（一）一般治疗

（1）使患者平卧，头偏向一侧，让分泌物流出，以免窒息；松解衣领、腰带，适当扶持而不是按压抽搐肢体，以免发生骨折或脱臼。

（2）用裹上纱布的压舌板或毛巾、手帕塞入齿间，以防咬伤舌头。应取出义齿。

（3）供给氧气，保持呼吸道通畅。

（二）药物治疗

在选用药物时，应考虑患者的年龄、全身情况、抽搐的严重程度以及引起持续状态的原因，以求尽快控制发作。

1. 安定

（1）地西泮（安定）：首剂 10～20 mg，注射速度＜2 mg/min，以免抑制呼吸。1 次静脉注射剂量不得超过 20 mg。地西泮静脉注射后数分钟即达有效浓度，在 30～60min 内血药浓度降低 50％。如发作未能控制，半小时后可重复 1 次。如仍控制不好，可将 100～200 mg 地西泮溶于 5％葡萄糖氯化钠液500 mL 中，于 12～24h 内缓慢静脉滴注，根据发作的情况调整滴速，如发作已控制，剩余药液不必继续滴入。24h 内地西泮总入量不得超过 200 mg。

（2）氯硝西泮：一般用量为每次 1～4 mg，肌内注射或静脉注射。本药起效快，常可控制发作达数小时。也可将氯硝西泮 4～8 mg，加入生理盐水 500 mL 中缓慢静脉滴注。本药注射可使脑电图的癫痫放电立即停止。本药可出现嗜睡或肌弛缓的不良反应，要注意观察呼吸及循环的改变。24h 内总入量不超过 10 mg。

2. 联合用药

应用地西泮 2～3 次后症状不缓解者，可合并使用苯巴比妥或水合氯醛，常可奏效。

（1）巴比妥类：较安定类易产生呼吸抑制和血压下降。

苯巴比妥钠：本药起效慢，但作用持久，常于地西泮控制发作后作为长效药物起维持作用。常用量 0.1～0.2 g 肌内注射，4～6h 后可重复使用，24h 总量不超过 0.4 g，使用中要注意观察呼吸改变。

硫喷妥钠及异戊巴比妥（阿米妥钠）：为快效作用的巴比妥类药物，其呼吸抑制作用较明显，在地西泮及其他药物无效时可谨慎试用。并需事先准备好气管插管及人工呼吸机，注射过程需严密观察呼吸情况，如出现呼吸抑制需马上停药，并进行人工辅助呼吸。常用量：异戊巴比妥0.3～0.5 g，溶于 10 mL 注射用水中，以0.1 g/min 的速度静脉注射，直至发作停止，剩余药液不再推入。儿童用量，1岁为0.1 g，5岁为0.2 g。

（2）苯妥英钠（大仑丁）：作用持久，多与其他药物配合。本药为脂溶性，静脉用药后15min即可在脑内达高峰浓度。由于苯妥英钠70%～95%与蛋白质结合，只有10%有抗惊厥作用，所以需用较大剂量，首剂负荷量为15～20 mg/kg，溶于生理盐水500 mL中缓慢静脉滴注，12h后给维持量，按每日5 mg/kg计算，24h给维持量1次。静脉用药速度要慢，不宜超过50 mg/min，若注射太快可使血压下降、呼吸减慢、心率变慢，甚至心跳停止。注射时要有心电监护，观察心率及血压变化。糖尿病患者忌用。

（3）水合氯醛：作为辅助抗癫痫持续状态药物，成人用10%水合氯醛，每次10～20 mL，保留灌肠或鼻饲。儿童用量为0.4～0.5 mL/kg。大剂量使用可引起呼吸抑制或血压下降，可抑制心肌收缩力。

（4）丙戊酸钠注射液：常用剂量每日600～2 000 mg。首剂400～800 mg，3～5min内缓慢静脉注射，30min左右继以1 mg/（kg·h)静脉滴注维持，并根据临床效果调整剂量。

3. 全身麻醉

经上述药物治疗仍不能控制发作且危及生命者，可考虑全身麻醉控制抽搐。

抽搐停止后，若患者未清醒，可予苯巴比妥钠0.1～0.2 g肌内注射，每8～12小时1次维持，或鼻饲抗癫痫药，以后应进行长期抗癫痫治疗

（三）并发症及其防治

治疗过程中应密切观察生命体征，维持正常呼吸、循环、体温，注意供给足够热量及液体，维持水、电解质平衡，纠正酸中毒，避免低血糖加重脑损害，防治肺部感染。

1. 呼吸衰竭

严重的癫痫持续状态以及某些抗癫痫药可引起呼吸衰竭；吸入呕吐物或呼吸道分泌物可引起呼吸道阻塞，加重呼吸困难。保持呼吸道通畅，吸氧，适当应用呼吸中枢兴奋剂可改善呼吸功能，

必要时可行气管切开或插管，应用人工呼吸机辅助呼吸。

2. 脑水肿

癫痫持续状态可引起严重的脑水肿，加重昏迷，并使抗癫痫药物难以进入脑组织，发作更难控制。可使用甘露醇、呋塞米（速尿），必要时可予肾上腺皮质激素以减轻脑水肿。

3. 其他

出现循环衰竭时予抗休克治疗；高热时物理降温及使用退热药，必要时予亚冬眠疗法；另应注意防压疮及做好大小便护理，还可应用三磷酸腺苷（ATP）、辅酶 A、细胞色素 C 等以减轻或防止癫痫持续状态后的智力障碍。

（四）病因治疗

应寻找诱发癫痫持续状态的原因，对症治疗。同时应努力寻找可能存在的器质性脑损害，如脑脓肿、硬膜下血肿、出血性梗死等，并采取必要的诊断措施，以便进行相应的治疗。

第五章

消化系统重症

第一节　急性上消化道出血

一、概论

上消化道出血是指屈氏韧带以上的消化道包括食管、胃、十二指肠、胆管及胰管的出血，胃空肠吻合术后的空肠上段出血也包括在内。大量出血是指短时间内出血量超过 1000 mL 或达血容量 20％的出血。上消化道出血为临床常见急症，以呕血、黑便为主要症状，常伴有血容量不足的临床表现。

（一）病因

上消化道疾病和全身性疾病均可引起上消化道出血，临床上最常见的病因是消化性溃疡、食管胃底静脉曲张破裂、急性胃黏膜损害及胃癌。糜烂性食管炎、食管贲门黏膜撕裂综合征引起的出血也不少见。其他原因见表 5-1。

（二）诊断

1. 临床表现特点

（1）呕血与黑便：是上消化道出血的直接证据。幽门以上出血且出血量大者常表现为呕血。呕出鲜红色血液或血块者表明出血量大、速度快，血液在胃内停留时间短。若出血速度较慢，血液在胃内经胃酸作用后变性，则呕吐物可呈咖啡样。幽门以下出血表现为黑便，但如出血量大而迅速，幽门以下出血也可以反流到胃腔而引起恶心、呕吐，表现为呕血。黑便的颜色取决于出血的速度与肠道蠕动的快慢。粪便在肠道内停留的时间短，可排出暗红色的粪便。反之，空肠、回肠，甚至右半结肠出血，如在肠道中停留时间长，也可表现为黑便。

表 5-1　上消化道出血的常见病因

食管疾病	食管静脉曲张、食管贲门黏膜撕裂症（Mallory-Weiss 综合征）、糜烂性食管炎、食管癌
胃部疾病	胃溃疡、急性胃黏膜损害、胃底静脉曲张、门脉高压性胃黏膜损害、胃癌、胃息肉
十二指肠疾病	溃疡、十二指肠炎、憩室
邻近器官疾病	胆管出血（胆石症、肝胆肿瘤等）、胰腺疾病（假性囊肿、胰腺癌等）、主动脉瘤破裂入上消化道
全身性疾病	血液病（白血病、血小板减少性紫癜等）、尿毒症、血管性疾病（遗传性出血性毛细血管扩张症等）

（2）失血性外周循环衰竭：急性外周循环衰竭是急性失血的后果，其程度的轻重与出血量及速度有关。少量出血可因机体的代偿机制而不出现临床症状。中等量以上出血常表现为头晕、心悸、口渴、冷汗、烦躁及昏厥。体检可发现面色苍白、皮肤湿冷、心率加快、血压下降。大量出血者可在黑便排出前出现晕厥与休克，应与其他原因引起的休克鉴别。老年人大量出血可引起心、脑方面的并发症，应引起重视。

（3）氮质血症：上消化道出血后常出现血中尿素氮浓度升高，24～28 h 达高峰，一般不超过14.3 mmol/L（40 mg/dL），3～4 d 降至正常。若出血前肾功能正常，出血后尿素氮浓度持续升高或下降后又再升高，应警惕继续出血或止血后再出血的可能。

（4）发热：上消化道出血后，多数患者在 24 h 内出现低热，但一般不超过 38 ℃，持续 3～5 d 降至正常。引起发热的原因尚不清楚，可能与出血后循环血容量减少，周围循环障碍，导致体温调节中枢的功能紊乱，再加以贫血的影响等因素有关。

2. 实验室及其他辅助检查特点

（1）血常规：红细胞及血红蛋白在急性出血后 3～4 h 开始下

降，血细胞比容也下降。白细胞稍有反应性升高。

（2）隐血试验：呕吐物或黑便隐血反应呈强阳性。

（3）血尿素氮：出血后数小时内开始升高，24～28 h 内达高峰，3～4 d降至正常。

3. 诊断与鉴别诊断

根据呕血、黑便和血容量不足的临床表现，以及呕吐物、黑便隐血反应呈强阳性，红细胞计数和血红蛋白浓度下降的实验室证据，可做出消化道出血的诊断。下面几点在临床工作中值得注意。

（1）上消化道出血的早期识别：呕血及黑便是上消化道出血的特征性表现，但应注意部分患者在呕血及黑便前即出现急性周围循环衰竭的征象，应与其他原因引起的休克或内出血鉴别。及时进行直肠指检可较早发现尚未排出体外的血液，有助于早期诊断。

呕血和黑便应和鼻出血、拔牙或扁桃体切除术后吞下血液鉴别，通过询问发病过程与手术史不难加以排除。进食动物血液、口服铁剂、铋剂及某些中药，也可引起黑色粪便，但均无血容量不足的表现与红细胞、血红蛋白降低的证据，可以借此加以区别。呕血有时尚需与咯血鉴别，支持咯血的要点是：①患者有肺结核、支气管扩张、肺癌、二尖瓣狭窄等病史。②出血方式为咯出，咯出物呈鲜红色，有气泡与痰液，呈碱性。③咯血前有咳嗽、喉痒、胸闷、气促等呼吸道症状。④咯血后通常不伴黑便，但仍有血丝痰。⑤胸部X线片通常可发现肺部病灶。

（2）出血严重程度的估计：由于出血大部分积存于胃肠道，单凭呕出或排出量估计实际出血量是不准确的。根据临床实践经验，下列指标有助于估计出血量。出血量每日超过 5 mL 时，粪便隐血试验则可呈阳性；当出血量超过 60 mL，可表现为黑便；呕血则表示出血量较大或出血速度快。若出血量在 500 mL 以内，由于周围血管及内脏血管的代偿性收缩，可使重要器官获得足够的血液供应，因而症状轻微或者不引起症状。若出血量超过500 mL，可出现全身症状，如头晕、心悸、乏力、出冷汗等。若短时间内出血量>1 000 mL，或达全身血容量的 20% 时，可出现循环衰竭表现，如四肢厥冷、少尿、晕厥等，此时收缩压可<12.0 kPa（90 mmHg）或较基础血压下降 25%，心率>120 次/分，血红蛋白<70 g/L。事实上，当患者体位改变时出现血压下降及心率加快，说明患者血容量明显不足、出血量较大。因此，仔细测量患者卧位与直立位的血压与心率，对估计出血量很有帮助。另外，应注意不同年龄与体质的患者对出血后血容量不足的代偿功能相差很大，因而相同出血量在不同患者引起的症状也有很大差别。

（3）出血是否停止的判断：上消化道出血经过恰当的治疗，可于短时间内停止出血。但由于肠道内积血需经数日（约 3 d）才能排尽，因此不能以黑便作为判断继续出血的指征。临床上出现以下情况应考虑继续出血的可能：①反复呕血，或黑便次数增多，粪质转为稀烂或暗红。②周围循环衰竭经积极补液输血后未见明显改善。③红细胞计数、血红蛋白测定与血细胞比容继续下降，网织红细胞持续增高。④在补液与尿量足够的情况下，血尿素氮持续或再次增高。

一般来讲，一次出血后 48 h 以上未再出血，再出血的可能性较小。而过去有多次出血史，本次出血量大或伴呕血，24 h 内反复大出血，出血原因为食管胃底静脉曲张破裂、有高血压病史或有明显动脉硬化者，再出血的可能性较大。

（4）出血的病因诊断：过去病史、症状与体征可为出血的病因诊断提供重要线索，但确诊出血原因与部位需靠器械检查。①内镜检查：是诊断上消化道出血最常用与准确的方法。出血后 24～48 h 内的紧急内镜检查价值更大，可发现十二指肠降部以上的出血灶，尤其对急性胃黏膜损害的诊断更具意义，因为该类损害可在几日内愈合而不留下痕迹。有报道，紧急内镜检查可发现约 90% 的出血原因。在紧急内镜检查前需先补充血容量，纠正休克。一般认为患者收缩压＞12.0 kPa（90 mmHg）、心率<110 次/分、血红蛋白浓度≥70 g/L 时，进行内镜检查较为安

全。若有活动性出血，内镜检查前应先插鼻胃管，抽吸胃内积血，并用生理盐水灌洗至抽吸物清亮，然后拔管行胃镜检查，以免积血影响观察。②X线钡餐检查：上消化道出血患者何时行钡餐检查较合适，各家有争论。早期活动性出血期间胃内积血或血块影响观察，且患者处于危急状态，需要进行输血、补液等抢救措施而难以配合检查。早期行X线钡餐检查还有引起再出血之虞，因此目前主张X线钡餐检查最好的出血停止和病情稳定数日后进行。③选择性腹腔动脉造影：若上述检查未能发现出血部位与原因，可行选择性肠系膜上动脉造影。若有活动性出血，且出血速度 >0.5 mL/min时，可发现出血病灶。可同时行栓塞治疗而达到止血的目的。④胶囊内镜：用于常规胃、肠镜检查无法找到出血灶的原因未明消化道出血患者，是近年来主要用于小肠疾病检查的新技术。国内外已有较多胶囊内镜用于不明原因消化道出血检查的报道，病灶检出率在 $50\%\sim75\%$ 之间，显性出血者病变检出率高于隐性出血者。胶囊内镜检查的优点是无创、患者容易接受，可提示活动性出血的部位。缺点是胶囊内镜不能操控，对病灶的暴露有时不理想，也不能取病理活检。⑤小肠镜：推进式小肠镜可窥见 Treitz 韧带远端约 100 cm 的空肠，对不明原因消化道出血的病因诊断率可达 $40\%\sim65\%$。该检查需用专用外套管，患者较痛苦，有一定的并发症发生率。近年应用于临床的双气囊小肠镜可检查全小肠，大大提高了不明原因消化道出血的病因诊断率。据国内外报道双气囊全小肠镜对不明原因消化道出血的病因诊断率在 $60\%\sim77\%$。双气囊全小肠镜的优势在于能够对可疑病灶进行仔细观察、取活检，且可进行内镜下止血治疗，如氩离子凝固术、注射止血术或息肉切除术等。对原因未明的消化道出血患者有条件的医院应尽早行全小肠镜检查。⑥放射性核素[99m]Tc：标记红细胞扫描注射[99m]Tc标记红细胞后，连续扫描10~60 min，如发现腹腔内异常放射性浓聚区则视为阳性。可依据放射性浓聚区所在部位及其在胃肠道的移动来判断消化道出血的可能部位，适用于怀疑小肠出血的患者，也可作为选择性腹腔动脉造影的初筛方法，为选择性动脉造影提供依据。

（三）治疗

上消化道出血病情急，变化快，严重时可危及患者生命，应采取积极措施进行抢救。这里叙述各种病因引起的上消化道出血的治疗的共同原则，其不同点在随后各节中分别叙述。

1. 抗休克

上消化道出血的初步诊断一经确立，则抗休克、迅速补充血容量应放在一切医疗措施的首位，不应忙于进行各种检查。可选用生理盐水、林格液、右旋糖酐或其他血浆代用品。出血量较大者，特别是出现循环衰竭者，应尽快输入足量同型浓缩红细胞或全血。出现下列情况时有紧急输血指征：①患者改变体位时出现晕厥。②收缩压＜12.0 kPa（90 mmHg）。③血红蛋白浓度＜70 g/L。对于肝硬化食管胃底静脉曲张破裂出血者应尽量输入新鲜血，且输血量适中，以免门静脉压力增高导致再出血。

2. 迅速提高胃内酸碱度（pH）

当胃内 pH 提高至 5 时，胃内胃蛋白酶原的激活明显减少，活性降低。而 pH 升高至 7 时，则胃内的消化酶活性基本消失，对出血部位凝血块的消化作用消失，起到协助止血的作用。自身消化作用的减弱或消失，对溃疡或破损部位的修复也起促进作用，有利于出血病灶的愈合。

3. 止血

根据不同的病因与具体情况，因地制宜选用最有效的止血措施。

4. 监护

严密监测病情变化，患者应卧床休息，保持安静，保持呼吸道通畅，避免呕血时血阻塞呼吸道而引起窒息。严密监测患者的生命体征，如血压、脉搏、呼吸、尿量及神志变化。观察呕血及黑便情况，定期复查红细胞数、血红蛋白浓度、血细胞比容。必要时行中心静脉压测定。对老年患者根据具体情况进行心电监护。

留置鼻胃管可根据抽吸物颜色监测胃内出血情况，也可通过胃管注入局部止血药物，有助于止血。

二、消化性溃疡出血

胃及十二指肠溃疡出血占全部上消化道出血病因的50%左右。

（一）诊断

（1）根据本病的慢性过程、周期性发作及节律性上腹痛，一般可做出初步诊断。出血前上腹部疼痛常加重，出血后可减轻或缓解。应注意约15%患者可无上腹痛病史，而以上消化道出血为首发症状。也有部分患者虽有上腹部疼痛症状，但规律性并不明显。

（2）胃镜检查常可发现溃疡灶。对无明显病史、诊断疑难或有助于治疗时，应争取行紧急胃镜检查。若有胃镜检查禁忌证或无条件行胃镜检查，可于出血停止后数日行X线钡餐检查。

（二）治疗

治疗原则与上述相同。一般少量出血经适当内科治疗后可于短期内止血，大量出血则应引起高度重视，宜采取综合治疗措施。

1. 饮食

目前不主张过分严格的禁食。若患者无呕血或明显活动性出血的征象，可予流质饮食，并逐渐过渡到半流质饮食。但若患者有频繁呕血或解稀烂黑便，甚至暗红色血便，则主张暂时禁食，直至活动性出血停止才予进食。

2. 提高胃内pH的措施

主要措施是静脉内使用抑制胃酸分泌的药物。静脉使用质子泵抑制剂如奥美拉唑首剂80 mg，然后每12小时40 mg维持。国外有报道首剂注射80 mg后以每小时8 mg的速度持续静脉滴注，认为可稳定提高胃内pH，提高止血效果。当活动性出血停止后，可改口服治疗。

3. 内镜下止血

内镜下止血是溃疡出血止血的首选方法，疗效肯定。常用方法包括注射疗法，在出血部位附近注射1∶10 000肾上腺素溶液，热凝固方法（电极、热探头、氩离子凝固术等）。目前主张首选热凝固疗法或联合治疗，即注射疗法加热凝固方法，或止血类加注射疗法。可根据条件及医师经验选用。

4. 手术治疗

经积极内科治疗仍有活动性出血者，应及时邀请外科医师会诊。手术治疗仍是消化性溃疡出血治疗的有效手段，其指征为：①严重出血经内科积极治疗仍不止血，血压难以维持正常，或血压虽已正常，但又再次大出血的。②以往曾有多次严重出血，间隔时间较短后又再次出血的。③合并幽门梗阻、穿孔，或疑有癌患者。

三、食管胃底静脉曲张破裂出血

为上消化道出血常见病因，出血量往往较大，病情凶险，病死率较高。

（一）诊断

（1）起病急，出血量往往较大，常有呕血。

（2）有慢性肝病史。若发现黄疸、蜘蛛痣、肝掌、腹壁静脉曲张、脾脏肿大、腹水等有助于诊断。

（3）实验室检查可发肝功能异常，特别是白/球蛋白比例倒置、凝血酶原时间延长、血清胆红素增高。血常规检查有红细胞、白细胞及血小板减少等脾功能亢进表现。

（4）胃镜检查或食管吞钡检查发现食管静脉曲张。

值得注意的是，有不少的肝硬化消化道出血原因不是食管胃底静脉曲张破裂出血所致，而是急性胃黏膜糜烂或消化性溃疡。急诊胃镜检查对出血原因部位的诊断具有重要意义。

（二）治疗

除按前述紧急治疗、输液及输血抗休克、使用抑制胃酸分泌药物外，下列方法可根据具体情况选用。

1. 药物治疗

药物治疗是各种止血治疗措施的基础，在建立静脉通路后即可使用，为后续的各种治疗措施创造条件。

（1）生长抑素及其类似品：可降低门静脉压力。国内外临床试验表明，该类药物对控制食管胃底曲张静脉出血有效，止血有效率在70％～90％，与气囊压迫相似。目前供应临床使用的有14肽生长抑素，用法是首剂250 μg静脉注射，继而3 mg加入5％葡萄糖液500 mL中，250 μg/h连续静脉滴注，连用3～5 d。因该药半减期短，若输液中断超过3 min，需追加250 μg静脉注射，以维持有效的血药浓度。奥曲肽是一种合成的8肽生长抑素类似物，具有与14肽相似的生物学活性，半减期较长。其用法是奥曲肽首剂100 μg静脉注射，继而600 μg，加入5％葡萄糖液500 mL中，以25～50 μg/h速度静脉滴注，连用3～5 d。生长抑素治疗食管静脉曲张破裂出血止血率与气囊压迫相似，其最大的优点是无明显的不良反应。在硬化治疗前使用有利于减少活动性出血，使视野清晰，便于治疗。硬化治疗后再静脉滴注一段时间可减少再出血的机会。

（2）血管加压素：作用机制是通过对内脏血管的收缩作用，减少门静脉血流量，降低门静脉及其侧支的压力，从而控制食管、胃底静脉曲张破裂出血。目前推荐的疗法是0.2 U/min，持续静脉滴注，视治疗反应，可逐渐增加剂量，至0.4 U/min。如出血得到控制，应继续用药8～12 h，然后停药。如果治疗4～6 h后仍不能控制出血，或出血一度中止而后又复发，应及时改用其他疗法。由于血管加压素具有收缩全身血管的作用，其不良反应包括血压升高、心动过缓、心律失常、心绞痛、心肌梗死、缺血性腹痛等。

目前主张在使用血管加压素同时使用硝酸甘油，以减少前者引起的全身不良反应，取得良好效果，尤以有冠心病、高血压病史者效果更好。具体用法是在应用血管加压素后，舌下含服硝酸甘油0.6 mg，每30分钟1次。也有主张使用硝酸甘油40～400 μg/min静脉滴注，根据患者血压调整剂量。

2. 内镜治疗

（1）硬化栓塞疗法（EVS）：在有条件的医疗单位，EVS为当今控制食管静脉曲张破裂出血的首选疗法。多数报道 EVS 紧急止血成功率超过 90％，EVS 治疗组出血致死率较其他疗法明显降低。

适应证：一般来说，不论什么原因引起的食管静脉曲张破裂出血，均可考虑行 EVS，下列情况下更是 EVS 的指征：重度肝功能不全、储备功能低下如 Child C 级、低血浆蛋白质、血清胆红素升高的病例；合并有心、肺、脑、肾等重要器官疾病而不宜手术者；合有预后不良或无法切除之恶性肿瘤者，尤以肝癌为常见；已行手术治疗而再度出血，不可再次手术治疗，而常规治疗无效者；经保守治疗（包括三腔二囊管压迫）无效者。

禁忌证：有效血容量不足，血循环状态尚不稳定者；正在不断大量呕血者，因为行 EVS 可造成呼吸道误吸，加上视野不清也无法进行治疗操作；已濒临呼吸衰竭者，由于插管可加重呼吸困难，甚至呼吸停止；肝性脑病或其他原因意识不清无法合作者；严重心律失常或新近发生心肌梗死者；出血倾向严重，虽然内科纠正治疗，但仍远未接近正常者；长期用三腔二囊管压迫，可能造成较广泛的溃疡及坏死者，EVS 疗效常不满意。

硬化剂的选择：常用的硬化剂有下列几种。①乙氧硬化醇（AS）：主要成分为表面麻醉剂 polidocanol 与乙醇；AS 的特点是对组织损伤作用小，有较强的致组织纤维作用，黏度低，可用较细的注射针注入，是一种比较安全的硬化剂；AS 可用于血管旁与血管内注射，血管旁每点 2～3 mL，每条静脉内 4～5 mL，每次总量不超过 30 mL；②乙醇胺油酸酯（EO）：以血管内注射为主，因可引起较明显的组织损害，每条静脉内不超过 5 mL，血管旁每点不超过 3 mL，每次总量不超过 20 mL；③十四羟基硫酸钠（TSS）：据报道硬化作用较强，止血效果好，用于血管内注射；④纯乙醇：以血管内注射为主，每条静脉不超过 1 mL，血管外每点不超过 0.6 mL；⑤鱼肝油酸钠：以血管内注射为主，每条静脉 2～5 mL，总量不超过 20 mL。

术前准备：补充血容量，纠正休克；配血备用；带静脉补液进入操作室；注射针充分消毒，检查内镜、注射针、吸引器性能良好；最好使用药物先控制出血，使视野清晰，便于选择注射点。

操作方法：按常规插入胃镜，观察曲张静脉情况，确定注射部位。在齿状线上 2～3 cm 穿刺出血征象和出血最明显的血管，注入适量（根据不同硬化剂决定注射量）硬化剂。每次可同时注射 1～3 条血管，但应在不同平面注射（相隔 3 cm），以免引起术后吞咽困难。也有人同时在出血静脉或曲张最明显的静脉旁注射硬化剂，以达到直接压迫作用，继而化学性炎症、血管旁纤维结缔组织增生，使曲张静脉硬化。每次静脉注射完毕后退出注射针，用附在镜身弯曲部的止血气囊或直接用镜头压迫穿刺点 1 min，以达到止血的目的。若有渗血，可局部喷洒凝血酶或 25％孟氏液，仔细观察无活动性出血后出镜。

术后治疗：术后应继续卧床休息，密切注意出血情况，监测血压等生命指征，禁食 24 h，补液，酌情使用抗生素，根据病情继续使用降低门静脉压力的药物（后述）。首次治疗止血成功后，应在 1～2 周后进行重复治疗，直至曲张静脉完全消失或只留白色硬索状血管，多数病例施行3～5次治疗后可达到此目的。

并发症：较常见的并发症有以下几种。①出血：在穿刺部位出现渗血或喷血，可在出血处再补注 1～2 针，可达到止血作用；②胸痛、胸水和发热：可能与硬化剂引起曲张静脉周围炎症、管溃疡、纵隔炎、胸膜炎的发生有关；③食管溃疡和狭窄；④胃溃疡及出血性胃炎：可能与 EVS 后胃血流淤滞加重、应激、从穿刺点溢出的硬化剂对胃黏膜的直接损害有关。

（2）食管静脉曲张套扎术（EVL）：适应证、禁忌证与 EVS 大致相同。其操作要点是在内镜直视下把曲张静脉用负压吸引入附加在内镜前端特制的内套管中，然后通过牵拉引线，使内套管沿外套管回缩，把原放置在内套管上的特制橡皮圈套入已被吸入内套管内的静脉上，阻断曲张静脉的血流，起到与硬化剂栓塞相同的效果。每次可套扎 5～10 个部位。和 EVS 相比，两者止血率相近，可达 90％左右。其优点是 EVL 不引起注射部位出血和系统并发症，值得进一步推广。

3. 三腔二囊管

三腔二囊管压迫是传统的有效止血方法，其止血成功率在44%～90%，由于存在一定的并发症，目前大医院已较少使用。主要用于药物效果不佳，暂时无法进行内镜治疗者，也适用于基层单位不具备内镜治疗的技术或条件者。

（1）插管前准备：①向患者说明插管的必要性与重要性，取得其合作。②仔细检查三腔管各通道是否通畅，气囊充气后作水下检查有无漏气，同时测量气囊充气量，一般胃囊注气200～300 mL［用血压计测定内压，以 5.3 ～ 6.7 kPa（40～50 mmHg）为宜］，食管囊注气 150 ～ 200 mL［压力以4.0～5.3 kPa(30～40 mmHg)为宜］，同时要求注气后气囊膨胀均匀，大小、张力适中，并作好各管刻度标记。③插管时若患者能忍受，最好不用咽部麻醉剂，以保存喉头反射，防止吸入性肺炎。

（2）正确的气囊压迫：插管前先测知胃囊上端至管前端的距离，然后将气囊完全抽空，气囊与导管均外涂石蜡油，通过鼻孔或口腔缓缓插入。当至50～60 cm 刻度时，套上 50 mL 注射器从胃管作回抽。如抽出血性液体，表示已到达胃腔，并有活动性出血。先将胃内积血抽空，用生理盐水冲洗。然后用注射器注气，将胃气囊充气 200～300 mL，再将管轻轻提拉，直到感到管子有弹性阻力时，表示胃气囊已压至胃底贲门部，此时可用宽胶布将管子固定于上唇一侧，并用滑车加重量 500 g（如 500 mL 生理盐水瓶加水250 mL）牵引止血。定时抽吸胃管，若不再抽出血性液体，说明压迫有效，此时可继续观察，不用再向食管囊注气。否则应向食管囊充气 150～200 mL，使压力维持在 4.0～5.3 kPa（30～40 mmHg），压迫出血的食管曲张静脉。

（3）气囊压迫时间：第一个 24 h 可持续压迫，定时监测气囊压力，及时补充气体。每1～2 小时从胃管抽吸胃内容物，观察出血情况，并可同时监测胃内 pH 值。压迫 24 h 后每间隔 6 h 放气1 次，放气前宜让患者吞入石蜡油 15 mL，润滑食管黏膜，以防止囊壁与黏膜黏附。先解除牵拉的重力，抽出食管囊气体，再放胃囊气体，也有人主张可不放胃囊气体，只需把三腔管向胃腔内推入少许则可解除胃底黏膜压迫。每次放气观察 15～30 min 后再注气压迫。间歇放气的目的在于改善局部血循环，避免发生黏膜坏死糜烂。出血停止 24 h 后可完全放气，但仍将三腔管保留于胃内，再观察 24 h，如仍无再出血方可拔出。一般三腔二囊管放置时间以不超过 72 h 为宜，也有报告长达 7 d 而未见黏膜糜烂者。

（4）拔管前后注意事项：拔管前先给患者服用石蜡油 15～30 mL，然后抽空 2 个气囊中的气体，慢慢拔出三腔二囊管。拔管后仍需禁食 1 d，然后给予温流质饮食，视具体情况再逐渐过渡到半流质和软食。

三腔二囊管如使用不当，可出现以下并发症：①曲张静脉糜烂破裂。②气囊脱出阻塞呼吸道引起窒息。③胃气囊进入食管导致食管破裂。④食管和（或）胃底黏膜因受压发生糜烂。⑤呕吐反流引起吸入性肺炎。⑥气囊漏气使止血失败，若不注意观察可继续出血引起休克。

4. 经皮经颈静脉肝穿刺肝内门体分流术（TIPS）

TIPS 是影像学 X 线监视下的介入治疗技术。通过颈静脉插管到达肝静脉，用特制穿刺针穿过肝实质，进入门静脉。放置导线后反复扩张，最后在这个人工隧道内置入 1 个可扩张的金属支架，建立人工瘘管，实施门体分流，降低门静脉压力，达到治疗食管胃底曲张静脉破裂出血的目的。TIPS 要求有相当的设备与技术，费用昂贵，推广普及尚有困难。

5. 手术治疗

大出血时有效循环血量骤降，肝供血量减少，可导致肝功能进一步的恶化，患者对手术的耐受性低，急症分流术死亡率达 15％～30％，断流术死亡率达 7.7％～43.3％。因此，在大出血期间应尽量采用各种非手术治疗，若不能止血才考虑行外科手术治疗。急症手术原则上采取并发症少、止血效果确切及简易的方法，如食管胃底曲张静脉缝扎术、门－奇静脉断流术等。待出血控制后再行择期手术，如远端脾－肾静脉分流术等，以解决门静脉高压问题，预防再出血。

四、其他原因引起的上消化道出血

（一）急性胃黏膜损害

本病是以一组胃黏膜糜烂或急性溃疡为特征的急性胃黏膜表浅性损害，常引起急性出血。主要包括急性出血性糜烂性胃炎和应激性溃疡，是上消化道出血的常见病因。

1. 病因

（1）服用非甾体类抗炎药（阿司匹林、吲哚美辛等）。

（2）喝大量烈性酒。

（3）应激状态（大面积烧伤、严重创伤、脑血管意外、休克、败血症、心肺功能不全等）。

2. 诊断

（1）具备上述病因之一者。

（2）出血后 24～48 h 内急诊胃镜检查发现胃黏膜（以胃体为主）多发性糜烂或急性浅表小溃疡；有时可见活动性出血。

3. 治疗

本病以内科治疗为主。一般急救措施及补充血容量、抗休克与前述相同。本病的治疗要点是。

（1）迅速提高胃内 pH 值，以减少 H^+ 反弥散，降低胃蛋白酶活力，防止胃黏膜自身消化，帮助凝血。可选用质子泵抑制剂如奥美拉唑或潘妥拉唑，具体用法见"消化性溃疡出血"。

（2）内镜下直视止血：包括出血部位的注射疗法、电凝止血或局部喷洒止血药（凝血酶或去甲肾上腺素溶液等）。

（3）手术治疗：应慎重考虑，因本病病变范围广泛，加上手术本身也是一种应激。对经内科积极治疗无效、出血量大者可考虑手术治疗。

（二）胃癌出血

胃癌一般为持续小量出血，急性大量出血者占 20%～25%，对中年以上男性患者，近期内出现上腹部疼痛或原有疼痛规律消失，食欲下降，消瘦，贫血程度与出血量不符者，应警惕胃癌出血的可能。内镜、活检或 X 线钡餐检查可明确诊断。治疗方法是补充血容量后及早手术治疗。

（三）食管贲门黏膜撕裂综合征

由于剧烈干呕、呕吐或可致腹腔内压力骤增的其他原因，造成食管贲门部黏膜及黏膜下层撕裂并出血。为上消化道出血的常见病因之一，约占上消化道出血病因的 10%，部分患者可致严重出血。急诊内镜检查是确诊的最重要方法，镜下可见纵形撕裂，长 3～20 mm，宽 2～3 mm，大多为单个裂伤，以右侧壁最多，左侧壁次之，可见到病灶渗血或有血痂附着。

治疗上除按一般上消化道出血原则治疗外，可在内镜下使用钛夹、电凝、注射疗法等。使用抑制胃酸分泌药物可减少胃酸反流，促进止血与损伤组织的修复。

（四）胆管出血

本病是指胆管或流入胆管的出血，可分为肝内型和肝外型出血。肝内型出血多为肝外伤、肝脏活检、PTC、感染和中毒后肝坏死、血管瘤、恶性肿瘤、肝动脉栓塞等病因所致。肝外型出血多为胆结石、胆管蛔虫、胆管感染、胆管肿瘤、经内镜胆管逆行造影下十二指肠乳头括约肌切开术后、T 管引流等引起。

1. 诊断

（1）有上述致病因素存在，临床上出现三大症状：消化道出血、胆绞痛及黄疸。

（2）经内镜检查未发现食管和胃内的出血病变，而十二指肠乳头部有血液或血块排出，即可确认胆管出血。必要时可行 ERCP、PTC、选择性动脉造影、腹部探查中的胆管造影、术中胆管镜直视检查等，均有助于确诊。

2. 治疗

首先要查明原发疾病，只有原发病查明后才能制定正确的治疗方案。轻度的胆管出血，一般可用保守疗法止血，急性胆管大出血则应及时手术治疗。除按上述一般紧急治疗、输液及输血、止血药物使用外，以下措施应着重进行。

（1）病因治疗：①控制感染：由于肝内或胆管内化脓性感染所引起的出血，控制感染至关重要，可选用肝胆管系统内浓度较高的抗生素，如头孢菌素类、喹诺酮类等抗生素静脉滴注，可联合两种以上抗生素。②驱蛔治疗：由胆管蛔虫引起者，主要措施是驱蛔、防治感染、解痉镇痛。在内镜直视下钳取嵌顿在壶腹内的蛔虫是一种有效措施。

（2）手术治疗：有下列情况可考虑手术治疗。①持续胆管大出血，经各种治疗仍血压不稳，休克未能有效控制者。②反复的胆管出血，经内科积极治疗无效者。③肝内或肝外有需要处科手术治疗的病变存在者。

第二节　急性出血坏死性肠炎

急性出血坏死性肠炎（acute hemorr hagic and necrotic enteritis）是一种以小肠广泛出血坏死为特征的急性非特异性炎症，临床以腹痛、腹泻、便血、腹胀、呕吐、发热为主要表现，严重者可发生小肠坏死、穿孔、休克、DIC 等，病情凶险，病死率高。此病各年龄均有发病，但以青少年多见。

一、病因与发病机制

急性出血坏死性肠炎的病因仍不十分清楚，目前认为可能是感染、免疫、饮食不当等多因素共同作用、相互影响的结果，其中产气荚膜杆菌感染在本病发病中的作用受到相当的关注，被认为可能起重要作用。

产气荚膜杆菌感染假说认为，当产气荚膜杆菌感染时，此菌产生 β 毒素，由于机体肠腔内缺乏能破坏 β 毒素的蛋白酶，致 β 毒素使肠绒毛麻痹破坏肠道的保护屏障，使细菌引起肠黏膜的变态反应，肠黏膜微循环发生障碍，进而引起肠黏膜的坏死性改变。

二、病理

本病病理表现以累及小肠，多以空肠下段为重，也可出现胃、十二指肠、结肠受累。病变多呈节段性分布，可融合成片。病变多自黏膜下层发生，向黏膜层发展，出现黏膜肿胀增厚、黏膜粗糙呈鲜红色或暗褐色，可见片状坏死和散在溃疡，黏膜下层水肿。患者则表现以腹泻为主，出现黏膜广泛坏死脱落则有大量便血。病变向浆肌层发展时，可出现肠蠕动障碍，患者出现麻痹性肠梗阻、肠壁肌层或全层炎症、坏死，肠内细菌或毒素外渗，甚而肠壁穿孔，出现严重的腹膜炎和中毒性休克。

三、诊断要点

（一）症状

1. 腹痛、腹胀

腹痛、腹胀多为急性起病，起初较轻，渐加重，腹痛以脐周或上腹部多见，也可表现为左下腹或右下腹，甚至全腹，腹痛渐呈持续性，剧烈，难以忍受，可有阵发性加剧。疼痛部位常有压痛，可有反跳痛提示存在腹膜炎，病情较重。

2. 腹泻、便血

病初常为黄色稀水样便或蛋花样便，每日 2～10 余次不等，不久出现血便，可以为鲜血、果酱样或黑便，有恶臭。多无里急后重。轻症只表现腹泻无便血，但大便潜血多为阳性。

3. 恶心、呕吐

与腹痛、腹泻常同时出现。呕吐物可有胆汁或咖啡样胃内容物。

4. 中毒症状

早期发热在 38 ℃左右，有时可达 40 ℃以上可出现四肢厥冷、皮肤花纹、血压下降等中毒性休克症状，及抽搐、昏迷、贫血、腹水、电解质紊乱、DIC 等表现。

（二）体征

查体可见腹部饱满，有时可见肠型，腹部有压痛。有腹肌紧张和反跳痛时，提示有急性腹膜炎。渗出液较多时可叩出移动性浊音，腹水可呈血性。早期肠鸣音亢进，有肠梗阻时可有气过水声、或金属音，腹膜炎加重时肠鸣音减弱或消失。

（三）辅助检查

1. 血常规检查

可有不同程度的贫血，中性粒细胞可正常或升高，肠坏死明显时可出现类白血病反应，核左移明显，部分患者可出现中毒性颗粒。

2. 大便常规检查

粪便呈血水样或果酱样，镜检可见发现大量红细胞，中等量白细胞，大便潜血实验阳性。部分病例大便培养可获得产气荚膜梭状芽胞杆菌可确诊。

3. X线检查

早期可发现局限性小肠积气和胃泡胀气，部分患者可有胃内液体潴留。其后可见肠管扩张、黏膜皱襞、模糊、粗糙，肠腔内有大小不等的液平面，肠壁水肿增厚，肠间隙增宽。坏死肠段可显示规则致密阴影，肠穿孔时可有膈下游离气体。急性期为避免加重出血和肠穿孔，一般不做钡灌肠检查。

四、分型

临床一般分为 5 型。各型之间无严格界限，以临床表现特点突出为主，病程中可发生转化。

（一）肠炎型

临床最常见，以腹痛、腹泻、恶心、呕吐等症状为主要表现。病变常侵犯黏膜和黏膜下层，以渗出性炎症为主。

（二）便血型

本型以便血为主要表现。是由于肠黏膜及黏膜下层的严重出血坏死所致。

（三）肠梗阻型

患者恶心、呕吐、腹胀、腹痛，伴停止排气、排便，肠鸣音消失。腹透有肠梗阻表现。肠壁肌层受累导致麻痹性肠梗阻所致。

（四）腹膜炎型

本型主要表现为腹痛较重，有腹膜刺激征表现。与肠壁缺血坏死炎症反应较强及肠壁穿孔有关。

（五）中毒休克型

本型患者全身症状较重，发热、谵妄、昏迷、低血压、休克表现突出。其发生与病变广泛，大量毒素和血管活性物质吸收有关。本型最为凶险、病死率很高。

五、病情判断

本病肠炎型、便血型，病情多轻、预后好。肠梗阻型、腹膜炎型、中毒休克型，病情多重，预后差，病死率可达30%。

六、治疗

（一）内科治疗

1. 禁食

轻症患者可进食流质易消化的碳水化合物。病情较重腹胀、腹痛、恶心、呕吐明显者应禁食，并行胃肠减压。经治疗病情好转可逐渐由流质、半流质、软饭过渡到普通饮食。

2. 支持治疗

急性出血坏死性肠炎发病后，由于经消化道进食摄入营养受限，机体消耗增加，应注意加强静脉补液及能量和营养物质的补偿。一般成人每天补液约在2 000～3 000 mL之间，使尿量维持在1 000 mL以上。能量补给注意葡萄糖、氨基酸、脂肪乳剂的合理搭配，注意微量元素、维生素的补充。重症患者适当补充悬浮红细胞，血浆或清蛋白。有休克表现的应积极抗休克治疗。包括补足血容量，适当补充胶体液，对血压恢复不好的可应用血管活性药物。

3. 抗生素治疗

应针对病原菌选用抗生素，常用抗生素有氨基苷类，青霉素类，头孢类，喹诺酮类及硝咪唑类。抗生素宜早期、足量联合应用。多主张两种作用机制不同的药物联合应用，可得到较好的疗效。

4. 肾上腺皮质激素治疗

肾上腺皮质激素可抑制炎症反应，改善和提高机体的应激能力，减轻中毒症状。一般可每日用地塞米松 10～20 mg 或氢化可的松 200～400 mg 静脉滴注。一般用药 3～5d，不宜过长。

5. 对症治疗

腹痛可用阿托品、山莨菪碱，如效果不佳可在严密观察下用布桂嗪（强痛定）、曲马多，甚至哌替啶。

便血可用维生素 K、酚磺乙胺（止血敏）、巴曲酶（立止血）等，大出血可用善宁或施他宁静脉滴注，有输血指征者可输血治疗。

（二）外科治疗

本病经内科积极治疗，大多可痊愈。对积极治疗，病情无明显好转，有如下情况者应积极考虑手术治疗。①有明显肠坏死倾向。②疑有肠穿孔。③疑有绞窄性肠梗阻及不能排除其他急腹症者。④便血或休克经内科积极保守治疗无效者。

第三节　重症急性胰腺炎

一、概述

急性胰腺炎是指多种病因导致胰酶在胰腺内被激活后引起胰腺自身消化的炎症反应。临床上以急性腹痛及血、尿淀粉酶的升高为特点，病情轻重不等。按临床表现和病理改变，可分为轻症急性胰腺炎（MAP）和重症急性胰腺炎（SAP）。前者多见，临床上占急性胰腺炎的 90%，预后良好；后者病情严重，常并发感染、腹膜炎和休克等，死亡率高。

二、病因和发病机制

（一）胆管疾病

胆石、蛔虫或感染致使壶腹部出口处梗阻，使胆汁排出障碍，当胆管内压超过胰管内压时，胆汁、胆红素和溶血磷脂酰胆碱及细菌毒素可逆流入胰管，或通过胆胰间淋巴系统扩散至胰腺，损害胰管黏膜屏障，进而激活胰酶引起胰腺自身消化。

（二）十二指肠疾病与十二指肠液反流

一些伴有十二指肠内压增高的疾病，如肠系膜上动脉压迫、环状胰腺、胃肠吻合术后输入段梗阻、邻近十二指肠乳头的憩室炎等，常有十二指肠内容物反流入胰管，激活胰酶，引起胰腺炎。

（三）大量饮酒和暴饮暴食

可增加胆汁和胰液分泌、引起十二指肠乳头水肿和 Oddi 括约肌痉挛；乙醇还可使胰液形成蛋白"栓子"，使胰液排泄受阻，引发胰腺炎。

（四）胰管梗阻

胰管结石或蛔虫、狭窄、肿瘤、胰腺分裂症等均可引起胰管阻塞，管内压力增高，胰液渗入间质，导致急性胰腺炎。

（五）手术与外伤

腹部手术可能直接损伤胰腺或影响其血供。ERCP 检查时可因重复注射造影剂或注射压力过高，引起急性胰腺炎（约 3%）。腹部钝挫伤可直接挤压胰腺组织引起胰腺炎。

（六）内分泌与代谢障碍

甲状旁腺功能亢进症、甲状旁腺肿瘤、维生素 D 过量等均可引起高钙血症，产生胰管钙化、结石形成，进而刺激胰液分泌和促进胰蛋白酶原激活而引起急性胰腺炎。高脂血症可使胰液内脂质沉着，引起血管的微血栓或损坏微血管壁而伴发胰腺炎。

（七）感染

腮腺炎病毒、柯萨奇病毒 B、埃可病毒、肝炎病毒感染均可伴急性胰腺炎，特别是急性重型肝炎患者可并发急性胰腺炎。

（八）药物

与胰腺炎有关的药物有硫唑嘌呤、肾上腺糖皮质激素、噻嗪类利尿药、四环素、磺胺类、甲硝唑、阿糖胞苷等，使胰液分泌或黏稠度增加。

另外，有 5%～25% 的急性胰腺炎病因不明，称之为特发性胰腺炎。

急性胰腺炎的发病机制尚未完全阐明。相同的病理生理过程是胰腺消化酶被激活而造成胰腺自身消化。胰腺分泌的消化酶有两种形式：一种是有活性的酶，如淀粉酶、脂肪酶等；另一种是以前体或酶原形式存在的无活性酶，如胰蛋白酶原、糜蛋白酶原、弹性蛋白酶原、磷脂酶 A、激肽酶原等。胰液进入十二指肠后被肠酶激活，使胰蛋白酶原转变为胰蛋白酶，胰蛋白酶又引起一连串其他酶原的激活，将磷脂酶原 A、弹性蛋白酶原、激肽酶原分别激活为磷脂酶 A、弹性蛋白酶、激肽酶。磷脂酶 A 使磷脂酰胆碱转变为溶血磷脂酰胆碱，破坏胰腺细胞和红细胞膜磷脂层、使胰腺组织坏死与溶血；弹性蛋白酶溶解血管壁弹性纤维而致出血；激肽酶将血中激肽原分解为激肽和缓激肽，从而使血管扩张和通透性增加，引起水肿和休克。脂肪酶分解中性脂肪引起脂肪坏死。激活的胰酶并可通过血行与淋巴途径到达全身，引起全身多脏器（如肺、肾、脑、心、肝）损害和出血坏死性胰腺炎。研究提示，胰腺组织损伤过程中一系列炎性介质（如氧自由基、血小板活化因子、前列腺素、白三烯、补体、肿瘤坏死因子等）起着重要介导作用，促进急性胰腺炎的发生和发展。

三、临床特点

（一）症状

1. 腹痛

为本病最主要表现。95% 急性胰腺炎患者腹痛是首发症状，常在大量饮酒或饱餐后突然发作，程度轻重不一，可以是钝痛、钻顶或刀割样痛，呈持续性，也可阵发性加剧，不能为一般解痉药所缓解。多数位于上腹部、脐区，也可位于左右上腹部，并向腰背部放射。弯腰或起坐前倾位可减轻疼痛。轻症者在 3～5 d 即缓解；重症腹痛剧烈、且持续时间长。由于腹腔渗液扩散，可弥漫呈全腹痛。

2. 恶心、呕吐

大多数起病后即伴恶心、呕吐，呕吐常较频繁。呕吐出食物或胆汁，呕吐后腹痛不能缓解。

3. 发热

大多数为中等度以上发热。一般持续 3～5 d，如发热持续不退或逐日升高，则提示为出血坏死性胰腺炎或继发感染。

4. 黄疸

常于起病后 1～2 d 出现，多为胆管结石或感染所致，随着炎症消退逐渐消失，如病后 5～7 d 出现黄疸，应考虑并发胰腺假性囊肿压迫胆总管的可能，或由于肝损害而引起肝细胞性黄疸。

5. 低血压或休克

重症常发生低血压或休克，患者烦躁不安、皮肤苍白湿冷、脉搏细弱、血压下降，极少数可突然发生休克，甚至猝死。

（二）体征

轻症急性胰腺炎腹部体征较轻，上腹有中度压痛，无或轻度腹肌紧张和反跳痛，均有腹胀，一般无移动性浊音。

重症急性胰腺炎上腹压痛明显，并有腹肌紧张及反跳痛，出现腹膜炎时则全腹明显压痛、腹肌紧张，重者有板样强直。伴肠麻痹者有明显腹胀、肠鸣音减弱或消失，可叩出移动性浊音。腹水为少量至中等量，常为血性渗液。少数重症患者两侧胁腹部皮肤出现蓝—棕色淤斑，称为 Grey-Turner 征；脐周皮肤呈蓝—棕色淤斑，称为 Cullen 征，系因血液、胰酶、坏死组织穿过筋膜和肌层进入皮下组织所致。起病 2～4 周后因假性囊肿或胰及其周围脓肿，于上腹可扪及包块。

（三）并发症

1. 局部并发症

（1）胰腺脓肿：一般在起病后 2～3 周，因胰腺或胰周坏死组织继发细菌感染而形成脓肿。

（2）假性囊肿：多在起病后 3～4 周形成。由于胰液和坏死组织在胰腺本身或胰周围被包裹而形成囊肿，囊壁无上皮，仅为坏死、肉芽、纤维组织。囊肿常位于胰腺体、尾部，数目不等、大小不一。

2. 全身并发症

重症急性胰腺炎常并发不同程度的多脏器功能衰竭（MOF）。

（1）急性呼吸衰竭（呼吸窘迫综合征）：呼吸衰竭可在胰腺炎发病 48 h 即出现。早期表现为呼吸急促，过度换气，可呈呼吸性碱中毒。动脉血氧饱和度下降，即使高流量吸氧，呼吸困难及缺氧也不易改善，乳酸血症逐渐加重。晚期 CO_2 排出受阻，呈呼吸性及代谢性酸中毒。

（2）急性肾衰竭：少尿、无尿、尿素氮增高，可迅速发展成为急性肾衰竭，多发生于病程的前 5 d，常伴有高尿酸血症。

（3）心律失常与心功能不全：胰腺坏死可释放心肌抑制因子，抑制心肌收缩，降低血压，导致心力衰竭。心电图可有各种改变，如 ST-T 改变、传导阻滞、期前收缩、心房颤动或心室颤动等。

（4）脑病：表现为意识障碍、定向力丧失、幻觉、躁动、抽搐等，多在起病后 3～5 d 出现。若有精神症状者，预后差，死亡率高。

（5）其他：如弥散性血管内凝血（DIC）、糖尿病、败血症及真菌感染、消化道出血、血栓性静脉炎等。

（四）辅助检查

1. 白细胞计数

多有白细胞增多及中性粒细胞核左移。

2. 淀粉酶测定

淀粉酶升高对诊断急性胰腺炎有价值，但无助于水肿型和出血坏死型胰腺炎的鉴别。

（1）血淀粉酶：在起病后 6～12 h 开始升高，24 h 达高峰，常超过正常值 3 倍以上，维持 48～72 h 后逐渐下降。若淀粉酶反复升高，提示复发；若持续升高，提示有并发症可能。需注意：淀粉酶升高程度与病情严重性并不一致。在重症急性胰腺炎，如腺泡破坏过甚，血清淀粉酶可不高，甚或明显下降。某些胰外疾病也可引起淀粉酶升高，如胆囊炎、胆石症、溃疡穿孔、腹部创伤、急性阑尾炎、肾功能不全、急性妇科疾病、肠梗阻或肠系膜血管栓塞等，均可有轻度淀粉酶升高。

（2）尿淀粉酶：尿淀粉酶升高较血淀粉酶稍迟，发病后 12～24 h 开始升高，下降缓慢，可持续 1～2 周，急性胰腺炎并发肾衰竭者尿中可测不到淀粉酶。

3. 血清脂肪酶测定

急性胰腺炎时，血清脂肪酶的增高较晚于血清淀粉酶，于起病后 24～72 h 开始升高，持续 7～10 d，对起病后就诊较晚的急性胰腺炎患者有诊断价值，而且特异性也较高。

4. 血钙测定

急性胰腺炎时常发生低钙血症。低血钙程度和临床病情严重程度相平行。若血钙低于 1.75 mmol/L，仅见于重症胰腺炎患者，为预后不良征兆。

5. 其他生化检查

急性胰腺炎时，暂时性血糖升高常见，与胰岛素释放减少和胰高糖素释放增加有关。持久性的血糖升高（>10 mmol/L）反映胰腺坏死。部分患者可出现高三酰甘油血症、高胆红素血症。胸腔积液或腹水中淀粉酶可明显升高。如出现低氧血症、低蛋白血症、血尿素氮升高等，均提示预后不良。

6. 影像学检查

超声与 CT 显像对急性胰腺炎及其局部并发症有重要的诊断价值。急性胰腺炎时，超声与 CT 检查可见胰腺弥漫性增大，其轮廓及其与周围边界模糊不清，胰腺实质不均，坏死区呈低回声或低密度图像，并清晰显示胰内、外组织坏死的范围与扩展方向，对并发腹膜炎、胰腺囊肿或脓肿诊断也有帮助。肾衰竭或因过敏而不能接受造影剂者可行磁共振检查。

X 线胸片可显示与胰腺炎有关的肺部表现，如胸腔积液、肺不张、急性肺水肿等。腹部平片可发现肠麻痹或麻痹性肠梗阻征象。

四、诊断和鉴别诊断

急性上腹痛，血、尿淀粉酶显著升高时，应想到急性胰腺炎的可能，但重症胰腺炎淀粉酶可能正常，故诊断必须结合临床表现、必要的实验室检查和影像检查结果，并排除其他急腹症者方能确立诊断。具有以下临床表现者有助于重症胰腺炎的诊断：①症状：烦躁不安、四肢厥冷、皮肤呈斑点状等休克征象。②腹肌强直，腹膜刺激征阳性，Grey-Turner 征或 Cullen 征出现。③实验室检查：血钙降至 2 mmol/L 以下，空腹血糖 >11.2 mmol/L（无糖尿病史），血尿淀粉酶突然下降。④腹腔穿刺有高淀粉酶活性的腹水。

前已述及，胰腺外疾病也可出现淀粉酶升高，许多胸腹部疾病也会出现腹痛，故在诊断急性胰腺炎时，应结合病史、体征、心电图、有关的实验室检查和影像学检查加以鉴别。

五、急诊处理

（一）一般处理

1. 监护

严密观察体温、脉搏、呼吸、血压与尿量。密切观察腹部体征变化，不定期检测血、尿淀粉酶和电解质（K^+、Na^+、Cl^-、Ca^{2+}）、血气分析、肾功能等。

2. 维持血容量及水、电解质平衡

因呕吐、禁食、胃肠减压而丢失大量水分和电解质，需给予补充。尤其是重症急性胰腺炎，胰周大量渗出，有效血容量下降将导致低血容量性休克。每天补充 3000～4000 mL 液体，包括晶体溶液和胶体溶液，如输新鲜血、血浆或清蛋白，注意电解质与酸碱平衡，尤其要注意低钾和酸中毒。

3. 营养支持

对重症胰腺炎尤为重要。早期给予全胃肠外营养（TPN），如无肠梗阻，应尽早进行空肠插管，过渡到肠内营养（EN）。可增强肠道黏膜屏障，防止肠内细菌移位。

4. 止痛

可用哌替啶 50～100 mg 肌内注射，必要时可 6～8 h 重复注射。禁用吗啡，因吗啡对 Oddi 括约肌有收缩作用。

（二）抑制或减少胰液分泌

1. 禁食和胃肠减压

以减少胃酸和胰液的分泌，减轻呕吐与腹胀。

2. 抗胆碱能药物

如阿托品 0.5 mg，每 6 h 肌内注射 1 次，能抑制胰液分泌，并改善胰腺微循环，有肠麻痹者不宜使用。

3. 制酸药

如 H_2 受体拮抗药法莫替丁静脉滴注，或质子泵抑制剂奥美拉唑 20～40 mg 静脉注射，可以减少胃酸分泌以间接减少胰液分泌。

4. 生长抑素及其类似物奥曲肽

可抑制缩胆囊素、促胰液素和促胃液素释放，减少胰酶分泌，并抑制胰酶和磷脂酶活性。

（三）抑制胰酶活性

可抑制胰酶分泌及已释放的胰酶活性，适用于重症胰腺炎早期治疗。

1. 抑肽酶

（1）抑制胰蛋白酶。

（2）抑制纤溶酶和纤溶酶原的激活因子，从而阻止纤溶酶原的活化，可以防治纤维蛋白溶解引起的出血。

2. 加贝酯

加贝酯是一种合成胰酶抑制药，具有强力抑制胰蛋白酶、激肽酶、纤溶酶、凝血酶等活性作用，从而阻止胰酶对胰腺的自身消化作用。

（四）抗生素

因胆管感染、急性胰腺炎继发感染及肠道细菌移位，故可给予广谱抗生素。

（五）并发症的处理

急性呼吸窘迫综合征除用地塞米松、利尿药外，还应做气管切开，并使用呼吸终末正压人工呼吸器。有高血糖或糖尿病时，使用胰岛素治疗；有急性肾衰竭者采用透析治疗。

（六）内镜下 Oddi 括约肌切开术（EST）

适用于胆源性胰腺炎合并胆管梗阻或胆管感染者，行 Oddi 括约肌切开术和（或）放置鼻胆管引流。

（七）手术治疗

适应证有：①急性胰腺炎诊断尚未肯定，而又不能排除内脏穿孔、肠梗阻等急腹症时，应进行剖腹探查。②合并腹膜炎经抗生素治疗无好转者。③胆源性胰腺炎处于急性状态，需外科手术解除梗阻。④并发胰腺脓肿、感染性假性囊肿或结肠坏死，应及时手术。

第四节　暴发性肝衰竭

暴发性肝衰竭（FHF）是指原来无肝炎病史，急骤发病后8周内肝细胞大块变性、坏死，导致肝功能衰竭的综合征。本病预后险恶，病死率可达40％以上。

一、病因与发病机制

（一）病因

1. 病毒感染

（1）肝炎病毒：包括各型肝炎病毒，其中以乙肝病毒所致者占首位。

（2）其他病毒：如 EB 病毒、巨细胞病毒、疱疹病毒及柯萨奇病毒等。

2. 药物及化学毒物

（1）药物性肝损伤最常见，如抗结核药、对乙酰氨基酚（扑热息痛）、四环素、甲基多巴、氟烷、单胺氧化酶抑制剂及磺胺药等。

（2）化学性毒物如四氯化碳、毒蕈及无机磷等。

3. 代谢异常

如急性妊娠期脂肪肝、半乳糖血症、遗传性酪氨酸血症、Reye 综合征及 Wilson 病等。

4. 肝脏缺血及缺氧

如各种原因所致的充血性心力衰竭、感染性休克、肝血管阻塞等。

5. 肿瘤

如原发性或继发性肝癌，以后者为常见。

（二）发病机制

1. 致病因素对肝细胞损伤

（1）肝炎病毒导致肝细胞坏死：急性肝炎约有 $3.8\%\sim6.7\%$ 可发生 FHF。这取决于肝炎病毒的致病力和机体对该病毒敏感性。其机制是：①病毒直接使肝细胞变性坏死。②机体产生的免疫抗体对病毒感染的肝细胞（靶细胞）发生免疫破坏作用。

（2）药物或毒物对肝细胞损伤：某些药物（如抗结核药）在肝脏内分解代谢，其代谢产物以共价键与肝细胞连接，形成新的大分子结构，是造成肝细胞坏死的重要原因之一；酶诱导剂能增强单胺氧化酶抑制剂的肝细胞毒性作用；四环素可结合到肝细胞的 tRNA 上，影响肝细胞的合成作用；毒蕈含有蝇蕈碱，能抑制肝细胞 RNA 聚合酶，抑制肝细胞蛋白质合成。

2. 肝内代谢物浓度的影响

肝细胞大量坏死导致肝功能严重损伤，因此，与肝脏有关的体内许多代谢产物浓度也发生显著变化，表现为内源性和外源性异常物质增多，如血氨、短链脂肪酸（SCFA）、硫醇、乳酸等毒性物质增加；反之，维持人体正常功能的物质，如支链氨基酸、α-酮戊二酸、延胡索酸及草酰乙酸减少，干扰脑组织代谢，可产生精神、神经症状，严重时可发生肝性脑病（参阅肝性脑病）。

二、诊断

（一）临床表现

临床表现取决于原发病及肝损害程度，而且常伴有多脏器功能受累。

1. 神经系统障碍（脑病）

疾病早期因两侧前脑功能障碍，表现为性格改变和行为异常，如情绪激动、视幻觉、精神错乱、睡眠颠倒。病情加重后累及脑干功能受损，出现意识障碍，陷入昏迷，称为肝性脑病。

2. 黄疸

出现不同程度的黄疸，且进行性加重。

3. 脑水肿

$50\% \sim 80\%$患者有脑水肿表现，如呕吐，球结膜水肿，并使昏迷程度加深。当发生脑疝时两侧瞳孔大小不等，可致呼吸衰竭死亡。

4. 出血

因肝功严重受损使凝血因子合成减少，故常伴有严重出血倾向，危重者可发生急性 DIC。主要表现上消化道出血及皮肤黏膜广泛出血。若发生大出血后，血容量减少，血氨增高，诱发或加重肝性脑病。

5. 肺部病变

患者可发生多种肺部病变，如肺部感染、肺水肿及肺不张等，其中肺水肿的发生率异常增高，可导致突然死亡。

6. 肾衰竭

FHF 患者合并急性肾衰竭的发生率 $70\% \sim 80\%$。出现少尿、无尿、氮质血症及电解质紊乱的表现。

7. 低血压

大多数患者伴有低血压，其原因是出血、感染、心肺功能不全及中枢性血管运动功能受损所致。

（二）辅助检查

1. 血清转氨酶

早期升高，晚期可降至正常。

2. 血清胆红素

以结合胆红素升高为主，并出现"酶胆分离"现象，即胆红素进行性升高时转氨酶却降低，提示预后不良。

3. 凝血与抗凝功能检查

多种凝血因子活性降低，凝血酶原时间延长，且用维生素 K 不能纠正。抗凝血酶Ⅲ和 α 血浆抑制物合成障碍，与肝脏受损程度呈正相关，可用于对预后判断。

4. 血清蛋白与前清蛋白

早期患者血清前清蛋白及清蛋白即可明显降低，可用于早期诊断。

5. 血浆氨基酸

FHF 患者血液芳香族氨基酸显著增高，支链氨基酸降低。

6. 甲胎蛋白

血清甲胎蛋白轻度升高。

7. 影像学检查

如腹部超声、CT、磁共振等检查，可观察肝脏萎缩和坏死程度。

8. 脑压检测

颅内压升高，常用持续导管测压。

（三）诊断标准

1983 年 Koretz 提出早期诊断要点如下。

（1）患者无肝炎病史，体检时肝脏明显缩小，周身情况渐差。

（2）神志模糊，或新近有性格、行为改变。

（3）肝功能检查异常、凝血酶原时间延长，超过对照 3s 以上。

（4）低血糖。

（5）重度高胆红素血症。

（6）血氨升高。

（7）脑电图异常。

三、急救措施

FHF 的病因复杂，病情变化多端，进展迅速，治疗上必须采取综合措施才能降低病死率，具体措施如下。

（一）严密监护及支持疗法

（1）患者应安置在监护病房。严格记录各项生命体征及精神、神经情况，预防感染，对病情变化应及时处理。

（2）补充足够的热量及营养，每日热量至少 1 200～1 600 kJ，必须输注 10％葡萄糖液、多种维生素，适当辅以新鲜血浆、全血和清蛋白等。

（3）维持电解质和酸碱平衡，特别应纠正低血钾，如出现稀释性低血钠，应限制入水量。

（二）护肝治疗

1. 胰高血糖素

胰岛素疗法可用胰高血糖素 1 mg，正规胰岛素 8 U，溶于 10％葡萄糖溶液 250～500 mL 中静脉滴注，每日 1 次，2 周为一个疗程。本疗法可阻止肝坏死，促进肝细胞再生。

2. 能量合剂

每日一剂，同时可给肝素 250 mL。

3. 六合或复方氨基酸

复方氨基酸 250 mL，或支链氨基酸 250～500 mL 静脉滴注，可调整体内氨基酸失衡。

4. 促肝细胞生长因子（HGF）

每日 80～120 mg，溶于 5％～10％葡萄糖溶液 250～500 mL 中静脉滴注。该药可促进肝细胞再生，保护肝细胞膜，并能增强肝细胞清除内毒素的功能。

（三）并发症的治疗

1. 肝性脑病

参阅本章肝性脑病。

2. 出血倾向

对皮肤黏膜出血可用足量维生素 K_1，输注新鲜血浆以及补充凝血因子、凝血酶原复合物、止血敏等；消化道常发生急性胃黏膜病变而出血，可用组织胺 H_2 受体阻滞剂及壁细胞质子泵阻滞剂洛赛克，或口服凝血酶；若发生 DIC 出血时应使用肝素每次 $0.5\sim1$ mg/kg，加入 $5\%\sim10\%$ 葡萄糖溶液 500 mL 中静脉滴注，用试管法测定凝血时间，维持在 $20\sim25$min 左右，出血好转后停药。在肝素化的基础上，给予新鲜血浆或全血。

3. 脑水肿

限制输液量，常规应用脱水剂，如 20% 甘露醇 200 mL，快速静脉滴注，每 $6\sim8$ 小时 1 次；地塞米松 $5\sim10$ mg，静脉滴注，每 $8\sim12$ 小时 1 次。

4. 肾衰竭

早期可常规使用利尿剂，如尿量仍不增加，按功能性肾功衰竭处理，或行透析疗法。参阅本章肝肾综合征。

5. 感染

必须尽早抗感染治疗。应避免使用有损肝功能和肾功能的抗生素，如红霉素、四环素和氨基甙类药物。常选用氨苄青霉素和头孢菌素类抗生素。

6. 调整免疫功能

可用胸腺肽 20 mg 加入 10% 葡萄糖内静脉滴注；干扰素 100 万 U，每周 $2\sim3$ 次，肌内注射。

（四）肝移植

肝移植是目前较新的治疗方法，但价格昂贵、条件受限，目前尚难普及应用。

第五节 肝性脑病

肝性脑病（hepatic encephalopathy，HE）是由于各种急慢性严重肝病或门体分流引起的，以机体代谢紊乱为基础、中枢神经系统功能失调的综合征，其主要临床表现为行为、精神失常，智力减退，意识障碍甚至昏迷。临床上以慢性肝病，主要是肝硬化多见，门脉高压导致门腔静脉之间建立侧支循环，从而使大量的门静脉血绕过肝脏进入体循环，是脑病发生的病理生理基础。肝性脑病随着诱发因素的去除，大多可以恢复，但易反复发作。近年，更强调亚临床型肝性脑病的早期识别。所谓亚临床型肝性脑病指无明显临床表现和生化异常，只能通过精细的心理测试和（或）电生理检测才能做出诊断的肝性脑病，现在主张称为轻微型肝性脑病。

一、诊断步骤

（一）病史采集要点

1. 起病情况

急性肝衰竭所致肝性脑病通常起病较急，发展较快；慢性肝病引起者多数缓慢起病，但可反复发作，又可分为发作性、持续性、轻微型肝性脑病；存在明显门体分流，但无肝病者少见，起病多数与门体分流量有关。

2. 主要临床表现

肝性脑病的临床表现因原有肝病的性质、肝功能损害的轻重以及诱因的不同而很不一致。急性肝性脑病常见于暴发型病毒性肝炎和药物性肝损伤，有大量肝细胞坏死和急性肝衰竭，诱因不明显，患者可无前驱症状，起病数日内即进入昏迷直至死亡。慢性肝性脑病多见于肝硬化患者，由于门体侧支循环和慢性肝衰竭所致，可反复发作，常有上消化道出血、感染、便秘、放腹水、进食高蛋白饮食、大量排钾利尿等诱因。肝硬化终末期肝性脑病逐渐加重，最后导致患者死亡。根据神经系统表现、意识障碍程度和脑电图改变，将肝性脑病分为 5 期：即 0 期（亚临床期）、Ⅰ期（前驱期）、Ⅱ期（昏迷前期）、Ⅲ期（昏睡期）、Ⅳ期（昏迷期）。实际各期之间常无明确界限，可重叠症状。详见表 5-2。

表 5-2 肝性脑病的分期

分期	症状	扑翼震颤	脑电图	心理测试诱发电位
0 期（亚临床期，或轻微 HE）	无神经、精神症状，可从事正常生活工作，操作性反应能力下降	无	正常	异常
Ⅰ期（前驱期）	轻度性格改变，行为异常，睡眠紊乱，注意力差，健忘	细震颤，少见	正常	异常
Ⅱ期（昏迷前期）	精神错乱，行为异常，睡眠障碍，轻微定向力障碍，共济失调	有，腱反射亢进	异常三相波	异常
Ⅲ期（昏睡期）	嗜睡，昏迷，精神思维错乱，尚能唤醒，呈木僵状态	有，常见腱反射亢进	异常三相波	异常
Ⅳ期（昏迷期）	昏迷，不能唤醒，无反应	消失，去大脑强直	异常，δ波	异常

3. 既往病史

注意有无药物、毒物接触史，有无代谢性肝病、病毒性肝炎、酒精性肝病史，有无门体分流手术史。

（二）进一步检查项目

1. 肝功能检查

肝功能明显损害，胆红素升高，胆酶分离，凝血酶原时间延长，低清蛋白。

2. 血氨

静脉血氨多升高，但急性肝性脑病血氨可以正常。血氨并不总与症状平行，所以连续监测血氨对诊断有帮助，属诊断所必需。

3. 其他生化检查

如血电解质、血糖、肾功能等。

4. 脑电图

肝性脑病患者脑电图节律变慢，正常 α 波减少，可出现三相波，但脑电图对轻微 HE 和 I 期 HE 诊断价值不大，其改变特异性不强。

5. 心理智能测验

包括数字连接试验、连线试验、语言试验、韦氏成人智力量表等，对轻微 HE 有诊断价值。

6. 脑电诱发电位检测

包括脑干听觉诱发电位、视觉诱发电位和体表诱发电位对轻微 HE 有诊断价值。

7. 影像技术

如 CT、MRI、PET、磁共振光谱分析，对 HE 的诊断有一定作用，但费用贵。

二、诊断对策

（一）诊断要点

（1）严重肝病和（或）广泛门体侧支循环。

（2）临床表现有精神错乱、行为失常、意识障碍。

（3）肝性脑病的诱因。

（4）明显肝功能损害或血氨升高。

扑翼样震颤和典型的脑电图改变有重要参考价值。轻微型 HE 诊断依靠智能测试和诱发电位检查。

（二）鉴别诊断

对 HE 的诊断，必须排除代谢性脑病、颅内感染、脑血管意外、颅内占位病变等。

1. 精神病

以精神症状为唯一突出表现的 HE 易被误诊为精神病。因此遇到精神错乱而原因不明的患者，应警惕肝性脑病。

2. 其他昏迷性疾病

（1）代谢性脑病：如糖尿病酮症酸中毒、低血糖、尿毒症、低钠、高钠血症等。根据基础疾病史，结合实验室检查易于鉴别。

（2）颅脑病变：各种脑血管意外、颅内肿瘤、脑炎、脑膜炎、脑脓肿，根据神经系统症状体征，结合头颅 CT、MRI 检查以及脑脊液检查，可明确诊断。

（3）中毒性脑病：因乙醇中毒、戒酒、药物中毒、毒物及重金属中毒所致的脑病，根据相关病史，结合实验室检查可做出鉴别诊断。

三、治疗对策

（一）治疗原则

去除诱因，防治并发症。

（二）治疗计划

1. 消除诱因

出血、感染、低钾碱中毒、水电解质紊乱是肝硬化常见并发症，也是 HE 诱因，应及时预防及处理。原则上禁用吗啡、哌替啶等镇静镇痛药。如患者有烦躁不安或抽搐，可减量使用地西泮、组织胺 H_1 受体拮抗剂。

2. 减少肠源性毒物来源、生成及吸收

（1）饮食管理：禁食蛋白质，供给足够热能和维生素，神志恢复后，逐渐增加蛋白质摄入，植物蛋白含支链氨基酸较多，因此较动物蛋白好。

（2）清洁肠道、降低肠道内 pH：可减少肠内毒性代谢产物产生与吸收，口服轻泻剂、乳果糖、山梨醇、大黄可清除肠内积血及积粪，醋酸灌肠可降低血氨浓度。乳果糖在肠道内不吸收，可被肠道内细菌分解成乳酸和醋酸，使肠道 pH 降低，肠腔中 NH_4^+ 增加，氨吸收减少，同时血中的氨向 pH 低的肠腔渗透，形成 NH_4^+ 排出体外。乳果糖还有利于益生菌如双杆菌等生长，抑制分解蛋白细菌的生长，从而使肠道产氨减少。乳果糖使肠道渗透压增高，减少结肠内水分吸收，小分子酸可促进肠蠕动，从而引起腹泻，不利于氨和其他有害物质的吸收。乳果糖储存方式可采用口服和灌肠两种方法，口服剂量视个人情况调整，对不能口服的患者可采取灌肠。

（3）抑制肠道细菌：口服新霉素、氟哌酸或甲硝唑可抑制肠菌生长，减少氨的生成。

3. 促进体内毒物消除

肝性脑病时，血氨大多升高，常用去氨药物有谷氨酸、精氨酸、门冬氨酸钾镁、乙酰谷氨酰胺等静脉滴注。

4. 苯二氮䓬（BZ）受体拮抗剂

氟马西尼是 BZ 受体拮抗剂，通过与中枢 BZ 受体结合，可有催醒作用，并且无明显不良反应。

5. 补充支链氨基酸

可纠正氨基酸失衡，减少进入脑内的芳香氨基酸，降低假性神经递质对大脑的抑制作用，纠正负氮平衡，促进蛋白合成。

6. 人工肝

可代偿肝脏解毒和生物合成功能，稳定内环境，提供肝细胞再生的条件和时间，也可作为等待肝移植的过渡治疗手段。如血液滤过、血浆置换、生物透析吸附及生物人工肝支持系统。

7. 肝移植

对无法逆转的肝性脑病，肝移植不失为一种有效的治疗方法。

四、预后评估

肝性脑病预后主要与原发病性质、程度及有无诱因，以及诱因能否去除有关。无诱因的暴发性肝衰竭及终末期肝病预后较差，随着移植手术技术的进步和抗排斥药物的发展，肝移植给肝性脑病的治疗带来了新希望，但价格昂贵及供体不足仍是目前主要困难。

第六节 腹腔高压综合征

正常情况下腹腔内压（intra-abdominal pressure，IAP）为0mmHg到一个大气压，2006年世界腹腔间室综合征协会（World Society of the Abdominal Compartment Syndrome，WSACS）将IAP≥12mmHg定为腹腔内高压（intra-abdominal hypertension，IAH）。根据IAP的高低，将IAH分为4级。IAP达2~15mmHg为Ⅰ级，16~20mmHg为Ⅱ级，21~25mmHg为Ⅲ级，>25mmHg为Ⅳ级。腹腔内高压并导致循环、肺、肾、胃肠道等多器官功能障碍的，成为腹腔间室综合征（abdominal compartment syndrome，ACS），ACS被认为是腹腔高压的后期临床表现。

一、病因

当腹腔内容物体积增加超过腹腔变化能力时，IAP逐渐增高，引起IAH。IAH是ACS的早期表现，二者是同一病理过程的不同阶段。急性ACS是在数小时或数日内发生，常见原因如下：①自发性：腹膜炎、重症急性胰腺炎、肠梗阻（特别是肠扭转）、腹主动脉瘤破裂、急性胃扩张等；②创伤后：腹腔实质脏器或腹膜后脏器急性出血、空腔脏器破裂等；③手术后：术后腹膜炎、腹腔脓肿、肠麻痹，巨大腹壁疝修补术后、腹壁张力缝合等；④医源性：大量液体复苏、腹腔填塞止血、腹腔镜气腹、腹壁切口高张力缝闭等。慢性ACS在临床上较为少见，起病缓慢。大量腹水、大的腹部囊肿和肿瘤、肥胖、长期腹透可以引起IAH。由于慢性IAP升高，腹腔可以有一个逐渐适应的过程，因此在急性ACS中看到的病情迅速恶化的现象在慢性病人中少见。

二、病理生理

（一）胃肠道

ACS时胃肠道为反应最敏感的器官。随着IAP的增加，腹腔灌注压降低，肠系膜上动脉血流减少，进而导致胃黏膜 pH 下降和细菌移位。IAH 还直接压迫肠系膜静脉，从而造成静脉高压及肠道水肿，进一步升高 IAP，以致胃肠血流灌注减少，肠黏膜屏障受损，发生细菌移位，最终导致多器官功能障碍。ACS 时 IAP 越高，胃黏膜 pH 值越低。当 IAP 升高时，可导致肠黏膜屏障受损从而发生细菌移位。

（二）循环系统

随着 IAP 的增加，导致中心静脉压（CVP）、全身血管阻力、肺动脉压、肺动脉楔压（pulmonary artery wedge pressure，PAWP）升高。IAP 的增加导致膈肌上抬，胸腔内压升高可直接压迫心脏，使心脏顺应性下降，心室舒张末期容积下降，收缩力减弱，进而导致 CO 的降低；增高的 IAP 压迫下腔静脉和门静脉，使回心血流量减少，同时压迫毛细血管床和小动脉，使周围血管阻力增加，引起心脏后负荷增加。研究发现当 IAP 达到 10mmHg时，回心血量和 CO 即可减少，且随 IAP 增高，心排血量进行性下降。

（三）呼吸系统

一般情况下，IAP 达 16～30mmHg 时肺实质即开始受压，随着 IAP 的升高，PaO_2 下降和 $PaCO_2$ 升高。其直接原因是机械性压迫，升高的 IAP 导致膈肌上升，使胸腔内压升高、肺血管阻力增加，肺顺应性下降，肺容积减少，肺换气不足、肺通气/血流比值失调，进而引起呼吸功能衰竭，呼吸道压力峰值及平均气道压明显增加，增加肺部感染机会。

（四）肾脏

IAP 进行性升高将导致肾灌注压、肾血流量和肾小球滤过率下降，血液中尿素、肌酐、醛固酮和抗利尿激素增加，从而引起少尿或无尿等肾功能障碍。当 IAP 升高到 15～20mmHg 时即出现少尿，达 30mmHg 时即出现无尿，且对扩容及多巴胺和髓袢利尿剂无效。

（五）肝脏

IAH 时由于 CO 下降，肝动脉血流减少；IAH 导致肝脏机械性受压以及肝静脉和门静脉血流量降低。导致能量物质产生减少，乳酸清除率下降，因而血清乳酸浓度可作为反映 LAH/ACS 病情及液体复苏疗效的有效指标。

（六）中枢神经系统

IAH 对中枢神经系统的影响是导致颅内压（intracranial pressure，ICP）升高，脑灌流压（cerebral perfusion pressure，CPP）降低。ICP 与 CPP 变化的原因与胸内压和中心静脉压升高导致颅内静脉回流障碍有关。

IAH/ACS 高危因素：①腹壁顺应性降低；②脏器内容物增加；③腹腔内容物增加；④无细血管渗漏/液体复苏等。

三、诊断

（一）临床表现

病史和临床表现是判断 ACS 的重要依据，比 IAP 的测定更重要。ACS 的诊断通常包括：①IAP≥20mmHg 或 30mmHg；②出现以下 1 个或 1 个以上临床表现；气道压增加、低氧血症、少尿/无尿、心排血量下降、低血压或酸中毒；③经腹腔减压后临床症状改善。

1. 常见临床表现

ACS 的早期体征是腹胀、心率加快和（或）血压下降，呼吸道阻力增加、低氧和高碳酸血症。同时伴有少尿，对液体复苏、多巴胺及祥利尿剂（呋塞米）无效。后期体征是腹胀、少尿或无尿和氮质血症、呼吸衰竭、肠道和肝脏血流量降低以及发生低心排血量综合征。

2. 体格检查

腹胀、腹壁紧张；呼吸急促、膈肌运动减弱；脉搏减弱、血压下降；少尿（尿比重增加）或无尿；肢端湿冷；毛细血管充盈延缓；精神障碍；鼻饲不耐受等。

（二）辅助检查

胸片、B超可以见到膈肌上抬、腹水等征象。心脏彩超或经食管超声心动图可提示心室舒张末充盈不足，心排血量减少。如行漂浮导管血流动力学监测可发现 CVP 与 PCWP 正常或增高，但心排血量减少。CT 表现见下腔静脉压迫狭窄，肾脏受压移位，肠壁水肿、增厚，圆腹征阳性（腹部前后径/横径比例＞0.8）。

（三）腹内压的测量和分级

对于 ICU 病人，一些 IAP 正常的病例，也不能排除 ACS，必需结合临床和其他检查结果才能明确诊断。

临床监测 IAP 的方法有直接测量法和间接测量法。间接测量法通过测定内脏压力间接反映 IAP，且与直接测压有良好相关性。间接测量法包括膀胱测压法、胃内测压法和下腔静脉压测定等，膀胱测压法无创、安全、简单易行。膀胱测压法具体操作方法：在膀胱内置入一根 Foley 导管，患者平卧，腹肌放松，先排空膀胱内尿液。将测压管与导管相连接，戴无菌手套，用无菌注射器抽取 50mL 0.9%氯化钠溶液，以 10mL 每分左右的速度注入膀胱，测量时测量尺子 0 点与耻骨联合同一水平面，开放导管，待测压管液面波动平稳，在患者呼气末读取数值（手测压力为厘米水柱，可按公式转换为毫米汞柱 $1mmHg=1.33cmH_2O$，若导管与压力换能器连接测得压力为毫米汞柱），记录监测结果。依据 IAP 将 IAH 分为 4 级，Ⅰ级：IAP 12～15mmHg；Ⅱ级：IAP 16～20mmHg；Ⅲ级：IAP 21～25mmHg；Ⅳ级：IAP＞25mmHg。

四、治疗

（一）非手术治疗

1. 一般性治疗

与其他重症病人一样，包括血流动力学监测、机械通气、纠正电解质酸碱失衡、营养支持、防治感染和控制血糖等。

2. 排空胃肠道内容物

胃肠减压，可予留置胃管，持续负压吸引；灌肠或肛管引流进行直肠引流。如病人无禁忌证，可给予胃肠促动力药，如胃内注入西沙比利、多潘立酮等，也可给予甲氧氯普胺或新斯的明静脉注射，排空肠内容物并降低 IAP。

3. 解除腹腔占位

腹腔积血、腹水、腹腔脓肿、腹膜后血肿甚至游离气体都能成为占位性损害并导致 IAP 升高。如证实过多的液体聚集腹部，可行经皮穿刺引流。不能引流的占位如实体肿瘤，则必须采取手术治疗措施。

4. 液体管理

过度复苏、大量液体复苏将导致 IAH/ACS，应当尽量避免医源性的 ACS，因此液体管理非常重要。在发生 IAH/ACS 后，尽管病人的 CVP 升高，但其不能真正反映右心前负荷，有条件者，可监测 PAWP、心排血量、混合静脉血氧饱和度等，同时结合血流灌注指标，以便更好地进行液体管理和指导血管活性药物应用。如持续复苏血流动力学稳定却少尿、无尿则应尽早采用透析或超滤等疗法去除过量液体、液体的去除要绝对保证不影响组织灌注。

5. 中医疗法

中药通里攻下、行气泄热，在治疗急腹症引起的 IAH 取得了较好的疗效。通过通下大便，消除肠麻痹及肠胀气，减轻腹内脏器水肿及积液，从而降低腹压缓解 ACS 症状。芒硝腹部外敷可吸收腹壁和腹腔内液体，从而改善腹部顺应性和减少腹腔内占位性容积，最终降低腹内压。

（二）手术治疗

有学者认为当 IAP＞20mmHg 时通常可以考虑手术；而当 IAP＞30mmHg 时，应立即进行腹腔减压手术，同时进行腹腔探查，但近年国内外的实践表明，剖腹减压手术有很多并发症，同时相当部分的 ACS 可通过非手术治疗，因此，剖腹减压手术是不得已而为之的治疗，需谨慎考虑，而不应单靠 IAP 测量数据决定手术。

第六章

循环系统重症

第一节　急性左心功能衰竭

急性心力衰竭（AHF）是临床医师面临的最常见的心脏急症之一。许多国家随着人口老龄化及急性心肌梗死患者存活率的升高，慢性心衰患者的数量快速增长，同时也增加了心功能失代偿的患者的数量。AHF 60%～70%是由冠心病所致，尤其是在老年人。在年轻患者，AHF 的原因更多见于扩张型心肌病、心律失常、先天性或瓣膜性心脏病、心肌炎等。

AHF 患者预后不良。急性心肌梗死伴有严重心力衰竭患者病死率非常高，12 个月的病死率 30%。据报道：急性肺水肿院内病死率为 12%，1 年病死率 40%。

2008 年欧洲心脏病学会更新了急性和慢性心力衰竭指南。2010 年中华医学会心血管病分会公布了我国急性心力衰竭诊断和治疗指南。

一、急性心力衰竭的临床表现

AHF 是指由于心脏功能异常而出现的急性临床发作。无论既往有无心脏病病史，均可发生。心功能异常可以是收缩功能异常，亦可为舒张功能异常，还可以是心律失常或心脏前负荷和后负荷失调。它通常是致命的，需要紧急治疗。

急性心力衰竭可以在既往没有心功能异常者首次发病，也可以是慢性心力衰竭（CHF）的急性失代偿。急性心力衰竭的患者的临床表现如下。

（一）基础心血管疾病的病史和表现

大多数患者有各种心脏病的病史，存在引起急性心衰的各种病因。老年人中的主要病因为冠心病、高血压和老年性退行性心瓣膜病，而在年轻人中多由风湿性心瓣膜病、扩张型心肌病、急性重症心肌炎等所致。

（二）诱发因素

常见的诱因有：①慢性心衰药物治疗缺乏依从性。②心脏容量超负荷。③严重感染，尤其肺炎和败血症。④严重颅脑损害或剧烈的精神心理紧张与波动。⑤大手术后。⑥肾功能减退。⑦急性心律失常如室性心动过速（室速）、心室颤动（室颤）、心房颤动（房颤）或心房扑动（房扑）伴快速心室率、室上性心动过速及严重的心动过缓等。⑧支气管哮喘发作。⑨肺栓塞。⑩高心输出量综合征，如甲状腺功能亢进危象、严重贫血等。⑪应用负性肌力药物如维拉帕米、地尔硫䓬、β-受体阻断药等。⑫应用非类固醇消炎药。⑬心肌缺血。⑭老年急性舒张功能减退。⑮吸毒。⑯酗酒。⑰嗜铬细胞瘤。这些诱因使心功能原来尚可代偿的患者骤发心衰，或者使已有心衰的患者病情加重。

（三）早期表现

原来心功能正常的患者出现急性失代偿的心衰（首发或慢性心力衰竭急性失代偿）伴有急性心衰的症状和体征，出现原因不明的疲乏或运动耐力明显降低及心率增加 $15\sim20$ 次/分，可能是左心功能降低的最早期征兆。继续发展可出现劳力性呼吸困难、夜间阵发性呼吸困难、睡觉需用枕头抬高头部等，检查可发现左心室增大、闻及舒张早期或中期奔马律、肺动脉第二音亢进、两肺尤其肺底部有细湿啰音，还可有干性啰音和哮鸣音，提示已有左心功能障碍。

（四）急性肺水肿

起病急骤，病情可迅速发展至危重状态。突发的严重呼吸困难、端坐呼吸、喘息不止、烦躁不安并有恐惧感，呼吸频率可达30～50次/分；频繁咳嗽并咯出大量粉红色泡沫样血痰；听诊心率快，心尖部常可闻及奔马律；双肺满布湿啰音和哮鸣音。

（五）心源性休克

主要表现为以下。

（1）持续低血压，收缩压降至 90 mmHg 以下，或原有高血压的患者收缩压降幅≥60 mmHg，且持续 30min 以上。

（2）组织低灌注状态，可有：①皮肤湿冷、苍白和发绀，出现紫色条纹。②心动过速 > 110 次/分。③尿量显著减少（<20 mL/h），甚至无尿。④意识障碍，常有烦躁不安、激动焦虑、恐惧和濒死感；收缩压低于 70 mmHg，可出现抑制症状如神志恍惚、表情淡漠、反应迟钝，逐渐发展至意识模糊甚至昏迷。

（3）血流动力学障碍：肺毛细血管楔压（PCWP）≥18 mmHg，心排血指数（CI）≤36.7 mL/（s·m²）[≤2.2 L/（min·m²）]。

（4）低氧血症和代谢性酸中毒。

二、急性左心衰竭严重程度分级

主要分级有 Killip 法（表 6-1）、Forrester 法（表 6-2）和临床程度分级（表 6-3）3 种。Killip 法主要用于急性心肌梗死患者，分级依据临床表现和胸部 X 线的结果。

表 6-1　急性心肌梗死的 Killip 法分级

分级	症状与体征
Ⅰ级	无心衰
Ⅱ级	有心衰，两肺中下部有湿啰音，占肺野下 1/2，可闻及奔马律。X 线胸片有肺淤血
Ⅲ级	严重心衰，有肺水肿，细湿啰音遍布两肺（超过肺野下 1/2）
Ⅳ级	心源性休克、低血压（收缩压<90 mmHg）、发绀、出汗、少尿

注：1 mmHg＝0.133 kPa

表 6-2　急性左心衰竭的 Forrester 法分级

分级	PCWP（mmHg）	CI［mL/（s·m²）］	组织灌注状态
Ⅰ级	≤18	>36.7	无肺淤血，无组织灌注不良
Ⅱ级	>18	>36.7	有肺淤血
Ⅲ级	<18	≤36.7	无肺淤血，有组织灌注不良
Ⅳ级	>18	≤36.7	有肺淤血，有组织灌注不良

注：PCWP，肺毛细血管楔压；CI，心排血指数，其法定单位［mL/（s·m²）］与旧制单位［L/（min·m²）］的换算因数为 16.67。1 mmHg＝0.133 kPa

表 6-3　急性左心衰竭的临床程度分级

分级	皮肤	肺部啰音
Ⅰ级	干、暖	无
Ⅱ级	湿、暖	有
Ⅲ级	干、冷	无/有
Ⅳ级	湿、冷	有

Forrester 分级依据临床表现和血流动力学指标，可用于急性心肌梗死后 AHF，最适用于首次发作的急性心力衰竭。临床程度的分类法适用于心肌病患者，它主要依据临床发现，最适用于慢性失代偿性心衰。

三、急性心力衰竭的诊断

AHF 的诊断主要依据症状和临床表现，同时辅以相应的实验室检查，例如 ECG、胸片、生化标志物、多普勒超声心动图等，诊断的流程见图 6-1。

在急性心衰患者，需要系统地评估外周循环、静脉充盈、肢端体温。

在心衰失代偿时，右心室充盈压通常可通过中心静脉压评估。AHF 时中心静脉压升高应谨慎分析，因为在静脉顺应性下降合并右室顺应性下降时，即便右室充盈压很低也会出现中心静脉压的升高。

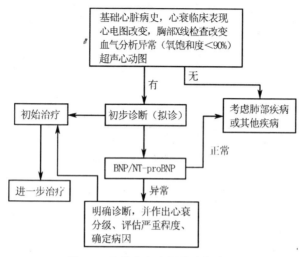

图 6-1　急性左心衰竭的诊断流程

左室充盈压可通过肺部听诊评估，肺部存在湿啰音常提示左室充盈压升高。进一步的确诊、严重程度的分级及随后可出现的肺淤血、胸腔积液应进行胸片检查。左室充盈压的临床评估常被迅速变化的临床征象所误导。应进行心脏的触诊和听诊，了解有无室性和房性奔马律（S_3，S_4）。

四、实验室检查及辅助检查

（一）心电图（ECG）检查

急性心衰时 ECG 多有异常改变。ECG 可以辨别节律，可以帮助确定 AHF 的病因及了解心室的负荷情况。这在急性冠脉综合征中尤为重要。ECG 还可了解左右心室/心房的劳损情况、有无心包炎及既往存在的病变如左右心室的肥大。心律失常时应分析 12 导联心电图，同时应进行连续的 ECG 监测。

（二）胸片及影像学检查

对于所有 AHF 的患者，胸片和其他影像学检查宜尽早完成，以便及时评估已经存在的肺部和心脏病变（心脏的大小及形状）及肺淤血的程度。它不但可以用于明确诊断，还可用于了解随后的治疗效果。胸片还可用作左心衰的鉴别诊断，除外肺部炎症或感染性疾病。胸部 CT 或放射性核素扫描可用于判断肺部疾病和诊断大的肺栓塞。CT、经食管超声心动图可用于诊断主动脉夹层。

（三）实验室检查

AHF 时应进行一些实验室检查。动脉血气分析可以评估氧合情况（氧分压 PaO_2）、通气情况（二氧化碳分压 $PaCO_2$）、酸碱平衡（pH）和碱缺失，在所有严重 AHF 患者应进行此项检查。脉搏血氧测定及潮气末 CO_2 测定等无创性检测方法可以替代动脉血气分析，但不适用于低心输出量及血管收缩性休克状态。静脉血氧饱和度（如颈静脉内）的测定对于评价全身的氧供需平衡很有价值。

血浆脑钠尿肽（B 型钠尿肽，BNP）是在心室室壁张力增加和容量负荷过重时由心室释放的，现在已用于急诊室呼吸困难的患者作为排除或确立心力衰竭诊断的指标。BNP 对于排除心衰有着很高的阴性预测价值。如果心衰的诊断已经明确，升高的血浆 BNP 和 N 末端脑钠尿肽前体（NT-proBNP）可以预测预后。

（四）超声心动图检查

超声心动图对于评价基础心脏病变及与 AHF 相关的心脏结构和功能改变是极其重要的，同时对急性冠脉综合征也有重要的评估值。

多普勒超声心动图应用于评估左右心室的局部或全心功能改变、瓣膜结构和功能、心包病变、急性心肌梗死的机械性并发症和比较少见的占位性病变。通过多普勒超声心动图测定主动脉或肺动脉的血流时速曲线可以估测心输出量。多普勒超声心动图还可估计肺动脉压力（三尖瓣反流射速），同时可监测左室前负荷。

（五）其他检查

在涉及与冠状动脉相关的病变，如不稳定型心绞痛或心肌梗死时，血管造影是非常重要的，现已明确血运重建能够改善预后。

五、急性心力衰竭患者的监护

急性心力衰竭患者应在进入急诊室后就尽快地开始监护，同时给予相应的诊断性检查以明确基础病因。

（一）无创性监护

在所有的危重患者，必须监测的项目有血压、体温、心率、呼吸、心电图。有些实验室检查应重复做，例如电解质、肌酐、血糖及有关感染和代谢障碍的指标。必须纠正低钾或高钾血症。如果患者情况恶化，这些指标的监测频率也应增加。

1. 心电监测

在急性失代偿阶段 ECG 的监测是必需的（监测心律失常和ST 段变化），尤其是心肌缺血或心律失常是导致急性心衰的主要原因时。

2. 血压监测

开始治疗时维持正常的血压很重要，其后也应定时测量（例如每 5 分钟测量一次），直到血管活性药、利尿药、正性肌力药剂量稳定时。在并无强烈的血管收缩和不伴有极快心率时，无创性自动袖带血压测量是可靠的。

3. 血氧饱和度监测

脉搏血氧计是测量动脉氧与血红蛋白结合饱和度的无创性装置（SaO_2）。通常从联合血氧计测得的 SaO_2 的误差在 2% 之内，除非患者处于心源性休克状态。

4. 心输出量和前负荷

可应用多普勒超声的方法监测。

（二）有创性监测

1. 动脉置管

置入动脉导管的指征是因血流动力学不稳定需要连续监测动脉血压或需进行多次动脉血气分析。

2. 中心静脉置管

中心静脉置管联通了中心静脉循环，所以可用于输注液体和药物，也可监测中心静脉压（CVP）及静脉氧饱和度（SvO_2）（上腔静脉或右心房处），后者用以评估氧的运输情况。

在分析右房压力时应谨慎，避免过分注重右房压力，因为右房压力几乎与左房压力无关，因此也与 AHF 时的左室充盈压无关。CVP 也会受到重度三尖瓣关闭不全及呼气末正压通气（PEEP）的影响。

3. 肺动脉导管

肺动脉导管（PAC）是一种漂浮导管，用于测量上腔静脉（SVC）、右房、右室、肺动脉压力、肺毛细血管楔压及心输出量。现代导管能够半连续性地测量心输出量及混合静脉血氧饱和度、右室舒张末容积和射血分数。

虽然置入肺动脉导管用于急性左心衰的诊断通常不是必需的，但对于伴发有复杂心肺疾病的患者，它可以用来鉴别是心源性机制还是非心源性机制。对于二尖瓣狭窄、主动脉关闭不全、高气道压或左室僵硬（如左室肥厚、糖尿病、纤维化、使用正性肌力药、肥胖、缺血）的患者，肺毛细血管楔压并不能真实反映左室舒张末压。

建议 PAC 用于对传统治疗未产生预期疗效的血流动力学不稳定的患者，及合并淤血和低灌注的患者。在这些情况下，置入肺动脉导管以保证左室最恰当的液体负荷量，并指导血管活性药物和正性肌力药的使用。

六、急性心力衰竭的治疗

（一）临床评估

对患者均应根据上述各种检查方法及病情变化作出临床评估，包括：①基础心血管疾病。②急性心衰发生的诱因。③病情的严重程度和分级，并估计预后。④治疗的效果。此种评估应多次和动态进行，以调整治疗方案。

（二）治疗目标

（1）控制基础病因和矫治引起心衰的诱因：应用静脉和（或）口服降压药物以控制高血压；选择有效抗生素控制感染；积极治疗各种影响血流动力学的快速性或缓慢性心律失常；应用硝酸酯类药物改善心肌缺血。糖尿病伴血糖升高者应有效控制血糖水平，又要防止出现低血糖。对血红蛋白低于 60 g/L 的严重贫血者，可输注浓缩红细胞悬液或全血。

（2）缓解各种严重症状：①低氧血症和呼吸困难：采用不同方式的吸氧，包括鼻导管吸氧、面罩吸氧及无创或气管插管的呼吸机辅助通气治疗。②胸痛和焦虑：应用吗啡。③呼吸道痉挛：应用支气管解痉药物。④淤血症状：利尿药有助于减轻肺淤血和肺水肿，亦可缓解呼吸困难。

（3）稳定血流动力学状态，维持收缩压≥90 mmHg，纠正和防止低血压可应用各种正性肌力药物。血压过高者的降压治疗可选择血管扩张药物。

（4）纠正水、电解质紊乱和维持酸碱平衡。

（5）保护重要脏器如肺、肾、肝和大脑，防止功能损害。

（6）降低死亡危险，改善近期和远期预后。

（三）急性左心衰竭的处理流程

急性左心衰竭确诊后，即按图 6-2 的流程处理。初始治疗后症状未获明显改善或病情严重者应行进一步治疗。

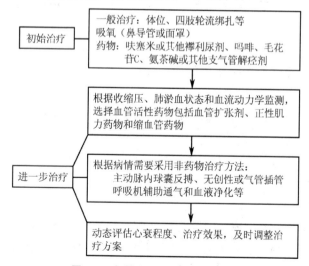

图 6-2　急性左心衰竭的处理流程

1. 急性左心衰竭的一般处理

（1）体位：静息时明显呼吸困难者应半卧位或端坐位，双腿下垂以减少回心血量，降低心脏前负荷。

（2）四肢交换加压：四肢轮流绑扎止血带或血压计袖带，通常同一时间只绑扎三肢，每隔 15～20 分钟轮流放松一肢。血压计袖带的充气压力应较舒张压低 10 mmHg，使动脉血流仍可顺利通过，而静脉血回流受阻。此法可降低前负荷，减轻肺淤血和肺水肿。

（3）吸氧：适用于低氧血症和呼吸困难明显（尤其指端血氧饱和度＜90%）的患者。应尽早采用，使患者 $SaO_2 \geqslant 95\%$（伴 COPD 者 $SaO_2 > 90\%$）。可采用不同的方式：①鼻导管吸氧：低氧流量（1～2 L/min）开始，如仅为低氧血症，动脉血气分析未见 CO_2 潴留，可采用高流量给氧 6～8 L/min。酒精吸氧可使肺泡内的泡沫表面张力降低而破裂，改善肺泡的通气。方法是在氧气通过的湿化瓶中加 50%～70% 乙醇或有机硅消泡剂，用于肺水肿患者。②面罩吸氧：适用于伴呼吸性碱中毒患者。必要时还可采用无创性或气管插管呼吸机辅助通气治疗。

（4）做好救治的准备工作：至少开放 2 条静脉通道，并保持通畅。必要时可采用深静脉穿刺置管，以随时满足用药的需要。血管活性药物一般应用微量泵泵入，以维持稳定的速度和正确的剂量。固定和维护好漂浮导管、深静脉置管、心电监护的电极和导联线、鼻导管或面罩、导尿管及指端无创血氧仪测定电极等。保持室内适宜的温度、湿度，灯光柔和，环境幽静。

（5）饮食：进易消化食物，避免一次大量进食，在总量控制下，可少量多餐（6～8 次/天）。应用襻利尿药情况下不要过分限制钠盐摄入量，以避免低钠血症，导致低血压。利尿药应用时间较长的患者要补充多种维生素和微量元素。

（6）出入量管理：肺淤血、体循环淤血及水肿明显者应严格限制饮水量和静脉输液速度，对无明显低血容量因素（大出血、严重脱水、大汗淋漓等）者的每天摄入液体量一般宜在 1500 mL

以内，不要超过 2 000 mL。保持每天水出入量负平衡约 500 mL/d，严重肺水肿者的水负平衡为 1 000～2 000 mL/d，甚至可达 3 000～5 000 mL/d，以减少水钠潴留和缓解症状。3～5 d 后，如淤血、水肿明显消退，应减少水负平衡量，逐渐过渡到出入水量大体平衡。在水负平衡下应注意防止发生低血容量、低血钾和低血钠等。

2. 急性心力衰竭时吗啡及其类似物的使用

吗啡一般用于严重 AHF 的早期阶段，特别是患者不安和呼吸困难时。吗啡能够使静脉扩张，也能使动脉轻度扩张，并降低心率。应密切观察疗效和呼吸抑制的不良反应。伴明显和持续低血压、休克、意识障碍、COPD 等患者禁忌使用。老年患者慎用或减量。也可应用哌替啶 50～100 mg 肌内注射。

3. 急性心力衰竭治疗中血管扩张药的使用

对大多数 AHF 患者，血管扩张药常作为一线药，它可以用来开放外周循环，降低前及或后负荷。

（1）酸酯类药物：急性心衰时此类药在不减少每搏心输出量和不增加心肌氧耗情况下能减轻肺淤血，特别适用于急性冠状动脉综合征伴心衰的患者。临床研究已证实，硝酸酯类静脉制剂与呋塞米合用治疗急性心衰有效；应用大剂量硝酸酯类药物联合小剂量呋塞米的疗效优于单纯大剂量的利尿药。静脉应用硝酸酯类药物应十分小心滴定剂量，经常测量血压，防止血压过度下降。硝酸甘油静脉滴注起始剂量 5～10 μg/min，每 5～10 分钟递增 5～10 μg/min，最大剂量 100～200 μg/min；亦可每 10～15 分钟喷雾一次（400 μg），或舌下含服 0.3～0.6 mg/次。硝酸异山梨酯静脉滴注剂量 5～10 mg/h，亦可舌下含服 2.5 mg/次。

（2）硝普钠（SNP）：适用于严重心衰。临床应用宜从小剂量 10 μg/min 开始，可酌情逐渐增加剂量至 50～250 μg/min。由于其强效降压作用，应用过程中要密切监测血压，根据血压调整合适的维持剂量。长期使用时其代谢产物（硫代氟化物和氟化物）会产生毒性反应，特别是在严重肝肾衰竭的患者应避免使用。减量时，硝普钠应该缓慢减量，并加用口服血管扩张药，以避免反跳。

AHF 时硝普钠的使用尚缺乏对照试验，而且在 AMI 时使用，病死率增高。在急性冠脉综合征所致的心衰患者，因为 SNP 可引起冠脉窃血，故在此类患者中硝酸酯类的使用优于硝普钠。

（3）奈西立肽：这是一类新的血管扩张药肽类，近期被用以治疗 AHF。它是人脑钠尿肽（BNP）的重组体，是一种内源性激素物质。它能够扩张静脉、动脉、冠状动脉，由此降低前负荷和后负荷，在无直接正性肌力的情况下增加心输出量。慢性心衰患者输注奈西立肽对血流动力学产生有益的作用，可以增加钠排泄，抑制肾素－血管紧张素－醛固酮和交感神经系统。它和静脉使用硝酸甘油相比，能更有效地促进血流动力学改善，并且不良反应更少。该药临床试验的结果尚不一致。近期的两项研究（VMAC 和 PROACTION）表明，该药的应用可以带来临床和血流动力学的改善，推荐应用于急性失代偿性心衰。国内一项 Ⅱ 期临床研究提示，该药较硝酸甘油静脉制剂能够更显著降低 PCWP，缓解患者的呼吸困难。应用方法：先给予负荷剂量 $1.500\ \mu g/kg$，静脉缓慢推注，继以 $0.0075\sim0.0150\ \mu g/(kg \cdot min)$ 静脉滴注；也可不用负荷剂量而直接静脉滴注。疗程一般 3d，不建议超过 7d。

（4）乌拉地尔：该药具有外周和中枢双重扩血管作用，可有效降低血管阻力，降低后负荷，增加心输出量，但不影响心率，从而减少心肌耗氧量。适用于高血压心脏病、缺血性心肌病（包括急性心肌梗死）和扩张型心肌病引起的急性左心衰竭；可用于 CO 降低、$PCWP > 18\ mmHg$ 的患者。通常静脉滴注 $100\sim400\ \mu g/min$，可逐渐增加剂量，并根据血压和临床状况予以调整。伴严重高血压者可缓慢静脉注射 $12.5\sim25.0\ mg$。

应用血管扩张药的注意事项：下列情况下禁用血管扩张药物：①收缩压 $<90\ mmHg$，或持续低血压并伴症状尤其有肾功能不全的患者，以避免重要脏器灌注减少。②严重阻塞性心瓣膜疾病患者，例如主动脉瓣狭窄、二尖瓣狭窄患者，有可能出现显著的低血压，应慎用。③梗阻性肥厚型心肌病。

4. 急性心力衰竭时血管紧张素转化酶抑制剂（ACEI）的使用

ACEI 在急性心衰中的应用仍存在诸多争议。急性心衰的急性期、病情尚未稳定的患者不宜应用。急性心肌梗死后的急性心衰可以试用，但须避免静脉应用，口服起始剂量宜小。在急性期病情稳定 48h 后逐渐加量，疗程至少 6 周，不能耐受 ACEI 者可以应用 ARB。

在心输出量处于边缘状况时，ACE 抑制剂应谨慎使用，因为它可以明显降低肾小球滤过率。当联合使用非类固醇消炎药，及出现双侧肾动脉狭窄时，不能耐受 ACE 抑制剂的风险增加。

5. 急性心力衰竭时利尿药的使用

（1）适应证：AHF 和失代偿心衰的急性发作，伴有液体潴留的情况是应用利尿药的指征。利尿药缓解症状的益处及其在临床上被广泛认可，无需再进行大规模的随机临床试验来评估。

（2）作用效应：静脉使用襻利尿药也有扩张血管效应，在使用早期（5~30min）它降低肺阻抗的同时也降低右房压和肺毛细血管楔压。如果快速静脉注射大剂量（>1 mg/kg）时，就有反射性血管收缩的可能。它与慢性心衰时使用利尿药不同，在严重失代偿性心衰使用利尿药能使容量负荷恢复正常，可以在短期内减少神经内分泌系统的激活。特别是在急性冠脉综合征的患者，应使用低剂量的利尿药，最好已给予扩血管治疗。

（3）实际应用：静脉使用襻利尿药（呋塞米、托拉塞米），它有强效快速的利尿效果，在 AHF 患者优先考虑使用。在入院以前就可安全使用，应根据利尿效果和淤血症状的缓解情况来选择剂量。开始使用负荷剂量，然后继续静脉滴注呋塞米或托拉塞米，静脉滴注比一次性静脉注射更有效。噻嗪类和螺内酯可以联合襻利尿药使用，低剂量联合使用比高剂量使用一种药更有效，而且继发反应也更少。将襻利尿药和多巴酚丁胺、多巴胺或硝酸盐联合使用也是一种治疗方法，它比仅仅增加利尿药更有效，不良反应也更少。

（4）不良反应、药物的相互作用：虽然利尿药可安全地用于大多数患者，但它的不良反应也很常见，甚至可威胁生命。它们包括：神经内分泌系统的激活，特别是肾素－血管紧张素－醛固酮系统和交感神经系统的激活；低血钾、低血镁和低氯性碱中毒可能导致严重的心律失常；可以产生肾毒性及加剧肾衰竭。过度利尿可过分降低静脉压、肺毛细血管楔压及舒张期灌注，由此导致每搏输出量和心输出量下降，特别见于严重心衰和以舒张功能不全为主的心衰或缺血所致的右室功能障碍。

6. β-受体阻断药的使用

（1）适应证和基本原理：目前尚无应用 β-受体阻断药治疗 AHF，改善症状的研究。相反，在 AHF 时是禁止使用 β-受体阻断药的。急性心肌梗死后早期肺部啰音超过基底部的患者，及低血压患者均被排除在应用 β-受体阻断药的临床试验之外。急性心肌梗死患者没有明显心衰或低血压，使用 β-受体阻断药能限制心肌梗死范围，减少致命性心律失常，并缓解疼痛。

当患者出现缺血性胸痛对阿片制剂无效、反复发生缺血、高血压、心动过速或心律失常时，可考虑静脉使用 β-受体阻断药。在 Gothenburg 美托洛尔研究中，急性心肌梗死后早期静脉使用美托洛尔或安慰剂，接着口服治疗 3 个月。美托洛尔组发展为心衰的患者明显减少。如果患者有肺底部啰音的肺淤血征象，联合使用呋塞米，美托洛尔治疗可产生更好的疗效，降低病死率和并发症。

（2）实际应用：当患者伴有明显急性心衰，肺部啰音超过基底部时，应慎用 β-受体阻断药。对出现进行性心肌缺血和心动过速的患者，可以考虑静脉使用美托洛尔。

但是，对急性心肌梗死伴发急性心衰患者，病情稳定后，应早期使用 β-受体阻断药。对于慢性心衰患者，在急性发作稳定后（通常 4d 后），应早期使用 β-受体阻断药。

在大规模临床试验中，比索洛尔、卡维地洛或美托洛尔的初始剂量很小，然后逐渐缓慢增加到目标剂量。应个体化增加剂量。β-受体阻断药可能过度降低血压，减慢心率。一般原则是，在服用

β-受体阻断药的患者由于心衰加重而住院，除非必须用正性肌力药物维持，否则应继续服用 β-受体阻断药。但如果疑为 β-受体阻断药剂量过大（如有心动过缓和低血压）时，可减量继续用药。

7. 正性肌力药的使用

此类药物适用于低心输出量综合征，如伴症状性低血压或 CO 降低伴有循环淤血的患者，可缓解组织低灌注所致的症状，保证重要脏器的血液供应。血压较低和对血管扩张药物及利尿药不耐受或反应不佳的患者尤其有效。使用正性肌力药有潜在的危害性，因为它能增加耗氧量、增加钙负荷，所以应谨慎使用。

对于失代偿的慢性心衰患者，其症状、临床过程和预后很大程度度上取决于血流动力学。所以，改善血流动力学参数成为治疗的目的。在这种情况下，正性肌力药可能有效，甚至挽救生命。但它改善血流动力学参数的益处，部分被它增加心律失常的危险抵消了。而且在某些病例，由于过度增加能量消耗引起心肌缺血和心衰的慢性进展。但正性肌力药的利弊比率，不同的药并不相同。对于那些兴奋 β_1-受体的药物，可以增加心肌细胞胞内钙的浓度，可能有更高的危险性。有关正性肌力药用于急性心衰治疗的对照试验研究较少，特别对预后的远期效应的评估更少。

（1）洋地黄类：此类药物能轻度增加 CO 和降低左心室充盈压；对急性左心衰竭患者的治疗有一定帮助。一般应用毛花苷 C 0.2～0.4 mg 缓慢静脉注射，2～4h 后可以再用 0.2 mg，伴快速心室率的房颤患者可酌情适当增加剂量。

（2）多巴胺：小剂量＜2 μg/（kg·min）的多巴胺仅作用于外周多巴胺受体，直接或间接降低外周阻力。在此剂量下，对于肾脏低灌注和肾衰竭的患者，它能增加肾血流量、肾小球滤过率、利尿和增加钠的排泄，并增强对利尿药的反应。大剂量 ＞2 μg/（kg·min）的多巴胺直接或间接刺激 β-受体，增加心肌的收缩力和心输出量。当剂量＞5 μg/（kg·min）时，它作用于 α-受体，增加外周血管阻力。此时，虽然它对低血压患者很有效，但它对 AHF 患者可能有害，因为它增加左室后负荷，增加肺动脉压和肺阻力。

多巴胺可以作为正性肌力药 $[>2\ \mu g/\ (kg\cdot min)\ ]$ 用于 AHF 伴有低血压的患者。当静脉滴注低剂量 $\leqslant 2\sim3\ \mu g/\ (kg\cdot min)$ 时，它可以使失代偿性心衰伴有低血压和尿量减少的患者增加肾血流量，增加尿量。但如果无反应，则应停止使用。

（3）多巴酚丁胺：多巴酚丁胺的主要作用在于，通过刺激 β_1-受体和 β_2-受体产生剂量依赖性的正性变时、正性变力作用，并反射性地降低交感张力和血管阻力，其最终结果依个体而不同。小剂量时，多巴酚丁胺能产生轻度的血管扩张反应，通过降低后负荷而增加射血量。大剂量时，它可以引起血管收缩。心率通常呈剂量依赖性增加，但增加的程度弱于其他儿茶酚胺类药物。但在房颤的患者，心率可能增加到难以预料的水平，因为它可以加速房室传导。全身收缩压通常轻度增加，但也可能不变或降低。心衰患者静脉滴注多巴酚丁胺后，观察到尿量增多，这可能是它提高心输出量而增加肾血流量的结果。

多巴酚丁胺用于外周低灌注（低血压，肾功能下降）伴或不伴有淤血或肺水肿、使用最佳剂量的利尿药和扩血管剂无效时。

多巴酚丁胺常用来增加心输出量。它的起始静脉滴注速度为 $2\sim3\ \mu g/\ (kg\cdot min)$，可以逐渐增加到 $20\ \mu g/\ (kg\cdot min)$。无须负荷量。静脉滴注速度根据症状、尿量反应或血流动力学监测结果来调整。它的血流动力学作用和剂量成正比，在静脉滴注停止后，它的清除也很快。

在接受 β-受体阻断药治疗的患者，需要增加多巴酚丁胺的剂量，才能恢复它的正性肌力作用。

单从血流动力学看，多巴酚丁胺的正性肌力作用增加了磷酸二酯酶抑制剂（PDEI）作用。PDEI 和多巴酚丁胺的联合使用能产生比单一用药更强的正性肌力作用。

长时间地持续静脉滴注多巴酚丁胺（24～48h 以上）会出现耐药，部分血流动力学效应消失。长时间应用应逐渐减量。

静脉滴注多巴酚丁胺常伴有心律失常发生率的增加，可来源于心室和心房。这种影响呈剂量依赖性，可能比使用 PDEI 时更明显。在使用利尿药时应及时补钾。心动过速时使用多巴酚丁胺要慎重，多巴酚丁胺静脉滴注可以促发冠心病患者的胸痛。现在还没有关于 AHF 患者使用多巴酚丁胺的对照试验，一些试验显示它增加不利的心血管事件。

（4）磷酸二酯酶抑制剂：米力农和依诺昔酮是两种临床上使用的Ⅲ型磷酸二酶酶抑制剂（PDEI）。在 AHF 时，它们能产生明显的正性肌力、松弛性及外周扩血管效应，由此增加心输出量和搏出量，同时伴随有肺动脉压、肺毛细血管楔压的下降，全身和肺血管阻力下降。它在血流动力学方面，介于纯粹的扩血管剂（如硝普钠）和正性肌力药（如多巴酚丁胺）之间。因为它们的作用部位远离 β-受体，所以在使用 β-受体阻断药的同时，PDEI 仍能够保留其效应。

Ⅲ型 PDEI 用于低灌注伴或不伴有淤血，使用最佳剂量的利尿药和扩血管剂无效时应用。

当患者在使用 β-受体阻断药时，和（或）对多巴酚丁胺没有足够的反应时，Ⅲ型 PDEIs 可能优于多巴酚丁胺。

由于其过度的外周扩血管效应可引起的低血压，静脉推注较静脉滴注时更常见。有关 PDEI 治疗对 AHF 患者的远期疗效目前数据尚不充分，但人们已提高了对其安全性的重视，特别是在缺血性心脏病心衰患者。

（5）左西孟旦：这是一种钙增敏剂，通过结合于心肌细胞上的肌钙蛋白 C 促进心肌收缩，还通过介导 ATP 敏感的钾通道而发挥血管舒张作用和轻度抑制磷酸二酯酶的效应。其正性肌力作用独立于 β 肾上腺素能刺激，可用于正接受 β-受体阻断药治疗的患者。左西孟旦的乙酰化代谢产物，仍然具有药理活性，半衰期约80h，停药后作用可持续48h。

临床研究表明，急性心衰患者应用本药静脉滴注可明显增加 CO 和每搏输出量，降低 PCWP、全身血管阻力和肺血管阻力；冠心病患者不会增加病死率。用法：首剂 12～24 $\mu g/kg$ 静脉注射

（大于 10min），继以 0.1 μg/（kg·min）静脉滴注，可酌情减半或加倍。对于收缩压<100 mmHg 的患者，不需要负荷剂量，可直接用维持剂量，以防止发生低血压。

在比较左西孟旦和多巴酚丁胺的随机对照试验中，已显示左西孟旦能改善呼吸困难和疲劳等症状，并产生很好的结果。不同于多巴酚丁胺的是，当联合使用 β-受体阻断药时，左西孟旦的血流动力学效应不会减弱，甚至会更强。

在大剂量使用左西孟旦静脉滴注时，可能会出现心动过速、低血压，对收缩压低于 85 mmHg 的患者不推荐使用。在与其他安慰剂或多巴酚丁胺比较的对照试验中显示，左西孟旦并没有增加恶性心律失常的发生率。

8. IABP

临床研究表明，这是一种有效改善心肌灌注同时又降低心肌耗氧量和增加 CO 的治疗手段。

（1）IABP 的适应证：①急性心肌梗死或严重心肌缺血并发心源性休克，且不能由药物治疗纠正。②伴血流动力学障碍的严重冠心病（如急性心肌梗死伴机械并发症）。③心肌缺血伴顽固性肺水肿。

（2）IABP 的禁忌证：①存在严重的外周血管疾病。②主动脉瘤。③主动脉瓣关闭不全。④活动性出血或其他抗凝禁忌证。⑤严重血小板缺乏。

9. 机械通气

急性心衰者行机械通气的指征：①出现心跳呼吸骤停而进行心肺复苏时。②合并Ⅰ型或Ⅱ型呼吸衰竭。机械通气的方式有下列两种。

（1）无创呼吸机辅助通气：这是一种无需气管插管、经口/鼻面罩给患者供氧、由患者自主呼吸触发的机械通气治疗。分为持续气道正压通气（CPAP）和双相间歇气道正压通气（BiPAP）两种模式。

作用机制：通过气道正压通气可改善患者的通气状况，减轻肺水肿，纠正缺氧和 CO_2 潴留，从而缓解Ⅰ型或Ⅱ型呼吸衰竭。

适用对象：Ⅰ型或Ⅱ型呼吸衰竭患者经常规吸氧和药物治疗仍不能纠正时应及早应用。主要用于呼吸频率≤25次/分、能配合呼吸机通气的早期呼吸衰竭患者。

在下列情况下应用受限：不能耐受和合作的患者、有严重认知障碍和焦虑的患者、呼吸急促（频率>25次/分）、呼吸微弱和呼吸道分泌物多的患者。

（2）气道插管和人工机械通气：应用指征为心肺复苏时、严重呼吸衰竭经常规治疗不能改善者，尤其是出现明显的呼吸性和代谢性酸中毒并影响到意识状态的患者。

10. 血液净化治疗

（1）机制：此法不仅可维持水、电解质和酸碱平衡，稳定内环境，还可清除尿毒症毒素（肌酐、尿素、尿酸等）、细胞因子、炎症介质及心脏抑制因子等。治疗中的物质交换可通过血液滤过（超滤）、血液透析、连续血液净化和血液灌流等来完成。

（2）适应证：本法对急性心衰有益，但并非常规应用的手段。出现下列情况之一时可以考虑采用：①高容量负荷如肺水肿或严重的外周组织水肿，且对襻利尿药和噻嗪类利尿药抵抗。②低钠血症（血钠<110 mmol/L）且有相应的临床症状，如神志障碍、肌张力减退、腱反射减弱或消失、呕吐及肺水肿等，在上述两种情况应用单纯血液滤过即可。③肾功能进行性减退，血肌酐>500 μmol/L或符合急性血液透析指征的其他情况。

（3）不良反应和处理：建立体外循环的血液净化均存在与体外循环相关的不良反应，如生物不相容、出血、凝血、血管通路相关并发症、感染、机器相关并发症等。应避免出现新的内环境紊乱，连续血液净化治疗时应注意热量及蛋白的丢失。

11. 心室机械辅助装置

急性心衰经常规药物治疗无明显改善时，有条件的可应用此种技术。此类装置有体外膜式氧合（ECMO）、心室辅助泵（如可置入式电动左心辅助泵、全人工心脏）。根据急性心衰的不同类型，可选择应用心室辅助装置，在积极纠治基础心脏病的前提下，短期辅助心脏功能，可作为心脏移植或心肺移植的过渡。ECMO可以部分或全部代替心肺功能。临床研究表明，短期循环呼吸支持（如应用 ECMO）可以明显改善预后。

第二节　急性右心功能衰竭

急性右心功能不全又称急性右心衰竭，它是由于某些原因使患者的心脏在短时间内发生急性功能障碍，同时其代偿功能不能满足实际需要而导致的以急性右心输出量减低和体循环淤血为主要表现的临床综合征。该病很少单独出现，多见于急性大面积肺栓塞、急性右室心肌梗死等，或继发于急性左心衰竭及慢性右心功能不全者由于各种诱因病情加重所致。因临床较为多见，若处理不及时也可威胁生命，故需引起临床医师特别是心血管病专科医师的足够重视。

一、病因

（一）急性肺栓塞

在急性右心功能不全的病因中，急性肺栓塞占有十分重要的地位。患者由于下肢静脉曲张、长时间卧床、机体高凝状态及手术、创伤、肿瘤甚至矛盾性栓塞等原因，使右心或周围静脉系统内栓子（矛盾性栓塞除外）脱落，回心后突然阻塞主肺动脉或左右肺动脉主干，造成肺循环阻力急剧升高，心输出量显著降低，引起右心室迅速扩张，一般认为栓塞造成肺血流减少＞50％时临床上即可发生急性右心衰竭。

（二）急性右室心肌梗死

在急性心肌梗死累及右室时，可造成右心输出量下降，右室充盈压升高，容量负荷增大。上述变化发生迅速，右心室尚无代偿能力，易出现急性右心衰竭。

（三）特发性肺动脉高压

特发性肺动脉高压的基本病变是致丛性肺动脉病，即由动脉中层肥厚、细胞性内膜增生、向心性板层性内膜纤维化、扩张性病变、类纤维素坏死和丛样病变形成等构成的疾病，迄今其病因不明。该病存在广泛的肺肌型动脉和细动脉管腔狭窄和阻塞，导致肺循环阻力明显增加，可超过正常的 12～18 倍，由于右心室后负荷增加，右室肥厚和扩张，当心室代偿功能低下时，右心室舒张末期压和右房压明显升高，心输出量逐渐下降，病情加重时即可出现急性右心功能不全。

(四) 慢性肺源性心脏病急性加重

慢性阻塞性肺疾病（COPD）由于低氧性肺血管收缩、继发性红细胞增多、肺血管慢性炎症重构及血管床的破坏等原因可造成肺动脉高压，加重右室后负荷，造成右室肥大及扩张，形成肺源性心脏病。当存在感染、右室容量负荷过重等诱因时，即可出现急性右心功能不全。

(五) 瓣膜性心脏病

肺动脉瓣狭窄等造成右室流出道受阻的疾病可增加右室收缩阻力；三尖瓣大量反流增加右室前负荷并造成体循环淤血；二尖瓣或主动脉病变使肺静脉压增高，间接增加肺血管阻力，加重右心后负荷。上述原因均可导致右心功能不全，严重时出现急性右心衰竭。

(六) 继发于左心系统疾病

如冠心病急性心肌梗死、扩张型心肌病、急性心肌炎等这些疾病由于左室收缩功能障碍，造成不同程度的肺淤血，使肺静脉压升高，晚期可引起不同程度的肺动脉高压，形成急性右心功能不全。

(七) 心脏移植术后急性右心衰竭

急性右心衰是当前困扰心脏移植手术的一大难题。据报道，移植术前肺动脉高压是移植的高危因素，因此术前需常规经 Swan-Ganz 导管测定血流动力学参数。肺血管阻力大于 4 wu（32×10^3 Pa·s/L），肺血管阻力指数大于 6 wu/m^2 [48×10^3 Pa·s/ (L·m^2)]，肺动脉峰压值大于 60 mmHg

（1 mmHg＝0.1333 kPa）或跨肺压力差大于 15 mmHg 均是肯定的高危人群，而有不可逆肺血管阻力升高者其术后病死率较可逆者高 4 倍。术前正常的肺血管阻力并不绝对预示术后不发生右心衰。因为离体心脏的损伤，体外循环对心肌、肺血管的影响等，也可引起植入心脏不适应绝对或相对的肺动脉高压、肺血管高阻力而发生右心衰。右心衰所致心腔扩大，心肌缺血、肺循环血量减少及向左偏移的室间隔等又能干扰左心回血，从而诱发全心衰竭。

二、病理生理

正常肺循环包括右心室、肺动脉、毛细血管及肺静脉，其主要功能是进行气体交换，血流动力学有以下 4 个特点：第一，压力低，肺动脉压力约为正常主动脉压力的 1/7～1/10；第二，阻力小，正常人肺血管阻力为体循环阻力的 1/5～1/10；第三，流速快，肺脏接受心脏搏出的全部血液，但其流程远较体循环为短，故流速快；第四，容量大，肺血管床面积大，可容纳 900 mL 血液，约占全血量的 9%。由于肺血管有适应其生理需要的不同于体循环的自身特点，所以其血管的组织结构功能也与体循环血管不同。此外，右心室室壁较薄，心腔较小，心室顺应性良好，其解剖结构特点有利于右室射血，适应高容量及低压力的肺循环系统，却不耐受高压力。同时右心室与左心室拥有共同的室间隔和心包，其过度扩张会改变室间隔的位置及心腔构形，影响左心室的容积和压力，从而使左心室回心血量及射血能力发生变化，因此左、右心室在功能上是相互依赖的。

当各种原因造成体循环重度淤血，右心室前/后负荷迅速增加，或原有的异常负荷在某种诱因下突然加重，及右心室急性缺血功能障碍时，均可出现急性右心功能不全。临床常见如前负荷增加的急性钠水潴留、三尖瓣大量反流，后负荷增加的急性肺栓塞、慢性肺动脉高压急性加重，急性左心衰致肺循环阻力明显升高，及右心功能受损的急性右室心肌梗死等。急性右心衰竭发生时肺毛细血管楔压和左房压可正常或升高，多数出现右室肥厚和扩张，当超出心室代偿功能时（右室心肌梗死则为右室本身功能下降），右室舒张末期压和右房压明显升高，表现为体循环淤血的体征，扩大的右室还可压迫左室造成心输出量逐渐下降，重症患者常低于正常的 50％ 以下，同时体循环血压下降，收缩压常降至 90～100 mmHg 或更低，脉压变窄，组织灌注不良，甚至会出现周围性发绀。对于心脏移植的患者，术前均存在严重的心衰，肺动脉压力可有一定程度的升高，受体心脏（尤其是右心室）已对其产生了部分代偿能力，而供体是一个完全正常的心脏，当开始工作时右心室对增加的后负荷无任何适应性，加之离体心脏的损伤，体外循环对心肌、肺血管的影响等，也可引起植入心脏不适应绝对或相对的肺动脉高压、肺血管高阻力而发生右心衰。

三、临床表现

（一）症状

1. 胸闷气短，活动耐量下降

可由于肺通气/血流比例失调，低氧血症造成，多见于急性肺栓塞、肺心病等。

2. 上腹部胀痛

上腹部胀痛是右心衰竭较早的症状。常伴有食欲缺乏、恶心、呕吐，此多由于肝、脾及胃肠道淤血所引起，腹痛严重时可被误诊为急腹症。

3. 周围性水肿

右心衰竭早期，由于体内先有钠、水潴留，故在水肿出现前先有体重的增加，随后可出现双下肢、会阴及腰骶部等下垂部位的凹陷性水肿，重症者可波及全身。

4. 胸腔积液

急性右心衰竭时，由于静脉压的急剧升高，常出现胸腔积液及腹水，一般为漏出液。胸腔积液可同时见于左、右两侧胸腔，但以右侧较多，其原因不甚明了。由于壁层胸膜静脉回流至腔静脉，脏层胸膜静脉回流至肺静脉，因而胸腔积液多见于全心衰竭者。腹水大多发生于晚期，由于心源性肝硬化所致。

5. 发绀

右心衰竭者可有不同程度的发绀，最早见于指端、口唇和耳郭，较左心衰竭者为明显。其原因除血液中血红蛋白在肺部氧合不全外，常因血流缓慢，组织从毛细血管中摄取较多的氧而使血液中还原血红蛋白增加有关（周围型发绀）。严重贫血者发绀可不明显。

6. 神经系统症状

可有神经过敏、失眠、嗜睡等症状，重者可发生精神错乱。此可能由于脑淤血、缺氧或电解质紊乱等原因引起。

7. 不同原发病各自的症状

如急性肺栓塞可有呼吸困难、胸痛、咯血、血压下降；右室心肌梗死可有胸痛；慢性肺心病可有咳嗽、咳痰、发热；瓣膜病可有活动耐力下降等。

（二）体征

1. 皮肤及巩膜黄染

长期慢性肝淤血缺氧，可引起肝细胞变性、坏死、最终发展为心源性肝硬化，肝功能呈现不正常，胆红素异常升高并出现黄疸。

2. 颈静脉怒张

颈静脉怒张是右心衰竭的一个较明显征象。其出现常较皮下水肿或肝肿大为早，同时可见舌下、手臂等浅表静脉异常充盈，压迫充血肿大的肝脏时，颈静脉怒张更加明显，此称肝－颈静脉回流征阳性。

3. 心脏体征

主要为原有心脏病表现，由于右心衰竭常继发于左心衰竭，因而左、右心均可扩大。右心室扩大引起三尖瓣关闭不全时，在三尖瓣听诊可听到吹风性收缩期杂音，剑突下可有收缩期抬举性搏动。在肺动脉压升高时可出现肺动脉瓣区第二心音增强及分裂，有响亮收缩期喷射性杂音伴震颤，可有舒张期杂音，心前区可有奔马律，可有阵发性心动过速，心房扑动或颤动等心律失常。由左心衰竭引起的肺淤血症状和肺动脉瓣区第二心音亢进，可因右心衰竭的出现而减轻。

4. 胸腹腔积液

可有单侧或双侧下肺呼吸音减低，叩诊呈浊音；腹水征可为阳性。

5. 肝脾肿大

肝脏肿大、质硬并有压痛。若有三尖瓣关闭不全并存，触诊肝脏可感到有扩张性搏动。

6. 外周水肿

由于体内钠、水潴留，可于下垂部位如双下肢、会阴及腰骶部等出现凹陷性水肿。

7. 发绀

慢性右心功能不全急性加重时常因基础病的不同存在发绀，甚至可有杵状指。

四、实验室检查

（一）血常规

缺乏特异性。长期缺氧者可有红细胞、血红蛋白的升高，白细胞计数可正常或增高。

（二）血生化

血清丙氨酸氨基转移酶及胆红素常升高，乳酸脱氢酶、肌酸激酶亦可增高，常伴有低蛋白血症、电解质紊乱等。

（三）凝血指标

血液多处于高凝状态，国际标准化比值（INR）可正常或缩短，急性肺栓塞时 D-二聚体明显升高。

（四）血气分析

动脉血氧分压、氧饱和度多降低，二氧化碳分压在急性肺栓塞时降低，在肺心病、先天性心脏病时可升高。

五、辅助检查

（一）心电图检查

多显示右心房、室的增大或肥厚。此外还可见肺型 P 波、电轴右偏、右束支传导阻滞和 Ⅱ、Ⅲ、aVF 及右胸前导联 ST-T 改变。急性肺栓塞时心电图变化由急性右心室扩张所致，常示电轴显著右偏，极度顺钟向转位。Ⅰ 导联 S 波深、ST 段呈 J 点压低，Ⅲ 导联 Q 波显著和 T 波倒置，呈 $S_I Q_{III} T_{III}$ 波形。aVF 和 Ⅲ 导联相似，aVR 导联 R 波常增高，右胸导联 R 波增高、T 波倒置。可出现房性或室性心律失常。急性右室心肌梗死时右胸导联可有 ST 段抬高。

（二）胸部 X 线检查

急性右心功能不全 X 线表现的特异性不强，可具有各自基础病的特征。肺动脉高压时可有肺动脉段突出（>3 mm），右下肺动脉横径增宽（>15 mm），肺门动脉扩张与外围纹理纤细形成鲜明的对比或呈"残根状"；右心房、室扩大，心胸比率增加，右心回流障碍致奇静脉和上腔静脉扩张。肺栓塞在起病 12～36h 后肺部可出现肺下叶卵圆形或三角形浸润阴影，底部常与胸膜相连；也可有肋膈角模糊或胸腔积液阴影；膈肌提升及呼吸幅度减弱。

（三）超声心动图检查

急性右心功能不全时，UCG 检查可发现右心室收缩期和舒张期超负荷，表现为右室壁增厚及运动异常，右心输出量减少，右心室增大（右室舒张末面积/左室舒张末面积比值>0.6），室间隔运动障碍，三尖瓣反流和肺动脉高压。常见的肺动脉高压征象有：右室肥厚和扩大，中心肺动脉扩张，肺动脉壁顺应性随压力的增加而下降，三尖瓣和肺动脉瓣反流。右室心肌梗死除右心室腔增大外，常出现左心室后壁或下壁运动异常。心脏瓣膜病或扩张型心肌病引起慢性左心室扩张时，不能通过测定心室舒张面积比率评价右心室扩张程度。某些基础心脏病，如先心病、瓣膜病等心脏结构的异常，也可经超声心动图明确诊断。

（四）其他检查

肺部放射性核素通气/灌注扫描显示不匹配及肺血管增强 CT 对肺栓塞的诊断有指导意义。CT 检查亦可帮助鉴别心肌炎、心肌病、COPD 等疾病，是临床常用的检查方法。做选择性肺动脉造影可准确地了解栓塞所在部位和范围，但此检查属有创伤性，存在一定的危险，只宜在有条件的医院及考虑手术治疗的患者中做术前检查。

六、鉴别诊断

急性右心功能不全是一组较为常见的临床综合征，包括腹胀、肝脾肿大、胸腹腔积液、下肢水肿等。由于病因的不同，其主要表现存在一定的差异。除急性右心衰竭表现外，如突然发病、呼吸困难、窒息、心悸、发绀、剧烈胸痛、晕厥和休克，尤其是发生于长期卧床或手术后的患者，应考虑大块肺动脉栓塞引起急性肺源性心脏病的可能；如胸骨后呈压榨性或窒息性疼痛并放射至左肩、臂，一般无咯血，心电图有右心导联 ST-T 特征性改变，伴心肌酶学或特异性标志物的升高，应考虑急性右室心肌梗死；如既往有慢性支气管炎、肺气肿病史，此次为各种诱因病情加重，应考虑慢性肺心病急性发作；如结合体格检查及超声心动图资料，发现有先天性心脏病或瓣膜病证据，应考虑为原有基础心脏病所致。限制型心肌病或缩窄性心包炎等疾病由于心室舒张功能下降或心室充盈受限，使得静脉回流障碍，在肺静脉压升高的同时体循环重度淤血，某些诱因下（如入量过多或出量不足）即出现肝脾肿大、下肢水肿等症状，也应与急性右心功能不全相鉴别。

七、治疗

（一）一般治疗

应卧床休息及吸氧，并严格限制入液量。若急性心肌梗死或肺栓塞剧烈胸痛时，可给予吗啡 3～5 mg 静脉推注或罂粟碱 30～60 mg 皮下或肌内注射以止痛及解痉。存在低蛋白血症时应静脉输入清蛋白治疗，同时注意纠正电解质及酸碱平衡紊乱。

（二）强心治疗

心力衰竭时应使用直接加强心肌收缩力的洋地黄类药物，如快速作用的去乙酰毛花苷注射液 0.4 mg 加入 5％的葡萄糖溶液 20 mL 中，缓慢静脉注射，必要时 2～4h 再给 0.2～0.4 mg；同时可给予地高辛 0.125～0.25 mg，每天 1 次治疗。

（三）抗休克治疗

出现心源性休克症状时可应用直接兴奋心脏 β-肾上腺素受体，增强心肌收缩力和心搏量的药物，如多巴胺 20～40 mg 加入 200 mL 5％葡萄糖溶液中静脉滴注，或 2～10 μg/（kg·min）以微量泵静脉维持输入，依血压情况逐渐调整剂量；也可用多巴酚丁胺 2.5～15 μg/（kg·min）微量泵静脉输入或滴注。

（四）利尿治疗

急性期多应用襻利尿药，如呋塞米（速尿）20～80 mg、布美他尼（丁尿胺）1～3 mg、托拉塞米（特苏尼）20～60 mg 等静脉推注以减轻前负荷，并每日口服上述药物辅助利尿。同时可服用有醛固酮拮抗作用的保钾利尿药，如螺内酯（安体舒通）20 mg，每天 3 次，以加强利尿效果，减少电解质紊乱。症状稳定后可应用噻嗪类利尿药，如氢氯噻嗪 50～100 mg 与上述襻利尿药隔日交替口服，减少耐药性。

（五）扩血管治疗

应从小剂量起谨慎应用，以免引起低血压。若合并左心衰竭可应用硝普钠 6.25 μg/min 起微量泵静脉维持输入，依病情及血压数值逐渐调整剂量，起到同时扩张小动脉和静脉的作用，有效地减低心室前、后负荷；合并急性心肌梗死可应用硝酸甘油 5～10 μg/min 或硝酸异山梨酯 50～100 μg/min 静脉滴注或微量泵维持输入，以扩张静脉系统，降低心脏前负荷。口服硝酸酯类或 ACEI 类等药物也可根据病情适当加用，剂量依个体调整。

（六）保肝治疗

对于肝脏淤血肿大，肝功能异常伴黄疸或腹水的患者，可应用还原型谷胱甘肽 600 mg 加入 250 mL 5％葡萄糖溶液中每日 2 次静脉滴注，或多烯磷脂酰胆碱（易善复）465 mg（10 mL）加入250 mL 5%葡萄糖溶液中每日 1～2 次静脉滴注，可同时静脉注射维生素 C 5～10 g，每天 1 次，并辅以口服葡醛内酯（肝太乐）、肌苷等药物，加强肝脏保护作用，逆传肝细胞损害。

（七）针对原发病的治疗

由于引起急性右心功能不全的原发疾病各不相同，治疗时需有一定的针对性。如急性肺栓塞应考虑 rt-PA 或尿激酶溶栓及抗凝治疗，必要时行急诊介入或外科手术；特发性肺动脉高压应考虑前列环素、内皮素-1 受体拮抗剂、磷酸二酯酶抑制剂、一氧化氮吸入等针对性降低肺动脉压及扩血管治疗；急性右室心肌梗死应考虑急诊介入或 rt-PA、尿激酶溶栓治疗；慢性肺源性心脏病急性发作应考虑抗感染及改善通气、稀释痰液等治疗；先心病、瓣膜性心脏病应考虑在心衰症状改善后进一步外科手术治疗；心脏移植患者，术前应严格评价血流的动力学参数，判断肺血管阻力及经扩血管治疗的可逆性，并要求术前肺血管处于最大限度的舒张状态，术后长时间应用血管活性药物，如前列环素等。

总之，随着诊断及治疗水平的提高，急性右心功能不全已在临床工作中得到广泛认识，且治疗效果明显改善，对患者整体病情的控制起到了一定的帮助。

第三节　重症心律失常

心律失常是指心脏冲动的频率、节律、起源部位、传导速度或激动次序的异常。正常心脏冲动起源于窦房结，先后经结间束、房室结、希氏束、左和右束支及浦肯野纤维至心室。心律失常的发生是由于多种原因引起心肌细胞的自律性、兴奋性、传导性改变，导致心脏冲动形成和（或）传导异常。临床上根据发作时心率的快慢，可将心律失常分为快速心律失常和缓慢心律失常。前者包括期前收缩、心动过速、心房颤动、心室颤动等，后者包括窦性缓慢心律失常、房室传导阻滞等。心律失常发生在无器质性心脏病者，大多病程短，可自行恢复，对血流动力学无明显影响，一般不增加心血管死亡危险性。发生于严重器质性心脏病或离子通道病的心律失常，病程较长，常有严重血流动力学障碍，可诱发心绞痛、休克、心力衰竭、昏厥甚至猝死，称重症心律失常。常见的病因为急性冠脉综合征、陈旧性心肌梗死、慢性充血性心力衰竭（射血分数＜40%）、各类心肌病、长 Q-T 间期综合征、预激综合征等。

心律失常的诊断应从详尽采集病史入手，病史通常能提供对诊断有用的线索。心电图检查是诊断心律失常最重要的一项无创性检查技术，应记录 12 导联心电图，并记录清楚显示 P 波导联的心电图长条以备分析，通常选择 V_1 或 Ⅱ 导联。系统分析应包括：心房与心室节律是否规则，频率各为若干？P-R 间期是否恒定？P 波与 QRS 波群是否正常？P 波与 QRS 波群的相互关系等。在确定心律失常类型后，对重症心律失常患者，在院前和院内对其进行急救时首先要判断有无严重血流动力学障碍，并建立静脉通道，给予吸氧、心电监护，使用电击复律和（或）抗心律失常药物迅速纠正心律失常。在血流动力学稳定、心律失常已纠正的情况下再分析、判断导致心律失常的病因和诱因，并给予相应的处理。

一、阵发性室上性心动过速

阵发性室上性心动过速，简称室上速，是一种阵发性、规则而快速的异位心律。根据起搏点部位及发生机制的不同，包括窦房折返性心动过速、心房折返性心动过速、自律性房性心动过速、房室结内折返性心动过速等。此外，利用隐匿性房室旁路逆行传导的房室折返性心动过速习惯上也归属于室上性心动过速的范畴。由于心动过速发作时频率很快，P 波往往埋伏于前一个 T 波中，不易判定起搏点的部位，故常统称为阵发性室上性心动过速。在全部室上速病例中，房室结内折返性心动过速和房室折返性心动过速约占 90% 以上。

（一）病因

阵发性室上性心动过速常见于正常的青年，情绪激动、疲劳或烟酒过量常可诱发。亦可见于各种心脏病患者，如冠心病、风湿性心脏病、慢性肺源性心脏病、甲状腺功能亢进性心脏病等。

（二）发病机制

折返是阵发性室上性心动过速发生的主要机制。由触发活动、自律性增高引起者为数甚少。在房室结存在双径路、房室间存在隐匿性房室旁路、窦房结细胞群之间存在功能性差异、心房内三条结间束或心房肌的传导性能不均衡或中断的情况下，两条传导性和不应期不一致的传导通路如形成折返环，其中一条传导通路出现单向传导阻滞时，适时的期前收缩或程序刺激在非阻滞通路上传导的时间使单向传导阻滞的通路脱离不应期，冲动在折返环中沿着一定的方向在折返环中运行，即可形成阵发性室上性心动过速。

（三）临床表现

心动过速发作突然起始与终止，持续时间长短不一。症状包括心悸、胸闷、焦虑不安、头晕，少数患者可出现晕厥、心绞痛、心力衰竭、休克。症状轻重取决于发作时心室率快速的程度、持续时间以及有无血流动力学障碍，亦与原发病的严重程度有关。体检心尖区第一心音强度恒定，心律绝对规则。

（四）诊断

1. 心电图特征

（1）心率 150～250 次/分，节律规则。

（2）QRS 波群形态与时限正常，发生室内差异性传导或原有束支传导阻滞时，QRS 波群形态异常。

（3）P 波形态与窦性心律时不同，且常与前一个心动周期的 T 波重叠而不易辨认。

（4）ST 段轻度下移，T 波平坦或倒置（图 6-3）。

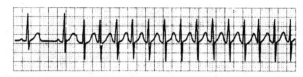

图 6-3 阵发性室上性心动过速

2. 评估

(1) 判断有无严重的血流动力学障碍、缺氧、二氧化碳潴留和电解质紊乱。

(2) 判断有无器质性心脏病、心功能状态和发作的诱因。

(3) 询问既往有无阵发性心动过速发作，每次发作的持续时间、主要症状及诊治情况。

（五）急诊处理

在吸氧、心电监护、建立静脉通路后，根据患者基础的心脏状况、既往发作的情况、有无血流动力学障碍以及对心动过速的耐受程度做出处理。

1. 同步直流电复律

当患者有严重的血流动力学障碍时，需要紧急电击复律。抗心律失常药物治疗无效亦应施行电击复律。能量一般选择 100～150 J。电击复律时如患者意识清楚，应给予地西泮 10～30 mg 静脉注射。应用洋地黄者不应电复律治疗。

2. 刺激迷走神经

如患者心功能与血压正常，可先尝试刺激迷走神经的方法。颈动脉窦按摩（患者取仰卧位，先行右侧，每次 5～10 s，切不可两侧同时按摩，以免引起脑缺血）、ValsalVa 动作（深吸气后屏气、再用力作呼气）、诱导恶心、将面部浸没于冰水中等方法可使心动过速终止。

3. 腺苷与钙离子通道阻滞药

首选治疗药物为腺苷，6～12 mg 静脉注射，时间 1～2 s。腺苷起效迅速，不良反应有胸部压迫感、呼吸困难、面部潮红、窦性心动过缓、房室传导阻滞等。由于其半衰期短于 6 s，不良反应即使发生亦很快消失。如腺苷无效可改用维拉帕米，首次 5 mg 稀释后静脉注射，时间 3～5 min，无效间隔 10 min 再静脉注射 5 mg。亦可使用地尔硫䓬 0.25～0.35 mg/kg。上述药物疗效达 90%以上。如患者合并心力衰竭、低血压或为宽 QRS 波心动过速，尚未明确室上性心动过速的诊断时，不应选用钙通道阻滞药，宜选用腺苷静脉注射。

4. 洋地黄与 β 受体阻断药

毛花苷 C（西地兰）0.4～0.8 mg 稀释后静脉缓慢注射，以后每2～4 h静脉注射 0.2～0.4 mg，24 h 总量在 1.6 mg 以内。目前洋地黄已较少应用，但对伴有心功能不全患者仍为首选。

β 受体阻断药也能有效终止心动过速，但应避免用于失代偿的心力衰竭患者，并以选用短效 β 受体阻断药（如艾司洛尔）较为合适，剂量 50～200 μg/（kg·min）。

5. 普罗帕酮

1～2 mg/kg（常用 70 mg）稀释后静脉注射，无效间隔 10～20 min再静脉注射 1 次，一般静脉注射总量不超过 280 mg。由于普罗帕酮有负性肌力作用及抑制传导系统作用，且个体间存在较大差异，对有心功能不全者禁用，对有器质性心脏病、低血压、休克、心动过缓者等慎用或禁用。

6. 其他

合并低血压者可应用升压药物，通过升高血压反射性地兴奋迷走神经、终止心动过速。可选用间羟胺 10～20 mg 或甲氧明 10～20 mg，稀释后缓慢静脉注射。有器质性心脏病或高血压者不宜使用。

二、室性心动过速

室性心动过速简称室速，是指连续 3 个或 3 个以上的室性期前收缩，频率>100 次/分所构成的快速心律失常。

（一）病因

室速常发生于各种器质性心脏病，以缺血性心脏病为最常见；

其次为心肌病、心力衰竭、二尖瓣脱垂、瓣膜性心脏病等；其他病因包括代谢紊乱、电解质紊乱、长 Q-T 间期综合征、Brugada综合征、药物中毒等。少数室速可发生于无器质性心脏病者，称为特发性室速。

（二）发病机制

1. 折返

折返形成必须具备两条解剖或功能上相互分离的传导通路、部分传导途径的单向阻滞和另一部分传导缓慢这三个条件。心室内的折返可为大折返、微折返。前者具有明确的解剖途径；后者为发生于小块心肌甚至于细胞水平的折返，是心室内的折返最常见的形式。心肌的缺血、低血钾及代谢障碍等引起心室肌细胞膜电位改变，动作电位时间、不应期、传导性的非均质性，使心肌电活动不稳定而诱发室速。

2. 自律性增高

心肌缺血、缺氧、牵张过度均可使心室异位起搏点 4 相舒张期除极坡度增加、降低阈电位或提高静息电位的水平，使心室肌自律性增高而诱发室速。

3. 触发活动

由后除极引起的异常冲动的发放。常由前一次除极活动的早期后除极或延迟后除极所诱发。它可见于局部儿茶酚胺浓度增高、心肌缺血－再灌注、低血钾、高血钙及洋地黄中毒时。

（三）临床表现

室速临床症状的轻重视发作时心脏基础病变、心功能状态、频率及持续时间等不同而异，而有很大差别。非持续性室速的患者通常无症状。持续性室速常伴有明显的血流动力学障碍与心肌缺血。临床症状包括心悸、气促、低血压、心绞痛、少尿、晕厥等。听诊心律轻度不规则，第一、二心音分裂。室速发生房室分离时，颈静脉搏动出现间歇性 a 波，第 1 心音响度及血压随每次心搏而变化；室速伴有房颤时，则第一心音响度变化和颈静脉搏动间歇性 a 波消失。部分室速蜕变为心室颤动而引起患者猝死。

（四）诊断与鉴别诊断

1. 心电图特征

（1）3 个或 3 个以上的室性期前收缩连续出现。

（2）QRS 波群宽大、畸形，时间＞0.12 s，ST-T 波方向与 QRS 波群主波方向相反。

（3）心室率通常为 100～250 次/分，心律规则，但亦可不规则。

（4）心房独立活动与 QRS 波群无固定关系，形成房室分离；偶尔个别或所有心室激动逆传夺获心房。

（5）通常发作突然开始。

（6）心室夺获与室性融合波：室速发作时少数室上性冲动可下传心室，产生心室夺获，表现为在 P 波之后提前发生一次正常的 QRS 波群。室性融合波的 QRS 波群形态介于窦性与异位心室搏动之间，其意义为部分夺获心室。心室夺获与室性融合波的存在对确立室速的诊断有重要价值（图 6-4）。

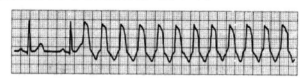

图 6-4　室性心动过速

2. 室速的分类

（1）按室速发作持续时间的长短分为：①持续性室速，发作时间 30 s 以上，或室速发作时间未达 30 s，但出现严重的血流动力学异常，需药物或电复律始能终止。②非持续性室速，发作时间短于 30 s，能自行终止。

（2）按室速发作时 QRS 波群形态不同分为：①单形性室速，室速发作时，QRS 波群形态一致。②多形性室速，室速发作时，QRS 波群呈 2 种或 2 种以上形态。

（3）按室速发作时血流动力学的改变分为：①血流动力学稳定性室速。②血流动力学不稳定性室速。

（4）按室速持续时间和形态的不同分为：①单形性持续性室速。②单形性非持续性室速。③多形性持续性室速。④多形性非持续性室速。

3. 鉴别诊断

室速与阵发性室上性心动过速伴束支传导阻滞或室内差异性传导或合并预激综合征的心电图十分相似，但各自的临床意义及治疗完全不同，因此应进行鉴别。

（1）阵发性室上性心动过速伴室内差异性传导：室速与阵发性室上性心动过速伴室内差异性传导酷似，均为宽 QRS 波群心动过速，二者应仔细鉴别。下述诸点有助于阵发性室上性心动过速伴室内差异性传导的诊断：①每次心动过速均由期前发生的 P 波开始。②P 波与 QRS 波群相关，通常呈 1∶1 房室比例。③刺激迷走神经可减慢或终止心动过速。

（2）预激综合征伴心房颤动：预激综合征患者发生心房颤动，冲动沿旁道下传预激心室表现为宽 QRS 波，沿房室结下传表现为窄 QRS 波，有时二者融合 QRS 波介于二者之间。当室率较快时易与室速混淆。下述诸点有助于预激综合征伴心房颤动的诊断：①心房颤动发作前后有预激综合征的心电图形。②QRS 时限 >0.20 s，且由于预激心室程度不同 QRS 时限可有差异。③心律明显不齐，心率多>200 次/分。④心动过速 QRS 波中有预激综合征心电图形时有利于预激综合征伴心房颤动的诊断。

4. 评估

（1）判断血流动力学状态、有无脉搏：当心电图显示为室性心动过速或宽 QRS 波心动过速时，首先要判断患者血流动力学是否稳定、有无脉搏。

（2）确定室速的类型、持续时间。

（3）判断有无器质性心脏病、心功能状态和发作的诱因。

（4）判断 Q-T 间期有无延长、是否合并低血钾和洋地黄中毒等。

（五）急诊处理

室速的急诊处理原则是：对非持续性的室速，无症状、无晕厥史、无器质性心脏病者无须治疗；对持续性室速发作，无论有无器质性心脏病均应迅速终止发作，积极治疗原发病；对非持续性室速，有器质性心脏病患者亦应积极治疗。

1. 吸氧

室性心动过速的患者，常有器质性心脏病，发作时间长时即有明显缺氧，应该注意氧气吸入。

2. 直流电复律

无脉性室速、多形性室速应视同心室颤动，立即进行复苏抢救和非同步直流电复律，首次单相波能量为 360 J，双相波能量为 150 J 或 200 J。伴有低血压、休克、呼吸困难、肺水肿、心绞痛、晕厥或意识丧失等严重血流动力学障碍的单形性持续性室性心动过速者，首选同步直流电复律；药物治疗无效的单形性持续性室性心动过速者，也应行同步直流电复律。首次单相波能量为 100 J，如不成功，可增加能量。如血流动力学情况允许应予短时麻醉。洋地黄中毒引起的室性心动过速者，不宜用电复律，应给予药物治疗。

3. 抗心律失常药物的使用

（1）胺碘酮：静脉注射胺碘酮基本不诱发尖端扭转性室速，也不加重或诱发心衰。适用于血流动力学稳定的单形性室速、不伴 Q-T 间期延长的多形性室速、未能明确诊断的宽 QRS 心动过速、电复律无效或电复律后复发的室速、普鲁卡因胺或其他药物治疗无效的室速。在合并严重心功能受损或缺血的患者，胺碘酮优于其他抗心律失常药，疗效较好，促心律失常作用低。首剂静脉用药 150 mg，用 5％葡萄糖溶液稀释后，于 10 min 注入。首剂用药 10～15 min 后仍不能转复，可重复静脉注射 150 mg。室速终止后以 1 mg/min 速度静脉滴注 6 h，随后以 0.5 mg/min 速度维持给药，原则上第一个 24 h 不超过 1.2 g，最大可达 2.2g。第二个 24 h 及以后的维持量一般推荐 720 mg/24 h。静脉胺碘酮的使用剂量和方法要因人而异，使用时间最好不要超过3～4 d。静脉使用胺碘酮的主要不良反应是低血压和心动过缓，减慢静脉注射速度、补充血容量、使用升压药或正性肌力药物可以预防，必要时采用临时起搏。

（2）利多卡因：近年来发现利多卡因对起源自正常心肌的室速终止有效率低；终止器质性心脏病或心衰中室速的有效率不及胺碘酮和普鲁卡因胺；急性心肌梗死中预防性应用利多卡因，室颤发生率降低，但死亡率上升；此外终止室速、室颤复发率高；因此利多卡因已不再是终止室速、室颤的首选药物。首剂用药50～100 mg，稀释后 3～5 min 内静脉注射，必要时间隔5～10 min后可重复 1 次，至室速消失或总量达 300 mg，继以1～4 mg/min的速度维持给药。主要不良反应有嗜睡、感觉迟钝、耳鸣、抽搐、一过性低血压等。禁忌证有高度房室传导阻滞、严重心衰、休克、肝功能严重受损等。

（3）苯妥英钠：它能有效地消除由洋地黄过量引起的延迟性后除极触发活动，主要用于洋地黄中毒引起的室性和房性快速心律失常。也可用于长 Q-T 间期综合征所诱发的尖端扭转性室速。首剂用药100～250 mg，以注射用水 20～40 mL 稀释后 5～10 min 内静脉注射，必要时每隔5～10 min 重复静脉注射 100 mg，但 2 h 内不宜超过 500 mg，1 d 不宜超过 1 000 mg。治疗有效后改口服维持，第二、三天维持量 100 mg，5 次/天；以后改为每 6 h 1 次。主要不良反应有头晕、低血压、呼吸抑制、粒细胞减少等。禁忌证有低血压、高度房室传导阻滞（洋地黄中毒例外）、严重心动过缓等。

（4）普罗帕酮：1～2 mg/kg（常用 70 mg）稀释后以 10 mg/min静脉注射，无效间隔10～20 min再静脉注射 1 次，一般静脉注射总量不超过 280 mg。由于普罗帕酮有负性肌力作用及抑制传导系统作用，且个体间存在较大差异，对有心功能不全者禁用，对有器质性心脏病、低血压、休克、心动过缓者等慎用或禁用。

（5）普鲁卡因胺：100 mg 稀释后 3～5 min 内静脉注射，每隔 5～10 min 重复 1 次，直至心律失常被控制或总量达 1～2 g，然后以 1～4 mg/min 的速度维持给药。为避免普鲁卡因胺产生的低血压反应，用药时应有另外一个静脉通路，可随时滴入多巴胺，保持在推注普鲁卡因胺过程中血压不降。用药时应有心电图监测。应用普鲁卡因胺负荷量时可产生 QRS 增宽，如超过用药前 50% 则提示已达最大耐受量，不可继续使用。

（六）特殊类型的室性心动过速

1. 尖端扭转性室速

尖端扭转性室速是多形性室速的一个特殊类型，因发作时 QRS 波群的振幅与波峰呈周期性改变，宛如围绕等电位线连续扭转而得名。往往连续发作 3～20 个冲动，间以窦性冲动，反复出现，频率 200～250 次/分（图 6-5）。在非发作期可有 Q-T 间期延长。当室性期前收缩发生在舒张晚期、落在前面 T 波的终末部分可诱发室速。由于发作时频率过快可伴有血流动力学不稳定的症状，甚至心脑缺血表现，持续发作控制不满意可恶化为心室颤动和猝死。临床见于先天性长 Q-T 间期综合征、严重的心肌损害和代谢异常、电解质紊乱（如低血钾或低血镁）、吩噻嗪和三环类抗抑郁药及抗心律失常药物（如奎尼丁、普鲁卡因胺或丙吡胺）的使用时。

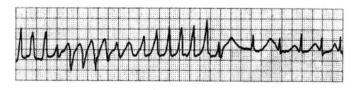

图 6-5 尖端扭转性室速

药物终止尖端扭转性室速时，首选硫酸镁，首剂 2 g，用 5% 葡萄糖溶液稀释至 40 mL 缓慢静脉注射，时间 3～5 min，然后以 8 mg/min 的速度静脉滴注。ⅠA 类和Ⅲ类抗心律失常药物可使 Q-T 间期更加延长，故不宜应用。先天性长 Q-T 间期综合征治疗应选用 β 受体阻断药。对于基础心室率明显缓慢者，可起搏治疗，联合应用β受体阻断药。药物治疗无效者，可考虑左颈胸交感神经切断术，或置入埋藏式心脏复律除颤器。

2. 加速性室性自主心律

又称非阵发性室速、缓慢型室速。心电图常表现为连续发生3～10个起源于心室的 QRS 波群，心室率通常为 60～110 次/分。心动过速的开始与终止呈渐进性，跟随于一个室性期前收缩之后，或当心室异位起搏点自律性高于窦性频率时发生。由于心室与窦房结两个起搏点轮流控制心室节律，融合波常出现于心律失常的开始与终止时，心室夺获亦很常见。

加速性室性自主心律常发生于心脏病患者，特别是急性心肌梗死再灌注期间、心脏手术、心肌病、风湿热与洋地黄中毒。发作短暂或间歇。患者一般无症状，亦不影响预后。通常无需治疗。

三、心房扑动

心房扑动简称房扑，是一种快速而规则、药物难以控制的心房异位心律，较心房颤动少见。

（一）病因

心房扑动常发生于器质性心脏病，如风湿性心脏病、冠心病、高血压性心脏病、心肌病等。此外，肺栓塞、慢性充血性心力衰竭、二/三尖瓣狭窄与反流导致心房扩大，亦可出现心房扑动。其他病因有甲状腺功能亢进症、酒精中毒、心包炎等，亦可见于一些无器质性心脏病的患者。

（二）发病机制

心脏电生理研究表明，房扑系折返所致。因这些折返环占领了心房的大部分区域，故称之为"大折返"。下腔静脉至三尖瓣环间的峡部常为典型房扑折返环的关键部位。围绕三尖瓣环呈逆钟向折返的房扑最常见，称典型房扑（Ⅰ型）；围绕三尖瓣环呈顺钟向折返的房扑较少见，称非典型房扑（Ⅱ型）。

（三）临床表现

心房扑动往往有不稳定的倾向，可恢复为窦性心律或进展为心房颤动,亦可持续数月或数年。按摩颈动脉窦能突然成比例减慢心房扑动者的心室率,停止按摩后又恢复至原先心室率水平。令患者运动、施行增加交感神经张力或降低迷走神经张力的方法,可促进房室传导,使心房扑动的心室率成倍数增加。

房扑患者常有心悸、呼吸困难、乏力或胸痛等症状。有些房扑患者症状较为隐匿,仅表现为活动时乏力。如房扑伴有极快的心室率,可诱发心绞痛、心力衰竭。体检可见快速的颈静脉扑动。房室传导比例发生改变时,第一心音强度也随之变化。未得到控制且心室率极快的房扑,长期发展会导致心动过速性心肌病。

(四)诊断

1. 心电图特征

(1)反映心房电活动的窦性 P 波消失,代之以规律的锯齿状扑动波称为 F 波,扑动波之间的等电位线消失,在 Ⅱ、Ⅲ、aVF 或 V_1 导联最为明显,典型房扑在 Ⅱ、Ⅲ、aVF 导联上的扑动波呈负向,V_1 导联上的扑动波呈正向,移行至 V_6 导联时则扑动波演变成负向波。心房率为 250~350 次/分。非典型房扑,表现为 Ⅱ、Ⅲ、aVF 导联上的正向扑动波和 V_1 导联上的负向扑动波,移行至 V_6 导联时则扑动波演变正向扑动波,心房率为 340~430 次/分。

(2)心室率规则或不规则,取决于房室传导比例是否恒定。当心房率为 300 次/分,未经药物治疗时,心室率通常为 150 次/分(2:1 房室传导)。使用奎尼丁、普罗帕酮等药物,心房率减慢至 200 次/分以下,房室传导比例可恢复 1:1,导致心室率显著加速。预激综合征和甲状腺功能亢进症并发房扑,房室传导比例如为 1:1,可产生极快的心室率。不规则的心室率是由于房室传导比例发生变化,如 2:1 与 4:1 传导交替所致。

(3)QRS 波群呈室上性,时限正常。当合并预激综合征、室内差异性传导和束支传导阻滞时,QRS 波增宽、畸形(图 6-6)。

2. 评估

(1)有无严重的血流动力学障碍。

(2)判断有无器质性心脏病、心功能状态和发作的诱因。

（3）判断房扑的持续时间。

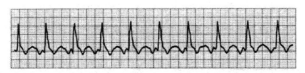

图 6-6　心房扑动

（五）急诊处理

心房扑动常发生于器质性心脏病，在吸氧、心电监护、建立静脉通路后，根据患者基础的心脏状况、有无血流动力学障碍做出处理。房扑急诊处理的目的是在对原发病进行治疗的基础上将其转复为窦性心律，预防复发或单纯减慢心率以缓解临床症状。

1. 心律转复

（1）直流电同步复律：是终止房扑最有效的方法。房扑发作时有严重的血流动力学障碍或出现心衰，应首选直流电复律；对持续性房扑药物治疗无效者，亦宜用电复律。大多数房扑仅需50 J的单相波或更小的双相波电击，即能成功地将房扑转复为窦性心律。成功率为95%～100%。

（2）心房快速起搏：适用于电复律无效者，或已应用大剂量洋地黄不适宜复律者。成功率为70%～80%。对典型房扑（Ⅰ型）效果较好而非典型房扑（Ⅱ型）无效。对于房扑伴1∶1传导或旁路前向传导，由于快速心房起搏可诱发快速心室率甚至心室颤动，故为心房快速起搏禁忌。将电极导管插至食管的心房水平，或经静脉穿刺插入电极导管至右心房处，以快于心房率10～20次/分开始，当起搏至心房夺获后突然终止起搏，常可有效地转复房扑为窦性心律。当初始频率不能终止房扑时，在原来起搏频率基础上增加10～20次/分，必要时重复上述步骤。终止房扑最有效的起搏频率一般为房扑频率的120%～130%。

（3）药物复律：对房扑复律有效的药物有以下几种。①伊布利特：转复房扑的有效率为38%～76%，转复时间平均为30 min。研究证实，其复律成功与否与房扑持续时间无关。严重的器质性

203

心脏病、Q-T间期延长或有窦房结病变的患者，不应给予伊布利特治疗。②普罗帕酮：急诊转复房扑的成功率为40％。③索他洛尔：1.5 mg/kg转复房扑成功率远不如伊布利特。

2. 药物控制心室率

对血流动力学稳定的患者，首先以降低心室率为治疗目的。

（1）洋地黄制剂：是房扑伴心功能不全患者的首选药物。可用毛花苷C（西地兰）0.4～0.6 mg稀释后缓慢静脉注射，必要时于2 h后再给0.2～0.4 mg，使心率控制在100次/分以下后改为口服地高辛维持。房扑大多数先转为房颤，如继续使用或停用洋地黄过程中，可能恢复窦性心律；少数从心房扑动转为窦性心律。

（2）钙离子通道阻滞药：首选维拉帕米，5～10 mg稀释后缓慢静脉注射，偶可直接复律，或经房颤转为窦性心律，口服疗效差。静脉应用地尔硫䓬亦能有效控制房扑的心室率。主要不良反应为低血压。

（3）β受体阻断药：可减慢房扑之心室率。

（4）对于房扑伴1:1房室传导，多为旁道快速前向传导。可选用延缓旁道传导的普罗帕酮、胺碘酮、普鲁卡因胺等，禁用延缓房室传导、增加旁道传导而加快室率的洋地黄和维拉帕米等。

3. 药物预防发作

多非利特、氟卡尼、胺碘酮均可用于预防发作。但ⅠC类抗心律失常药物治疗房扑时必须与β受体阻断药或钙通道阻滞药合用，原因是ⅠC类抗心律失常药物可减慢房扑频率，并引起1:1房室传导。

4. 抗凝治疗

新近观察显示，房扑复律过程中栓塞的发生率为1.7％～7.0％，未经充分抗凝的房扑患者直流电复律后栓塞风险为2.2％。房扑持续时间超过48 h的患者，在采用任何方式的复律之前均应抗凝治疗。只有在下列情况下才考虑心律转复：患者抗凝治疗达标（INR值为2.0～3.0）、房扑持续时间少于48 h或经食管超声未发现心房血栓。食管超声阴性者，也应给予抗凝治疗。

四、心房颤动

心房颤动亦称心房纤颤，简称房颤，指心房丧失了正常的、规则的、协调的、有效的收缩功能而代之以 350～600 次/分的不规则颤动，是一种十分常见的心律失常。绝大多数见于器质性心脏病患者，可呈阵发性或呈持续性。在人群中的总发病率约为 0.4％，65 岁以上老年人发病率为 3％～5％，80 岁后发病率可达 8％～10％。合并房颤后心脏病病死率增加 2 倍，如无适当抗凝，脑卒中增加 5 倍。

（一）病因

房颤常发生于原有心血管疾病者，常见于风湿性心脏病、冠心病、高血压性心脏病、甲状腺功能亢进、缩窄性心包炎、心肌病、感染性心内膜炎以及慢性肺源性心脏病等。房颤发生在无心脏病变的中青年，称为孤立性房颤。老年房颤患者中部分是心动过缓-心动过速综合征的心动过速期表现。

（二）发病机制

目前得到公认的是多发微波折返学说和快速发放冲动学说。多发微波折返学说认为：多发微波以紊乱方式经过心房，互相碰撞、再启动和再形成，并有足够的心房组织块来维持折返。快速发放冲动学说认为：左右心房、肺静脉、腔静脉、冠状静脉窦等开口部位，或其内一定距离处（存在心房肌袖）有快速发放冲动灶，驱使周围心房组织产生心房颤动，由多发微波折返机制维持，快速发放冲动停止后心房颤动仍会持续。

（三）临床表现

房颤时心房有效收缩消失，心排血量比窦性心律时减少 25％或更多。症状的轻重与患者心功能和心室率的快慢有关。轻者可仅有心悸、气促、乏力、胸闷；重者可致急性肺水肿、心绞痛、心源性休克甚至昏厥。阵发性房颤者自觉症状常较明显。房颤伴心房内附壁血栓者，可引起栓塞症状。房颤的典型体征是第一心音强弱不等，心律绝对不规则，脉搏短绌。

（四）诊断

1. 心电图特点

（1）各导联中正常 P 波消失，代之以形态、间距及振幅均绝对不规则的心房颤动波（f 波），频率350～600 次/分，通常在Ⅱ、Ⅲ、aVF 或 V1 导联较为明显。

（2）R-R 间期绝对不规则，心室率较快；但在并发完全性房室传导阻滞或非阵发性交界性心动过速时，R-R 规则，此时诊断依靠 f 波的存在。

（3）QRS 波群呈室上性，时限正常。当合并预激综合征、室内差异性传导和束支传导阻滞时，QRS 波群增宽、畸形，此时心室率又很快时，极易误诊为室速，食管导联心电图对诊断很有帮助。

（4）在长 R-R 间期后出现的短 R-R 间期，其 QRS 波群呈室内差异性传导（常为右束支传导阻滞型）称为 Ashman 现象；差异传导连续发生时称为蝉联现象（图 6-7）。

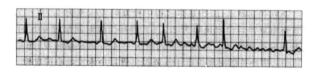

图 6-7　心房颤动

2. 房颤的分类

（1）阵发性房颤：持续时间＜7 d（通常在 48 h 内），能自行终止，反复发作。

（2）持续性房颤：持续时间＞7 d，或以前转复过，非自限性，反复发作。

（3）永久性房颤：终止后又复发，或患者无转复愿望，持久发作。

3. 评估

（1）根据病史和体格检查确定患者有无器质性心脏病、心功能不全、电解质紊乱，是否正在使用洋地黄制剂？

（2）心电图中是否间歇出现或持续存在δ波？如存在则表明为WPW，洋地黄制剂和维拉帕米为禁忌药物。

（3）紧急复律是否有益处？如快速心室率所致的心肌缺血、肺水肿、血流动力学不稳定。

（4）复律后是否可维持窦律？如甲状腺疾病、左心房增大、二尖瓣疾病。

（5）发生栓塞并发症的危险因素有哪些？即是否需要抗凝治疗？

（五）急诊处理

房颤急诊处理的原则及目的：①恢复并维持窦性心律。②控制心室率。③抗凝治疗预防栓塞并发症。

1. 复律治疗

（1）直流电同步复律：急性心肌梗死、难治性心绞痛、预激综合征等伴房颤患者，如有严重血流动力学障碍，首选直流电同步复律，初始能量 200 J。初始电复律失败，保持血钾在4.5～5.0 mmol/L，30 min静脉注射胺碘酮300 mg（随后24 h静脉滴注900～1200 mg），尝试进一步除颤。血流动力学稳定、房颤时心室率快（＞100 次/分），用洋地黄难以控制，或房颤反复诱发心力衰竭或心绞痛，药物治疗无效，也需尽快电复律。

（2）药物复律：房颤发作在 7 d 内的患者药物复律的效果最好。大多数这样的患者房颤是第一次发作，不少患者发作后24～48 h可自行复律。房颤时间较长的患者（＞7 d）很少能自行复律，药物复律的成功率也大大减少。复律成功与否与房颤的持续时间的长短、左心房大小和年龄有关。已证实有效的房颤复律药物有胺碘酮、普罗帕酮、氟卡尼、伊布利特、多非利特、奎尼丁。

普罗帕酮：用于≤7 d 的房颤患者，单剂口服 450～600 mg，转复有效率可达 60%左右。但不能用于 75 岁以上的老年患者、心力衰竭、病态窦房结综合征、束支传导阻滞、QRS≥0.12 s、不稳定心绞痛、6 个月内有过心肌梗死、二度以上房室传导阻滞者等。

胺碘酮：可静脉或口服应用。口服用药住院患者 1.2～1.8 g/d，分次服，直至总量达 10 g，然后 0.2～0.4 g/d 维持；门诊患者 0.6～0.8 g/d，分次服，直至总量达 10 g 后 0.2～0.4 g/d 维持。静脉用药者为 30～60 min 内静脉注射 5～7 mg/kg，然后 1.2～1.8 g/d 持续静脉滴注或分次口，直至总量达 10 g 后 0.2～0.4 g/d 维持。转复有效率为 20%～70%。

伊布利特：适用于 7 d 左右的房颤。1 mg 静脉注射 10 min，若 10 min 后未能转复可重复 1 mg。应用时必须心电监护 4 h。转复有效率为 20%～75%。

2. 控制心室率

（1）短期迅速控制心室率：血流动力学稳定的患者最初治疗目标是迅速控制心室率，使患者心室率≤100 次/分，保持血流动力学稳定，减轻患者症状，以便赢得时间，进一步选择最佳治疗方案。初次发作且在 24～48 h 的急性房颤或部分阵发性患者心室率控制后，可能自行恢复为窦性心律。

毛花苷 C（西地兰）：是伴有心力衰竭、肺水肿患者的首选药物。0.2～0.4 mg 稀释后缓慢静脉注射，必要时于 2～6 h 后可重复使用，24 h 内总量一般不超过 1.2 mg。若近期曾口服洋地黄制剂者，可在密切观察下给毛花苷 C 0.2 mg。

钙离子通道阻滞药：地尔硫䓬 15 mg，稀释后静脉注射，时间 2 min，必要时 15 min 后重复 1 次，继以 15 mg/h 维持，调整静脉滴注速度，使心室率达到满意控制。维拉帕米 5～10 mg，稀释后静脉注射，时间 10 min，必要时 30～60 min 后重复 1 次。应注意这两种药物均有一定的负性肌力作用，可导致低血压，维拉帕米更明显，伴有明显心力衰竭者不用维拉帕米。

β受体阻断药：普萘洛尔 1 mg 静脉注射，时间 5 min，必要时每 5 min 重复 1 次，最大剂量至 5 mg，维持剂量为每 4 小时 1～3 mg；或美托洛尔 5 mg 静脉注射，时间 5 min，必要时每 5 分钟重复 1 次，最大剂量 10～15 mg；艾司洛尔 0.25～0.5 mg/kg 静脉注射，时间＞1 min，继以 50 μg/（kg·rain）静脉滴注维持。低血压与心力衰竭者忌用 β 受体阻断药。

上述药物应在心电监护下使用，心室率控制后应继续口服该药进行维持。地尔硫䓬或 β 受体阻断药与毛花苷 C 联合治疗能更快控制心室率，且毛花苷 C 的正性肌力作用可减轻地尔硫䓬和 β 受体阻断药的负性肌力作用。

特殊情况下房颤的药物治疗：①预激综合征伴房颤：控制心室率避免使用 β 受体阻断药、钙通道阻滞药、洋地黄制剂和腺苷等，因这些药物延缓房室结传导、房颤通过旁路下传使心室率反而增快。对心功能正常者，可选用胺碘酮、普罗帕酮、普鲁卡因胺或伊布利特等抗心律失常药物，使旁路传导减慢从而降低心室率，恢复窦律。胺碘酮用法：150 mg（3～5 mg/kg），用 5% 葡萄糖溶液稀释，于 10 min 注入。首剂用药 10～15 min 后仍不能转复，可重复 150 mg 静脉注射。继以 1.0～1.5 mg/min 速度静脉滴注 1 h，以后根据病情逐渐减量，24 h 总量不超过 1.2 g。②急性心肌梗死伴房颤：提示左心功能不全，可静脉注射毛花苷 C 或胺碘酮以减慢心室率，改善心功能。③甲状腺功能亢进症伴房颤：首先予积极的抗甲状腺药物治疗。应选用非选择性 β 受体阻断药（如卡维地洛）。④急性肺疾患或慢性肺部疾病伴房颤：应纠正低氧血症和酸中毒，尽量选择钙拮抗药控制心室率。

（2）长期控制心室率：持久性房颤的治疗目的为控制房颤过快的心室率，可选用 β 受体阻断药、钙通道阻滞药或地高辛。但应注意这些药物的禁忌证。

3. 维持窦性心律

房颤心律转复后要用药维持窦性心律。除伊布利特外，用于复律的药物也用于转复后维持窦律，因此常用普罗帕酮、胺碘酮和多非利特，还可使用阿奇利特、索他洛尔。

4. 预防栓塞并发症

慢性房颤（永久性房颤）患者有较高的栓塞发生率。过去有栓塞病史、瓣膜病、高血压、糖尿病、老年患者、左心房扩大、冠心病等使发生栓塞的危险性增大。存在以上任何一种情况，均应接受长期抗凝治疗。口服华法林，使凝血酶原时间国际标准化比率（INR）维持在 2.0～3.0，能安全而有效的预防脑卒中的发生。不宜应用华法林的患者以及无以上危险因素的患者，可改用阿司匹林（每日 100～300 mg）。房颤持续时间不超过 2 d，复律前无需做抗凝治疗。否则应在复律前接受 3 周的华法林治疗，待心律转复后继续治疗 4 周。紧急复律治疗可选用静脉注射肝素或皮下注射低分子肝素，复律后仍给予 4 周的抗凝治疗。在采取上述治疗的同时，要积极寻找房颤的原发疾病和诱发因素，给予相应处理。对房颤发作频繁、心室率很快、药物治疗无效者可施行射频消融、外科手术等。

五、心室扑动与心室颤动

心室扑动和心室颤动是最严重的心律失常，简称室扑和室颤。前者心室有快而微弱的收缩，后者心室各部分肌纤维发生快而不协调的颤动，对血流动力学的影响等同于心室停搏。室扑常为室颤的先兆，很快即转为室颤。而室颤则是导致心脏性猝死的常见心律失常，也是临终前循环衰竭的心律改变。原发性室颤为无循环衰竭基础上的室颤，常见于冠心病，及时电除颤可逆转。在各种心脏病的终末期发生的室扑和室颤，为继发性室扑和室颤，预后极差。

（一）病因

各种器质性心脏病及许多心外因素均可导致室扑和室颤，以冠心病、原发性心肌病、瓣膜性心脏病、高血压性心脏病为最常见。原发性室颤则好发于急性心肌梗死、心肌梗死溶栓再灌注后、原发性心肌病、病态窦房结综合征、心肌炎、触电、低温、麻醉、低血钾、高血钾、酸碱平衡失调、奎尼丁、普鲁卡因胺、锑剂和洋地黄等药物中毒、长 Q-T 间期综合征、Brugada 综合征、预激综合征合并房颤等。

（二）发病机制

室颤可以被发生于心室易损期的期前收缩所诱发，即"R on T"

现象。然而，室颤也可在没有"R on T"的情况下发生，故有理论认为当一个行进的波正面碰到解剖障碍时可碎裂产生多个子波，后者可以单独存在并作为高频率的兴奋起源点触发室颤。多数学者认为心室肌结构的不均一是形成自律性增高和折返的基质，而多个研究都提示起源于浦肯野系统的触发活动在室颤发生起始阶段的重要作用。

（三）诊断

1. 临床特点

典型的表现为阿－斯（Adams-Stokes）综合征：患者突然抽搐，意识丧失，面色苍白，几次断续的叹息样呼吸之后呼吸停止；此时心音、脉搏、血压消失、瞳孔散大。部分患者阿-斯综合征表现不明显即已猝然死亡。

2. 心电图

（1）心室扑动：正常的 QRS-T 波群消失，代之以连续、快速、匀齐的大振幅波动，频率 150～250 次/分，一般在发生心室扑动后，常迅速转变为心室颤动，但也可转变为室性心动过速，极少数恢复窦性心律。室扑与室性心动过速的区别在于后者 QRS 与 T 波能分开，波间有等电位线，且 ORS 时限不如室扑宽。

（2）心室颤动：QRS-T 波群完全消失，代之以形状不同、大小各异、极不均匀的波动，频率250～500 次/分，开始时波幅尚较大，以后逐渐变小，终于消失。室颤与室扑的区别在于前者波形及节律完全不规则，且电压极小（图 6-8）。

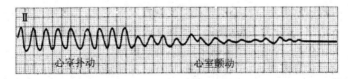

图 6-8　心室扑动与颤动

3. 临床分型

（1）据室颤波振幅分型：①粗颤型：室颤波振幅＞0.5 mV，多见于心肌收缩功能较好的患者，心肌蠕动幅度相对粗大有力，张力较好,对电除颤效果好。②细颤型:室颤波振幅 <0.5 mV,多见于心肌收缩功能较差的情况。对电除颤疗效差。

(2)据室颤前心功能分型:①原发性室颤:又称非循环衰竭型室颤。室颤前无低血压、心力衰竭或呼吸衰竭,循环功能相对较好。室颤的发生与心肌梗死等急性病变有关。除颤成功率约为80%。②继发性室颤:又称循环衰竭型室颤。室颤前常有低血压、心力衰竭或呼吸衰竭,常同时存在药物、电解质紊乱等综合因素,除颤成功率低($<20\%$)。③特发性室颤:室颤发生前后均未发现器质性心脏病,室颤常突然发生,多数来不及复苏而猝死,部分自然终止而幸存。室颤幸存者常有复发倾向,属于单纯的心电疾病。④无力型室颤:又称临终前室颤。临终患者约有50%可出现室颤,室颤波频率慢,振幅低。

(四)急诊处理

1.非同步直流电击除颤

心室扑动或心室颤动一旦发生,紧急给予非同步直流电击除颤1次,单相波能量选择360 J,双相波选择150~200 J。电击除颤后不应检查脉搏、心律,应立即进行胸外心脏按压,2 min或5个30:2按压/通气周期后如仍然是室颤,再予除颤1次。

2.药物除颤

2~3次电击后仍为室颤首选胺碘酮静脉注射,无胺碘酮或有Q-T间期延长,可使用利多卡因,并重复电除颤。

3.病因处理

由严重低血钾引起的室颤反复发作,应静脉滴注大量氯化钾,一般用2~3 g氯化钾溶于5%葡萄糖溶液500 mL内,在监护下静脉滴注,最初24 h内常需给氯化钾10 g左右,持续到心电图低血钾表现消失为止。由锑剂中毒引起的室颤反复发作,可反复用阿托品1~2 mg静脉注射或肌内注射,同时亦需补钾。由奎尼丁或普鲁卡因胺引起的室颤不宜用利多卡因,需用阿托品或异丙肾上腺素治疗。

4. 复苏后处理

若经以上治疗心脏复跳，但仍有再次骤停的危险，并可能继发脑、心、肾损害，从而发生严重并发症和后遗症。因此应积极的防治发生心室颤动的原发疾患，维持有效的循环和呼吸功能及水、电解质和酸碱平衡，防治脑水肿、急性肾衰竭和继发感染。

六、房室传导阻滞

房室传导阻滞又称房室阻滞，是指房室交界区脱离了生理不应期后、冲动从心房传至心室的过程中异常延迟、传导部分中断或完全被阻断。房室传导阻滞可为暂时性或持久性。根据心电图上的表现分三度：一度房室传导阻滞，指 P-R 间期延长，如心率＞50 次/分且无明显症状，一般不需要特殊处理，但在急性心肌梗死时要观察发展变化；二度房室传导阻滞指心房冲动有部分不能传入心室，又分为Ⅰ型（莫氏Ⅰ型即文氏型）与Ⅱ型（莫氏Ⅱ型）；三度房室传导阻滞指房室间传导完全中断，可引起严重临床后果，要积极治疗。

二度以上的房室传导阻滞，由于心搏脱漏，可有心动过缓及心悸、胸闷等症状；高度或完全性房室传导阻滞时严重的心动过缓可致心源性晕厥，需急诊抢救治疗。

（一）病因

正常人或运动员可发生二度Ⅰ型房室传导阻滞，与迷走神经张力增高有关，常发生于夜间。导致房室传导阻滞的常见病变为：急性心肌梗死、冠状动脉痉挛、病毒性心肌炎、心肌病、急性风湿热、钙化性主动脉瓣狭窄、心脏肿瘤（特别是心包间皮瘤）、原发性高血压、心脏手术、电解质紊乱、黏液性水肿等。

（二）发病机制

一度及二度Ⅰ型房室传导阻滞，阻滞部位多在房室结，病理改变多不明显，或仅有暂时性房室结缺血、缺氧、水肿、轻度炎症。二度Ⅱ型及三度房室传导阻滞，病理改变广泛而严重，且常持久存在，包括传导系统的炎症或局限性纤维化、急性前壁心肌梗死及希氏束、左右束支分叉处或双侧束支坏死、束支的广泛纤维性变。先天性完全性房室传导阻滞，可见房室结或希氏束的传导组织完全中断或缺如。

（三）临床表现

一度房室传导阻滞常无自觉症状。二度房室传导阻滞由于心搏脱漏，可有心悸、乏力等症状，亦可无症状。三度房室传导阻滞的症状决定于心室率的快慢与伴随病变，症状包括疲倦、乏力、头晕、晕厥、心绞痛、心力衰竭。如合并室性心律失常，患者可感到心悸不适。当一度、二度突然进展为三度房室传导阻滞，因心室率过缓，每分钟心排血量减少，导致脑缺血，患者可出现暂时性意识丧失，甚至抽搐，称为阿-斯综合征，严重者可引起猝死。往往感觉疲劳、软弱、胸闷、心悸、气短或晕厥，听诊心率缓慢规律。

一度房室传导阻滞，听诊时第一心音强度减弱。二度Ⅰ型房室传导阻滞的第一心音强度逐渐减弱并有心搏脱漏。二度Ⅱ型房室传导阻滞亦有间歇性心搏脱漏，但第一心音强度恒定。三度房室传导阻滞的第一心音强度经常变化。第二心音可呈正常或反常分裂，间或听到响亮亢进的第一心音。凡遇心房与心室同时收缩，颈静脉出现巨大的 a 波（大炮波）。

（四）诊断

1. 心电图特征

（1）一度房室传导阻滞：每个心房冲动都能传导至心室，仅 P-R 间期＞0.20s，儿童＞0.16～0.18s（图 6-9）。房室传导束的任何部位传导缓慢，均可导致 P-R 间期延长。如 QRS 波群形态与时限正常，房室传导延缓部位几乎都在房室结，极少数在希氏束。QRS 波群呈现束支传导阻滞图形者，传导延缓可能位于房室结和（或）希氏束—浦肯野系统。希氏束电图记录可协助确定部位。

（2）二度Ⅰ型房室传导阻滞：是最常见的二度房室传导阻滞类型。表现为 P-R 间期随每一心搏逐次延长，直至一个 P 波受阻不能下传心室，QRS 波群脱漏，如此周而复始；P-R 间期增量逐次减少；脱漏前的 P-R 间期最长，脱漏后的 P-R 间期最短；脱漏前 R-R 间期逐渐缩短，且小于脱漏后的 R-R 间期（图 6-10）。最常见的房室传导比率为 3∶2 和 5∶4。在大多数情况下，阻滞位于房室结，QRS 波群正常，极少数位于希氏束下部，QRS 波群呈束支传导阻滞图形。二度Ⅰ型房室传导阻滞很少发展为三度房室传导阻滞。

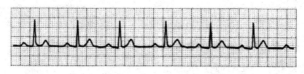

图 6-9　一度房室传导阻滞

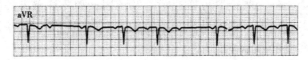

图 6-10　二度Ⅰ型房室传导阻滞

（3）二度Ⅱ型房室传导阻滞：P-R 间期固定，可正常或延长，QRS 波群呈周期性脱漏，房室传导比例可为 2∶1、3∶1、3∶2、4∶3、5∶4 等。房室传导比例呈 3∶1 或 3∶1 以上者称为高度房室传导阻滞。当 QRS 波群增宽、形态异常时，阻滞位于希氏束－浦肯野系统。若 QRS 波群正常，阻滞可能位于房室结（图 6-11）。

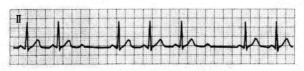

图 6-11　二度Ⅱ型房室传导阻滞

（4）三度房室传导阻滞：又称完全性房室传导阻滞。全部P波不能下传，P波与 ORS 波群无固定关系，形成房室脱节。P-P 间期＜R-R 间期。心室起搏点在希氏束分叉以上或之内为房室交界性心律，QRS 波群形态与时限正常，心室率 40～60 次/分，心律较稳定；心室起搏点在希氏束以下，心室率30～40 次/分，心律常不稳定（图 6-12）。

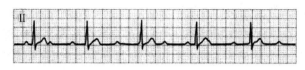

图 6-12　三度房室传导阻滞

2. 评估

（1）据病史、体格检查、实验室和其他检查判断有无器质性心脏病、心功能状态和诱因。

（2）判断血流动力学状态。

（五）急诊处理

病因治疗主要针对可逆性病因和诱因。如急性感染性疾病控制感染，洋地黄中毒的治疗和电解质紊乱的纠正等。应急治疗可用药物和电起搏。

1. 二度 I 型房室传导阻滞

常见于急性下壁心肌梗死，阻滞是短暂的。若心室率＞50 次/分，无症状者不必治疗，可先严密观察，注意勿发展为高度房室传导阻滞。当心室率＜50 次/分，有头晕、心悸症状者可用阿托品0.5～1.0 mg静脉注射，或口服麻黄碱 25 mg，3 次/天。异丙肾上腺素 1～2 mg 加入生理盐水500 mL，静脉滴注，根据心室率调节滴速。

2. 二度 II 型房室传导阻滞

可见于急性前壁心肌梗死，病变范围较广泛，常涉及右束支、左前分支、左后分支或引起三度房室传导阻滞，病死率极高。经用上述药物治疗不见好转，需安装临时起搏器。

3. 洋地黄中毒的治疗

洋地黄中毒可停用洋地黄；观察病情，非低钾者一般应避免补钾；静脉注射阿托品；试用抗地高辛抗体。

4. 药物应急治疗的选择

（1）异丙肾上腺素：为肾上腺能 β 受体兴奋药。兴奋心脏高位节律点窦房结和房室结，增快心率，加强心肌的收缩力，改善传导功能，提高心律的自律性，适用于三度房室传导阻滞伴阿-斯综合征急性发作、病态窦房结综合征。心肌梗死、心绞痛患者禁用或慎用。

（2）肾上腺素：兴奋 α 受体及 β 受体，可增强心肌收缩力，增加心排血量，加快心率；扩张冠状动脉，增加血流量，使周围小血管及内脏血管收缩（对心、脑、肺血管收缩作用弱）；松弛平滑肌，解除支气管及胃肠痉挛；可兴奋心脏的高位起搏点及心脏传导系统，故心脏停搏时肾上腺素是首选药物。可用于二度或三度房室传导阻滞者。

（3）麻黄碱：为间接及直接兼有作用的拟肾上腺素药，对 α 受体、β 受体有兴奋作用，升压作用弱而持久，有加快心率作用，适用于二度或三度房室传导阻滞症状较轻的患者。

（4）阿托品：主要是解除迷走神经对心脏的抑制作用，使心率加快。适用于治疗各种类型的房室传导阻滞、窦性心动过缓、病态窦房结综合征。

（5）肾上腺皮质激素：具有消炎、抗过敏、抗内毒素、抑制免疫反应，减轻机体对各种损伤的病理反应，有利于房室传导改善，适用于炎症或水肿等引起的急性获得性完全性心脏传导阻滞。5％碳酸氢钠或11.2％乳酸钠，除能纠正代谢性酸中毒外，还有兴奋窦房结的功能。适用于酸中毒、高血钾所致完全性房室传导阻滞及心脏停搏。

5. 起搏

适用于先天性或慢性完全性心脏传导阻滞。通常选用永久按需起搏器，急性获得性完全性心脏传导阻滞可选用临时按需起搏器。

第四节　主动脉夹层

主动脉夹层指主动脉腔内的血液通过内膜的破口进入主动脉

壁中层而形成的血肿。急性主动脉夹层是一种不常见、但有潜在生命危险的疾病，如不予以治疗，早期死亡率很高。及时进行适当的药物和（或）手术治疗，可明显提高生存率。

一、病因与发病机制

任何破坏中层弹性或肌肉成分完整性的疾病都可使主动脉易患夹层分离。中层胶原及弹性硬蛋白变性所致的中层退行性变是首要的易患因素。囊性中层退行病变是多种遗传性结缔组织缺陷（马凡和 Ehlers Danlos 综合征）的内在特点。年龄增长和高血压可能是中层退行病变两个重要因素。主动脉夹层的好发年龄为60～70岁，男性为女性发病率的2倍。某些其他先天性心血管畸形，如主动脉瓣单瓣畸形和主动脉缩窄也易并发主动脉夹层。另外，动脉内导管术及主动脉球囊反搏等诊疗操作也可能引起主动脉夹层。

主动脉夹层开始于主动脉内膜撕裂，血液穿透病变中层，将中层平面一分为二，主动脉壁即出现夹层。由于管腔压力不断推动，分离过程沿主动脉壁推进，典型的为顺行推进，即被主动脉血流向前的力推动，有时也可见从内膜撕裂处逆向推进。主动脉壁分离层之间被血液充盈的空间成为一个假腔，剪切力可能导致内膜进一步撕裂，为假腔内的血流提供出口或额外的进口。假腔可由于血液充盈而扩张，引起内膜突入真腔内，使血管腔狭窄变形。

二、分类

绝大多数主动脉夹层起源于升主动脉和/或降主动脉。主动脉夹层有三种主要的分类方法，对累及的主动脉的部位及范围进行定义（表6-4，图6-13）。考虑预后及治疗的不同，所有这三种分类方法都是基于主动脉夹层是否累及升主动脉而定。一般而言，夹层分离累及升主动脉有外科手术指征，而对那些未累及升主动脉的夹层分离可考虑药物保留治疗。

表 6-4 常用的主动脉夹层分类方法

分类	起源和累及的主动脉范围
DeBakey 分类法	
Ⅰ型	起源于升主动脉，扩展至主动脉弓或其远端
Ⅱ型	起源并局限于升主动脉
Ⅲ型	起源于降主动脉沿主动脉向远端扩展
Stanford 分类法	
A 型	所有累及升主动脉的夹层分离
B 型	所有不累及升主动脉的夹层分离
解剖描述分类法	
近端	包括 DeBakey Ⅰ型和Ⅱ型，Stanford 法 A 型
远端	包括 DeBakeyⅢ型，Stanford 法 B 型

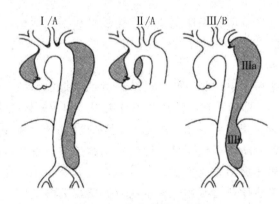

图 6-13 主动脉夹层分类

Ⅰ/A：DeBakey Ⅰ 型/StanfordA 型；Ⅱ/A：DeBakey
Ⅱ型/StanfordA 型；Ⅲ/B：DeBakeyⅢ型/StanfordB 型

三、诊断

(一)临床表现特点

1.症状

急性主动脉夹层最常见的症状是剧烈疼痛，而慢性夹层分离多数可能并无疼痛。典型的疼痛突然发生，开始时即为剧痛。患者主诉疼痛呈撕裂、撕扯或刀刺样。当夹层分离沿主动脉伸展时，疼痛可沿着夹层分离的走向逐步向其他部位转移。疼痛部位对判断主动脉夹层的部位有帮助，因为局部的症状通常反应累及的主动脉。如胸痛只在前胸部，或最痛之处在前胸部，提示夹层绝大多数累及升主动脉。如胸痛只在肩胛之间，或最痛之处在肩胛之间，则绝大部分累及降主动脉。颈、喉、颌、面部的疼痛强烈提示夹层累及升主动脉。另外，疼痛在背部的任何部位，或腹部和下肢，强烈提示累及降主动脉。

其他一些不常见情况包括充血性心力衰竭、晕厥、脑血管意外、缺血性周围神经病变、截瘫、猝死等。急性充血性心力衰竭几乎均由近端主动脉夹层所致的严重主动脉瓣反流引起。无神经定位体征的晕厥占主动脉夹层的4%～5%，一般需紧急外科手术。

2.体征

在一些病例中，单纯的体检结果就足以提示诊断，而在另外一些情况下，即使存在广泛的主动脉夹层，相应的体征也不明显。远端主动脉夹层患者80%～90%以上存在高血压，但在近端主动脉夹层患者中高血压较少见。近端主动脉夹层患者与远端主动脉夹层患者相比更易发生低血压。低血压通常是由于心包填塞、胸腔或腹腔内动脉破裂所致。与主动脉夹层相关的最典型体征如脉搏短缺、主动脉反流杂音、神经系统表现更多见于近端夹层分离。急性胸痛伴脉搏短缺（减弱或缺如）强烈提示主动脉夹层。近端主动脉夹层分离中约50%有脉搏短缺，而远端主动脉夹层中只占15%。

主动脉瓣反流是近端主动脉夹层的重要并发症，一些病例可听到主动脉瓣反流杂音。与近端主动脉夹层相关的主动脉瓣膜反流杂音常呈乐音样，胸骨右缘比胸骨左缘听诊更清晰。根据反流的严重程度不同，可能存在其他主动脉瓣关闭不全的周围血管征象，如水冲脉和脉压增宽。

许多疾病的表现可酷似主动脉夹层，包括急性心肌梗死或严重心肌缺血，非主动脉夹层引起的急性主动脉反流，非夹层分离引起的胸主动脉瘤、腹主动脉瘤、心包炎、肌肉骨骼痛或纵隔肿瘤。

（二）实验室和其他辅助检查特点

临床上，一旦诊断上已怀疑主动脉夹层，必须迅速并准确地确定诊断。目前可用的诊断方法包括主动脉造影、造影增强 CT 扫描、磁共振成像（MRI）、经胸或经食管的心脏超声。

1. 胸片

最常见的异常是主动脉影变宽，占病例的 $80\% \sim 90\%$，局限性的膨出往往出现于病变起源部位。一些病例可出现上纵隔影变宽。如见主动脉内膜钙化影，则可估测主动脉壁的厚度，正常为 $2 \sim 3$ mm，如主动脉壁厚度增加到 10 mm 以上，高度提示主动脉夹层（图 6-14）。虽然绝大多数患者有一种或多种胸片的异常表现，但相当部分患者胸片改变不明显。因此，正常的 X 线胸片绝不能排除主动脉夹层。

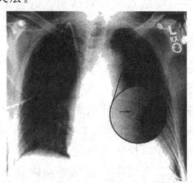

图 6-14 主动脉夹层，胸片可见主动脉内膜
钙化影与主动脉影外侧缘相距 10 mm 以上

2. 主动脉造影

逆行主动脉造影是主动脉夹层的最可靠诊断技术，如考虑行手术治疗或血管内支架治疗，术前须行主动脉造影。血管造影诊断主动脉夹层的直接征象包括主动脉双腔或分离内膜片，提示夹层分离的间接征象包括主动脉腔变形、主动脉壁变厚、分支血管异常，以及主动脉瓣反流。主动脉造影的主要优点在于能明确主动脉夹层和累及的分支血管范围，也能显示主动脉夹层的一些主要并发症，如假腔内血栓和主动脉瓣反流。

3. 计算机体层摄影（CT）

增强 CT 扫描时，如发现内膜片分割或以造影剂密度差来区分的两个明显的主动脉腔时即可诊断主动脉夹层。与主动脉造影不同，CT 扫描的优点在于它是无创的，但需要使用静脉内造影剂。CT 还有助于识别假腔内的血栓，发现心包积液。但 CT 扫描不能可靠地发现有无主动脉瓣反流和分支血管病变。

4. 磁共振成像（MRI）

MRI 特别适用于诊断主动脉夹层，能显示主动脉夹层的真假腔、内膜的撕裂位置、剥离的内膜片和可能存在的血栓等。MRI 是无创性检查，也不需使用静脉内造影剂从而避免了离子辐射。虽然 MRI 以其高度的准确性成为目前无创性诊断主动脉夹层的主要标准，但它存在一些缺点，如对已植入起搏器、血管夹、人工金属心脏瓣膜和人工关节患者禁忌。MRI 也仅提供有限的分支血管图像，不能可靠地识别主动脉瓣反流的存在。另外，由于显影所需时间较长，急性主动脉夹层患者行 MRI 有风险。

5. 超声心动图（UCG）

对诊断升主动脉夹层具有重要意义，且易识别并发症（如心包积血、主动脉瓣关闭不全和胸腔积血等）。在 M 型超声中可见主动脉根部扩大，夹层分离处主动脉壁由正常的单条回声带变成两条分离的回声带。在二维超声中可见主动内分离的内膜片呈内膜摆动征，主动脉夹层形成主动脉真假双腔征。有时可见心包或胸腔积液。多普勒超声不仅能检出主动脉夹层管壁双重回声之间的异常血流，而且对主动脉夹层的分型、破口定位及主动脉瓣反流的定量分析都具有重要的诊断价值。经食管超声心动图（TEE）克服了经胸廓 UCG 的一些局限性。它可以采用更高频率的超声检查，从而提供更好的解剖细节。

几种影像方法都各有其特定的优缺点。在选择时，必须考虑各种检查的准确性、安全性和可行性（表 6-5）。

表 6-5　几种影像学方法诊断主动脉夹层的性能

诊断性能	ANGIO	CT	MRI	TEE
敏感性	++	++	+++	+++
特异性	+++	+++	+++	++/+++
内膜撕裂部位	++	+	+++	+
有无血栓	+++	++	+++	+
有无主动脉关闭不全	+++	—	+	+++
心包积液	—	++	+++	+++
分支血管累积	+++	+	++	+
冠状动脉累及	++	+	—	++

注：+++极好，++好，+一般，—无法检测。ANGLO：主动脉造影；CT：计算机体层摄影；MRI：磁共振成像 TEE：经食管超声心动图

四、治疗

治疗主动脉夹层的主要目的在于阻止夹层分离的进展。那些致命的并发症并不是内膜撕裂本身，而是随之而来的主动脉夹层的并发症，如分离主动脉破裂、急性主动脉瓣关闭不全、急性心包压塞等。如果不进行及时、适当的治疗，主动脉夹层有很高的死亡率。

（一）紧急内科处理

所有高度怀疑有急性主动脉夹层的患者必须予以监护。首要的治疗目的在于解除疼痛并将收缩压降至 13.3～14.7 kPa（100～110 mmHg）[平均动脉压为 8.0～9.3 kPa（60～70 mmHg）]。无论是否存在疼痛和高血压，均应使用 β 受体阻滞剂以降低dp/dt。

对可能要进行手术的患者要避免使用长效降压药物，以免使术中血压控制变得复杂。疼痛本身可以加重高血压和心动过速，可静脉注射吗啡以缓解疼痛。

硝普钠对紧急降低动脉血压十分有效。开始滴速 20 $\mu g/min$，然后根据血压反应调整滴速，最高可达 800 $\mu g/min$。当单独使用时，硝普钠可能升高 dp/dt，这一作用可能潜在地促进夹层分离的扩展。因此，同时使用足够剂量的 β 受体阻滞剂十分必要。

为了迅速降低 dp/dt，应静脉内剂量递增地使用 β 受体阻滞剂，直至出现满意的 β 受体阻滞效应（心率 60～70 次/分）。超短效 β 受体阻滞剂艾司洛尔对动脉血压不稳定准备行手术治疗的患者十分有用，因为如果需要可随时停用。当存在使用 β 受体阻滞剂的禁忌证，如窦缓、二度或三度房室传导阻滞，充血性心力衰竭，气管痉挛，应当考虑使用其他降低动脉压和 dp/dt 的药物，如钙离子通道阻滞剂。

当分离的内膜片损害一侧或双侧肾动脉时，可引起肾素大量释放，导致顽固性高血压。在这种情况下可静脉内注射血管紧张素转化酶（ACE）抑制剂。

如果患者血压正常而非高血压，可单独使用 β 受体阻滞剂降低dp/dt，如果存在禁忌证，可选择使用非二氢吡啶类钙阻滞剂，如地尔硫草或维拉帕米。

如果可疑主动脉夹层的患者表现为严重低血压，提示可能存在心包填塞或主动脉破裂，应快速扩容。如果迫切需要升压药治疗顽固性低血压，可使用去甲肾上腺素。

治疗后一旦患者情况稳定，应立即进行诊断检查。如果病情不稳定，优先使用 TEE，因为它能在急诊室或重症监护病房床边操作而不需停止监护和治疗。如果一个高度可疑夹层分离的患者病情变得极不稳定，很可能发生了主动脉破裂或心包填塞，患者应立即送往手术室而不是进行影像学诊断。在这种情况下可使用术中 TEE 确定诊断，同时指导手术修补。

（二）心包填塞的处理

急性近端主动脉夹层经常伴有心包填塞，这是患者死亡的最常见原因之一。心包填塞往往是主动脉夹层患者低血压的常见原因。在这种情况下，在等待外科手术修补时通常应进行心包穿刺以稳定病情。

（三）外科手术治疗

主动脉夹层的手术指征见表6-6。应该尽可能在患者就诊之初决定是否手术，因为这将帮助选择何种诊断检查方法。手术目的包括切除最严重的主动脉病变节段，切除内膜撕裂部分，通过缝合夹层分离动脉的近端和远端以闭塞假腔的入口。下列因素增加患者的手术风险：高龄、伴随其他严重疾病（特别是肺气肿）、动脉瘤破裂、心包填塞、休克、心肌梗死、脑血管意外等。

表6-6 主动脉夹层外科手术和药物治疗的指征

手术指征	药物治疗指征
1. 急性近端夹层分离	1. 无并发症的远端夹层分离
2. 急性远端夹层分离伴下列情况之一	2. 稳定的孤立的主动脉弓夹层分离
• 重要脏器进行性损害	3. 稳定的慢性夹层分离
• 主动脉破裂或接近破裂	
• 主动脉瓣反流	
• 夹层逆行进展至升主动脉	
• 马凡综合征并发夹层分离	

（四）血管内支架技术

使用血管内介入技术可治疗主动脉夹层的高危患者。例如，夹层分离累及肾动脉或内脏动脉时手术死亡率超过50％，血管内支架置入可降低死亡率。带膜支架植入血管隔绝术主要适用于stanford B型夹层。

五、长期治疗和随访

主动脉夹层患者晚期并发症包括主动脉反流、夹层分离复发、动脉瘤形成或破裂。无论住院期间采用手术还是药物治疗，长期药物治疗以控制血压和 dp/dt 对所有主动脉夹层存活患者都适用。主动脉夹层患者随访评估包括反复认真的体格检查，定期胸片检查和一系列影像学检查包括 TEE，CT 扫描或 MRI。患者刚出院的 2 年内危险性最高，后危险性逐步降低。因此，早期经常的随访十分重要。

第七章

呼吸系统重症

第一节　急性呼吸窘迫综合征

一、病因

　　临床上可将急性呼吸窘迫综合征（ARDS）相关危险因素分为9类，见表7-1。其中部分诱因易持续存在或者很难控制，是引起治疗效果不好，甚至患者死亡的重要原因。严重感染、DIC、胰腺炎等是难治性 ARDS 的常见原因。

表 7-1　ARDS 的相关危险因素

1. 感染	秋水仙碱
细菌（多为革兰阴性需氧菌和金黄色葡萄球菌）	三环类抗抑郁药
真菌和肺孢子菌	5. 弥散性血管内凝血（DIC）
病毒	血栓性血小板减少性紫癜（TTP）
分枝杆菌	溶血性尿毒症综合征
立克次体	其他血管炎性综合征
2. 误吸	热射病
胃酸	6. 胰腺炎
溺水	7. 吸入
碳氢化合物和腐蚀性液体	来自易燃物的烟雾

3. 创伤（通常伴有休克或多次输血）	气体（NO_2、NH_3、Cl_2、镉、光气、氧气）
软组织撕裂	8. 代谢性疾病
烧伤	酮症酸中毒
头部创伤	尿毒症
肺挫伤	9. 其他
脂肪栓塞	羊水栓塞
4. 药物和化学品	妊娠物滞留体内
鸦片制剂	子痫
水杨酸盐	蛛网膜或颅内出血
百草枯（除草剂）	白细胞凝集反应
三聚乙醛（副醛，催眠药）	反复输血
氯乙基戊烯炔醇（镇静药）	心肺分流

二、发病机制

（一）炎症细胞、炎症介质及其作用

1. 中性粒细胞

中性粒细胞是 ARDS 发病过程中重要的效应细胞，其在肺泡内大量募集是发病早期的组织学特征。中性粒细胞可通过许多机制介导肺损伤，包括释放活性氮、活性氧、细胞因子、生长因子等放大炎症反应。此外中性粒细胞还能大量释放蛋白水解酶，尤其是弹性蛋白酶，损伤肺组织。其他升高的蛋白酶包括胶原酶和明胶酶 A、B，同时也可检测到高水平的内源性金属酶抑制剂，如 TIMP，说明蛋白酶/抗蛋白酶平衡在中性粒细胞诱发的蛋白溶解性损伤中具有重要作用。

2. 细胞因子

ARDS 患者体液中有多种细胞因子的水平升高，并有研究发现细胞因子之间的平衡是炎症反应程度和持续时间的决定因素。患者体内的细胞因子反应相当复杂，包括促炎因子、抗炎因子以及促炎因子内源性抑制剂等相互作用。在 ARDS 患者 BALF 中，炎症因子如 IL-Iβ、TNF-α 在肺损伤发生前后均有升高，但相关的内源性抑制剂如 IL-Iβ 受体拮抗药及可溶性 TNF-α 受体升高更为显著，提示在 ARDS 发病早期既有显著的抗炎反应。

虽然一些临床研究提示 ARDS 患者 BALF 中细胞群 NF-κB 的活性升高，但是后者的活化水平似乎与 BALF 中性粒细胞数量、IL-8 水平及病死率等临床指标并无相关性。而另一项对 15 例败血症患者外周血单核细胞核提取物中 NF-κB 活性的研究表明，NF-κB 的结合活性与 APACHE-Ⅱ 评分类似，可以作为评价 ARDS 预后的精确指标。虽然该实验结果提示总 NF-κB 活性水平可能是决定 ARDS 预后的指标，但仍需要大量的研究证实。

3. 氧化/抗氧化平衡

ARDS 患者肺部的氧气和抗氧化反应严重失衡。正常情况下，活性氧、活性氮被复杂的抗氧化系统拮抗，如抗氧化酶（超氧化物歧化酶、过氧化氢酶）、低分子清除剂（维生素 E、维生素 C 和谷酰胺），清除或修复氧化损伤的分子（多种 DNA 的蛋白质分子）。研究发现 ARDS 患者体内氧化剂增加和抗氧化剂降低几乎同时发生。

内源性抗氧化剂水平改变会影响 ARDS 的患病风险，如慢性饮酒者在遭受刺激事件如严重创伤、胃内容物误吸后易诱发 ARDS。但易患 ARDS 风险增加的内在机制尚不明确。近来有研究报道慢性饮酒者 BALF 中谷胱甘肽水平约比健康正常人低 7 倍而氧化谷酰胺比例增高，提示体内抗氧化剂如谷胱甘肽水平发生改变的个体可能在特定临床条件下更易发生 ARDS。

4. 凝血机制

ARDS 患者凝血因子异常导致凝血与抗凝失衡，最终造成肺泡内纤维蛋白沉积。ARDS 的高危人群及 ARDS 患者 BALF 中凝血活性增强，组织因子（外源性凝血途径中血栓形成的启动因子）水平显著升高。ARDS 发生 3d 后凝血活性达到高峰，之后开始下降，同时伴随抗凝活性下降。ARDS 患者 BALF 中促进纤维蛋白溶解的纤溶酶原抑制剂-1 水平降低。败血症患者中内源性抗凝剂如抗凝血酶Ⅲ和蛋白 C 含量降低，其低水平与较差的预后相关。

恢复凝血/抗凝平衡可能对 ARDS 有一定的治疗作用。给予严重败血症患者活化蛋白 C，其病死率从 30.8％下降至 24.7％，其主要不良反应是出血。活化蛋白 C 还能使 ARDS 患者血浆 IL-6 水平降低，说明它除了抗凝效果外还具有抗炎效应。但活性蛋白 C 是否对各种原因引起的 ARDS 均有效尚待进一步研究。

（二）肺泡毛细血管膜损害

1. 肺毛细血管内皮细胞

肺毛细血管内皮细胞损伤是 ARDS 发病过程中的一个重要环节，对其超微结构的变化特征也早有研究。同时测量肺泡渗出液及血浆中的蛋白含量能够反映毛细血管通透性增高的程度，早期 ARDS 中水肿液/血浆蛋白比＞0.75，相反压力性肺水肿患者的水肿液/血浆蛋白比＜0.65。ARDS 患者肺毛细血管的通透性较压力性肺水肿患者高，并且上皮细胞间形成了可逆的细胞间隙。

2. 肺泡上皮细胞

肺泡上皮细胞损伤在 ARDS 的形成过程中发挥了重要作用。正常肺组织中，肺泡上皮细胞是防止肺水肿的屏障。ARDS 发病早期，由于上皮细胞自身的受损、坏死及由其损伤造成的肺间质压力增高可破坏该屏障。肺泡Ⅱ型上皮细胞可产生合成表面活性物质的蛋白和脂质成分。ARDS 患者表面活性物质减少、成分改变及其功能抑制将导致肺泡萎陷及低氧血症。肺泡Ⅱ型上皮细胞的损伤造成表面活性物质生成减少及细胞代谢障碍。此外，肺泡渗出液中存在的蛋白酶和血浆蛋白通过破坏肺泡腔中的表面活性物质使其失活。

肺泡上皮细胞在肺水肿时有主动转运肺泡腔中水、盐的作用。肺泡Ⅱ型上皮细胞通过 Na^+ 的主动运输来驱动液体的转运。大多数早期 ARDS 患者肺泡液体主动清除能力下降，且与预后呈负相关。在肺移植后肺再灌注损伤患者中也存在类似的现象。虽然 ARDS 患者肺泡液主动清除能力下降的确切机制尚不明了，但推测其可能与肺泡上皮细胞间紧密连接或肺泡 II 型上皮细胞受损的程度有关。

三、诊断

1967 年 Ashbaugh 等首次报告 ARDS，1994 年北美呼吸病－欧洲危重病学会专家联席评审会议发表了 ARDS 的诊断标准（AECC 标准），但其可靠性和准确性备受争议。2012 年修订的 ARDS 诊断标准（柏林标准）将 ARDS 定义为：①7d 内起病，出现高危肺损伤、新发或加重的呼吸系统症状。②胸 X 线片或 CT 示双肺透亮度下降且难以完全由胸腔积液、肺（叶）不张或结节解释。③肺水肿原因难以完全由心力衰竭或容量过负荷来解释，如果不存在危险因素，则需要进行客观评估（如超声心动图），以排除静水压增高型水肿。④依据至少 0.49 kPa 呼气末正压机械通气（positive end expiratory pressure，PEEP）下的氧合指数对 ARDS 进行分级，即轻度（氧合指数为 200～300）、中度（氧合指数为 100～200）和重度（氧合指数为≤100）。

中华医学会呼吸病分会也提出了类似的急性肺损伤/ARDS 的诊断标准（草案）。

（1）有发病的高危因素。

（2）急性起病、呼吸频数和（或）呼吸窘迫。

（3）低氧血症，ALI 时动脉血氧分压（PaO_2）/吸氧浓度（FiO_2）≤ 300 mmHg（1 mmHg = 0.133 kPa）；ARDS 时 PaO_2/FiO_2≤26.7 kPa（200 mmHg）。

（4）胸部 X 线检查两肺浸润阴影。

（5）肺毛细血管楔压（PCWP）≤2.4 kPa（18 mmHg）或临床上能除外心源性肺水肿。

凡符合以上五项可以诊断为 ALI 或 ARDS。

四、治疗的基本原则

ARDS 治疗的关键在于控制原发病及其病因，如处理各种创伤，尽早找到感染灶，针对病原菌应用敏感的抗生素，制止严重反应进一步对肺的损伤；更紧迫的是要及时改善患者的严重缺氧，避免发生或加重多脏器功能损害。

五、治疗策略

（一）原发病治疗

全身性感染、创伤、休克、烧伤、急性重症胰腺炎等是导致ALI/ARDS的常见病因。严重感染患者有 25%～50% 发生ALI/ARDS，而且在感染、创伤等导致的多器官功能障碍综合征（MODS）中，肺往往也是最早发生衰竭的器官。目前认为，感染、创伤后的全身炎症反应是导致 ARDS 的根本原因。控制原发病，遏制其诱导的全身失控性炎症反应，是预防和治疗ALI/ARDS的必要措施。

推荐意见 1：积极控制原发病是遏制 ALI/ARDS 发展的必要措施（推荐级别：E 级）。

（二）呼吸支持治疗

1. 氧疗

ALI/ARDS 患者吸氧治疗的目的是改善低氧血症，使动脉血氧分压（PaO_2）达到 8.0～10.7 kPa（60～80 mmHg）。可根据低氧血症改善的程度和治疗反应调整氧疗方式，首先使用鼻导管，当需要较高的吸氧浓度时，可采用可调节吸氧浓度的文丘里面罩或带贮氧袋的非重吸式氧气面罩。ARDS 患者往往低氧血症严重，大多数患者一旦诊断明确，常规的氧疗常常难以奏效，机械通气仍然是最主要的呼吸支持手段。

推荐意见 2：氧疗是纠正 ALI/ARDS 患者低氧血症的基本手段（推荐级别：E 级）。

2. 无创机械通气

无创机械通气（NIV）可以避免气管插管和气管切开引起的并发症，近年来得到了广泛的推广应用。尽管随机对照试验（RCT）证实 NIV 治疗 COPD 和心源性肺水肿导致的急性呼吸衰竭的疗效肯定，但是 NIV 在急性低氧性呼吸衰竭中的应用却存在很多争议。迄今为止，尚无足够的资料显示 NIV 可以作为 ALI/ARDS 导致的急性低氧性呼吸衰竭的常规治疗方法。

不同研究中 NIV 对急性低氧性呼吸衰竭的治疗效果差异较大，可能与导致低氧性呼吸衰竭的病因不同有关。2004 年一项荟萃分析显示，在不包括 COPD 和心源性肺水肿的急性低氧性呼吸衰竭患者中，与标准氧疗相比，NIV 可明显降低气管插管率，并有降低 ICU 住院时间及住院病死率的趋势。但分层分析显示 NIV 对 ALI/ARDS 的疗效并不明确。最近 NIV 治疗 54 例 ALI/ARDS 患者的临床研究显示，70% 的患者应用 NIV 治疗无效。逐步回归分析显示，休克、严重低氧血症和代谢性酸中毒是 ARDS 患者 NIV 治疗失败的预测指标。一项 RCT 研究显示，与标准氧疗比较，NIV 虽然在应用第 1 小时明显改善ALI/ARDS患者的氧合，但不能降低气管插管率，也不改善患者预后。可见，ALI/ARDS 患者应慎用 NIV。

推荐意见 3：预计病情能够短期缓解的早期 ALI/ARDS 患者可考虑应用无创机械通气（推荐级别：C 级）。

推荐意见 4：合并免疫功能低下的 ALI/ARDS 患者早期可首先试用无创机械通气（推荐级别：C 级）。

推荐意见 5：应用无创机械通气治疗 ALI/ARDS 应严密监测患者的生命体征及治疗反应。神志不清、休克、气道自洁能力障碍的 ALI/ARDS 患者不宜应用无创机械通气（推荐级别：C 级）。

3. 有创机械通气

（1）机械通气的时机选择：ARDS 患者经高浓度吸氧仍不能改善低氧血症时，应气管插管进行有创机械通气。ARDS 患者呼吸功明显增加，表现为严重的呼吸困难，早期气管插管机械通气可降低呼吸功，改善呼吸困难。虽然目前缺乏 RCT 研究评估早期气管插管对 ARDS 的治疗意义，但一般认为，气管插管和有创机械通气能更有效地改善低氧血症，降低呼吸功，缓解呼吸窘迫，并能够更有效地改善全身缺氧，防止肺外器官功能损害。

推荐意见 6：ARDS 患者应积极进行机械通气治疗（推荐

级别：E 级）。

（2）肺保护性通气：由于 ARDS 患者大量肺泡塌陷，肺容积明显减少，常规或大潮气量通气易导致肺泡过度膨胀和气道平台压过高，加重肺及肺外器官的损伤。

推荐意见 7：对 ARDS 患者实施机械通气时应采用肺保护性通气策略，气道平台压不应超过 $30\sim35$ cmH$_2$O（推荐级别：B 级）。

（3）肺复张：充分复张 ARDS 塌陷肺泡是纠正低氧血症和保证 PEEP 效应的重要手段。为限制气道平台压而被迫采取的小潮气量通气往往不利于 ARDS 塌陷肺泡的膨胀，而 PEEP 维持肺复张的效应依赖于吸气期肺泡的膨胀程度。目前临床常用的肺复张手法包括控制性肺膨胀、PEEP 递增法及压力控制法（PCV 法）。其中实施控制性肺膨胀采用恒压通气方式，推荐吸气压为 $30\sim45$ cmH$_2$O，持续时间为 $30\sim40$ s。

推荐意见 8：可采用肺复张手法促进 ARDS 患者的塌陷肺泡复张，改善氧合（推荐级别：E 级）。

（4）PEEP 的选择：ARDS 广泛肺泡塌陷不但可导致顽固的低氧血症，而且部分可复张的肺泡周期性塌陷开放而产生剪切力，会导致或加重呼吸机相关性肺损伤。充分复张塌陷肺泡后应用适当水平的 PEEP 防止呼气末肺泡塌陷，改善低氧血症，并避免剪切力，防治呼吸机相关性肺损伤。因此，ARDS 应采用能防止肺泡塌陷的最低 PEEP。

推荐意见 9：应使用能防止肺泡塌陷的最低 PEEP，有条件的情况下，应根据静态 P-V 曲线低位转折点压力 $+2$ cmH$_2$O 来确定PEEP（推荐级别：C 级）。

（5）自主呼吸：自主呼吸过程中膈肌主动收缩可增加 ARDS 患者肺重力依赖区的通气，改善通气血流比例失调，改善氧合。一项前瞻对照研究显示，与控制通气相比，保留自主呼吸的患者镇静剂使用量、机械通气时间和 ICU 住院时间均明显减少。因此，在循环功能稳定、人机协调性较好的情况下，ARDS 患者机械通气时有必要保留自主呼吸。

推荐意见 10：ARDS 患者机械通气时应尽量保留自主呼吸（推荐级别：C 级）。

（6）半卧位：ARDS 患者合并 VAP 往往使肺损伤进一步恶化，预防 VAP 具有重要的临床意义。机械通气患者平卧位易发生 VAP。研究表明，由于气管插管或气管切开导致声门的关闭功能丧失，机械通气患者胃肠内容物易反流误吸进入下呼吸道，导致 VAP。<30°角的平卧位是院内获得性肺炎的独立危险因素。

推荐意见 11：若无禁忌证，机械通气的 ARDS 患者应采用 30°~45°半卧位（推荐级别：B 级）。

（7）俯卧位通气：俯卧位通气通过降低胸腔内压力梯度、促进分泌物引流和促进肺内液体移动，明显改善氧合。

推荐意见 12：常规机械通气治疗无效的重度 ARDS 患者，若无禁忌证，可考虑采用俯卧位通气（推荐级别：D 级）。

（8）镇静镇痛与肌松：机械通气患者应考虑使用镇静镇痛剂，以缓解焦虑、躁动、疼痛，减少过度的氧耗。合适的镇静状态、适当的镇痛是保证患者安全和舒适的基本环节。

推荐意见 13：对机械通气的 ARDS 患者，应制订镇静方案（镇静目标和评估）（推荐级别：B 级）。

推荐意见 14：对机械通气的 ARDS 患者，不推荐常规使用肌松剂（推荐级别：E 级）。

4. 液体通气

部分液体通气是在常规机械通气的基础上经气管插管向肺内注入相当于功能残气量的全氟碳化合物，以降低肺泡表面张力，促进肺重力依赖区塌陷肺泡复张。

5. 体外膜氧合技术（ECMO）

建立体外循环后可减轻肺负担，有利于肺功能恢复。

（三）ALI/ARDS 药物治疗

1. 液体管理

高通透性肺水肿是 ALI/ARDS 的病理生理特征，肺水肿的程度与 ALI/ARDS 的预后呈正相关。因此，通过积极的液体管理，改善 ALI/ARDS 患者的肺水肿具有重要的临床意义。

研究显示，液体负平衡与感染性休克患者病死率的降低显著相关，且对于创伤导致的 ALI/ARDS 患者，液体正平衡使患者的病死率明显增加。应用利尿药减轻肺水肿可能改善肺部病理情况，缩短机械通气时间，进而减少呼吸机相关性肺炎等并发症的发生。但是利尿减轻肺水肿的过程可能会导致心排血量下降，器官灌注不足。因此，ALI/ARDS 患者的液体管理必须考虑两者的平衡，必须在保证脏器灌注的前提下进行。

推荐意见 15：在保证组织器官灌注的前提下，应实施限制性的液体管理，有助于改善 ALI/ARDS 患者的氧合和肺损伤（推荐级别：B 级）。

推荐意见 16：存在低蛋白血症的 ARDS 患者，可通过补充清蛋白等胶体溶液和应用利尿药，有助于实现液体负平衡，并改善氧合（推荐级别：C 级）。

2. 糖皮质激素

全身和局部的炎症反应是 ALI/ARDS 发生和发展的重要机制，研究显示血浆和肺泡灌洗液中的炎症因子浓度升高与 ARDS 的病死率呈正相关。长期以来，大量的研究试图应用糖皮质激素控制炎症反应，预防和治疗 ARDS。早期的三项多中心 RCT 研究观察了大剂量糖皮质激素对 ARDS 的预防和早期治疗作用，结果糖皮质激素既不能预防 ARDS 的发生，对早期 ARDS 也没有治疗作用。但对于过敏原因导致的 ARDS 患者，早期应用糖皮质激素经验性治疗可能有效。此外感染性休克并发 ARDS 的患者，如合并有肾上腺皮质功能不全，可考虑应用替代剂量的糖皮质激素。

推荐意见 17：不推荐常规应用糖皮质激素预防和治疗 ARDS（推荐级别：B 级）。

3. 一氧化氮（NO）吸入

NO 吸入可选择性地扩张肺血管，而且 NO 分布于肺内通气良好的区域，可扩张该区域的肺血管，显著降低肺动脉压，减少肺内分流，改善通气血流比例失调，并且可减少肺水肿形成。临床研究显示，NO 吸入可使约 60％的 ARDS 患者氧合改善，同时肺动脉压、肺内分流明显下降，但对平均动脉压和心排血量无明显影响。但是氧合改善效果也仅限于开始 NO 吸入治疗的 24～48 h 内。两个 RCT 研究证实 NO 吸入并不能改善 ARDS 的病死率。因此，吸入 NO 不宜作为 ARDS 的常规治疗手段，仅在一般治疗无效的严重低氧血症时可考虑应用。

推荐意见 18：不推荐吸入 NO 作为 ARDS 的常规治疗（推荐级别：A 级）。

4. 肺泡表面活性物质

ARDS 患者存在肺泡表面活性物质减少或功能丧失，易引起肺泡塌陷。肺泡表面活性物质能降低肺泡表面张力，减轻肺炎症反应，阻止氧自由基对细胞膜的氧化损伤。目前肺泡表面活性物质的应用仍存在许多尚未解决的问题，如最佳用药剂量、具体给药时间、给药间隔和药物来源等。因此，尽管早期补充肺表面活性物质有助于改善氧合，还不能将其作为 ARDS 的常规治疗手段。有必要进一步研究，明确其对 ARDS 预后的影响。

5. 前列腺素 E_1

前列腺素 E_1（PGE_1）不仅是血管活性药物，还具有免疫调节作用，可抑制巨噬细胞和中性粒细胞的活性，发挥抗炎作用。但是 PGE_1 没有组织特异性，静脉注射 PGE_1 会引起全身血管舒张，导致低血压。静脉注射 PGE_1 用于治疗 ALI/ARDS 目前已经完成了多个 RCT 研究，但无论是持续静脉注射 PGE_1，还是间断静脉注射脂质体 PGE_1，与安慰剂组相比，PGE_1 组在 28d 的病死率、机械通气时间和氧合等方面并无益处。有研究报道吸入型 PGE_1 可以改善氧合，但这需要进一步的 RCT 来研究证实。因此，只有在 ALI/ARDS 患者低氧血症难以纠正时，可以考虑吸入 PGE_1 治疗。

6. N-乙酰半胱氨酸和丙半胱氨酸

抗氧化剂 N-乙酰半胱氨酸（NAC）和丙半胱氨酸（procysteine）通过提供合成谷胱甘肽（GSH）的前体物质半胱氨酸，提高细胞内 GSH 水平，依靠 GSH 氧化还原反应来清除体内氧自由基，从而减轻肺损伤。静脉注射 NAC 对 ALI 患者可以显著改善全身氧合和缩短机械通气时间。而近期在 ARDS 患者中进行的 Ⅱ 临床试验证实，NAC 有缩短肺损伤病程和阻止肺外器官衰竭的趋势，不能减少机械通气时间和降低病死率。丙半胱氨酸的 Ⅱ、Ⅲ 期临床试验也证实不能改善 ARDS 患者预后。因此，尚无足够证据支持 NAC 等抗氧化剂用于治疗 ARDS。

7. 环氧化酶抑制剂

布洛芬等环氧化酶抑制剂可抑制 ALI/ARDS 患者血栓素 A2 的合成，对炎症反应有强烈的抑制作用。小规模临床研究发现布洛芬可改善全身性感染患者的氧合与呼吸力学。对严重感染的临床研究也发现布洛芬可以降低体温、减慢心率和减轻酸中毒，但是亚组分析（ARDS 患者 130 例）显示，布洛芬既不能降低危重 ARDS 患者的患病率，也不能改善 ARDS 患者的 30d 生存率。因此，布洛芬等环氧化酶抑制剂尚不能用于 ALI/ARDS 的常规治疗。

8. 细胞因子单克隆抗体或拮抗药

炎症性细胞因子在 ALI/ARDS 发病中具有重要作用。动物实验应用单克隆抗体或拮抗药中和肿瘤坏死因子（TNF）、白细胞介素（IL）-1 和 IL-8 等细胞因子可明显减轻肺损伤，但多数临床试验获得阴性结果。细胞因子单克隆抗体或拮抗药是否能够用于 ALI/ARDS 的治疗，目前尚缺乏临床研究证据。因此，不推荐抗细胞因子单克隆抗体或拮抗药用于 ARDS 治疗。

9. 己酮可可碱及其衍化物利索茶碱

己酮可可碱（pentoxifylline）及其衍化物利索茶碱（lisofylline）均可抑制中性粒细胞的趋化和激活，减少促炎因子 TNFA、IL-1 和 IL-6 等释放，利索茶碱还可抑制氧自由基释放。但目前尚无 RCT 试验证实己酮可可碱对 ALI/ARDS 的疗效。因此，己酮可可碱或利索茶碱不推荐用于 ARDS 的治疗。

10. 重组人活化蛋白 C

重组人活化蛋白 C（rhAPC）具有抗血栓、抗炎和纤溶特性，已被试用于治疗严重感染。Ⅲ期临床试验证实，持续静脉注射 rhAPC 24 μg/（kg·h）×96 h 可以显著改善重度严重感染患者（APACHE Ⅱ>25）的预后。基于 ARDS 的本质是全身性炎症反应，且凝血功能障碍在 ARDS 发生中具有重要地位，rhAPC 有可能成为 ARDS 的治疗手段。但目前尚无证据表明 rhAPC 可用于 ARDS 治疗，当然在严重感染导致的重度 ARDS 患者，如果没有禁忌证，可考虑应用 rhAPC。rhAPC 高昂的治疗费用也限制了它的临床应用。

11. 酮康唑

酮康唑是一种抗真菌药，但可抑制白三烯和血栓素 A2 合成，同时还可抑制肺泡巨噬细胞释放促炎因子，有可能用于 ARDS 的治疗。但是目前没有证据支持酮康唑可用于 ARDS 的常规治疗，同时为避免耐药，对于酮康唑的预防性应用也应慎重。

12. 鱼油

鱼油富含 ω-3 脂肪酸，如二十二碳六烯酸（DHA）、二十碳五烯酸（EPA）等，也具有免疫调节作用，可抑制二十烷花生酸样促炎因子释放，并促进 PGE_1 生成。研究显示，通过肠道为 ARDS 患者补充 EPA、γ-亚油酸和抗氧化剂，可使患者肺泡灌洗液内中性粒细胞减少，IL-8 释放受到抑制，病死率降低。对机械通气的 ALI 患者的研究也显示，肠内补充 EPA 和 γ-亚油酸可以显著改善氧合和肺顺应性，明显缩短机械通气时间，但对生存率没有影响。

推荐意见 19：补充 EPA 和 γ-亚油酸有助于改善 ALI/ARDS 患者氧合，缩短机械通气时间（推荐级别：C 级）。

第二节　重症哮喘

支气管哮喘（简称哮喘）是常见的慢性呼吸道疾病之一，近年来其患病率在全球范围内有逐年增加的趋势，参照全球哮喘防治创议（GINA）和我国 2008 年版支气管哮喘防治指南，将定义重新修订为哮喘是由多种细胞包括气道的炎性细胞和结构细胞（如嗜酸性粒细胞、肥大细胞、T淋巴细胞、中性粒细胞、平滑肌细胞、气道上皮细胞等）和细胞组分参与的气道慢性炎症性疾病。这种慢性炎症导致气道高反应性，通常出现广泛多变的可逆性气流受限，并引起反复发作性的喘息、气急、胸闷或咳嗽等症状，常在夜间和（或）清晨发作、加剧，多数患者可自行缓解或经治疗缓解。如果哮喘急性发作，虽经积极吸入糖皮质激素（$\leqslant 1\,000\ \mu g/d$）和应用长效 β_2 受体激动药或茶碱类药物治疗数小时，病情不缓解或继续恶化；或哮喘呈暴发性发作，哮喘发作后短时间内即进入危重状态，则称为重症哮喘。如病情不能得到有效控制，可迅速发展为呼吸衰竭而危及生命，故需住院治疗。

一、病因和发病机制

（一）病因

哮喘的病因还不十分清楚，目前认为同时受遗传因素和环境因素的双重影响。

（二）发病机制

哮喘的发病机制不完全清楚，可能是免疫—炎症反应、神经机制和气道高反应性及其之间的相互作用。重症哮喘目前已经基本明确的发病因素主要有以下几种。

1. 诱发因素的持续存在

诱发因素的持续存在使机体持续地产生抗原—抗体反应，发生气道炎症、气道高反应性和支气管痉挛，在此基础上，支气管黏膜充血水肿、大量黏液分泌并形成黏液栓，阻塞气道。

2. 呼吸道感染

细菌、病毒及支原体等的感染可引起支气管黏膜充血肿胀及分泌物增加，加重气道阻塞；某些微生物及其代谢产物还可以作为抗原引起免疫—炎症反应，使气道高反应性加重。

3. 糖皮质激素使用不当

长期使用糖皮质激素常常伴有下丘脑—垂体—肾上腺皮质轴

功能抑制，突然减量或停用，可造成体内糖皮质激素水平的突然降低，造成哮喘的恶化。

4. 脱水、痰液黏稠、电解质紊乱

哮喘急性发作时，呼吸道丢失水分增加、多汗造成机体脱水，痰液黏稠不易咳出而阻塞大小气道，加重呼吸困难，同时由于低氧血症可使无氧酵解增加，酸性代谢产物增加，合并代谢性酸中毒，使病情进一步加重。

5. 精神心理因素

许多学者提出心理社会因素通过对中枢神经、内分泌和免疫系统的作用而导致哮喘发作，是使支气管哮喘发病率和死亡率升高的一个重要因素。

二、病理生理

重症哮喘的支气管黏膜充血水肿、分泌物增多甚至形成黏液栓以及气道平滑肌的痉挛导致呼吸道阻力在吸气和呼气时均明显升高，小气道阻塞，肺泡过度充气，肺内残气量增加，加重吸气肌肉的负荷，降低肺的顺应性，内源性呼气末正压（PEEPi）增大，导致吸气功耗增大。小气道阻塞，肺泡过度充气，相应区域毛细血管的灌注减低，引起肺泡通气/血流（V/Q）比例的失调，患者常出现低氧血症，多数患者表现为过度通气，通常 $PaCO_2$ 降低，若 $PaCO_2$ 正常或升高，应警惕呼吸衰竭的可能性或是否已经发生了呼吸衰竭。重症哮喘患者，若气道阻塞不迅速解除，潮气量将进行性下降，最终将会发生呼吸衰竭。哮喘发作持续不缓解，也可能出现血液循环的紊乱。

三、临床表现

（一）症状

重症哮喘患者常出现极度严重的呼气性呼吸困难、被迫采取坐位或端坐呼吸，干咳或咳大量白色泡沫痰，不能讲话、紧张、焦虑、恐惧、大汗淋漓。

（二）体征

患者常出现呼吸浅快，呼吸频率>30 次/分，可有三凹征，呼气期两肺满布哮鸣音，也可哮鸣音不出现，即所谓的"寂静胸"，心率增快（＞120 次/分），可有血压下降，部分患者出现奇脉、胸腹反常运动、意识障碍，甚至昏迷。

四、实验室检查和其他检查

（一）痰液检查

哮喘患者痰涂片显微镜下可见到较多嗜酸性粒细胞、脱落的上皮细胞。

（二）呼吸功能检查

哮喘发作时，呼气流速指标均显著下降，第 1 秒钟用力呼气容积（FEV_1）、第 1 秒钟用力呼气容积占用力肺活量比值（$FEV_1/FVC\%$，即 1 秒率）以及呼气峰值流速（PEF）均减少。肺容量指标可见用力肺活量减少、残气量增加、功能残气量和肺总量增加，残气占肺总量百分比增高。大多数成人哮喘患者呼气峰值流速＜50％预计值则提示重症发作，呼气峰值流速＜33％预计值提示危重或致命性发作，需做血气分析检查以监测病情。

（三）血气分析

由于气道阻塞且通气分布不均，通气/血流比例失衡，大多数重症哮喘患者有低氧血症，PaO_2＜8.0 kPa（60 mmHg），少数患者 PaO_2＜6.0 kPa（45 mmHg），过度通气可使 $PaCO_2$ 降低，pH 上升，表现为呼吸性碱中毒；若病情进一步发展，气道阻塞严重，可有缺氧及二氧化碳潴留，$PaCO_2$ 上升，血 pH 下降，出现呼吸性酸中毒；若缺氧明显，可合并代谢性酸中毒。$PaCO_2$ 正常往往是哮喘恶化的指标，高碳酸血症是哮喘危重的表现，需给予足够的重视。

（四）胸部 X 线检查

早期哮喘发作时可见两肺透亮度增强，呈过度充气状态，并发呼吸道感染时可见肺纹理增加及炎性浸润阴影。重症哮喘要注意气胸、纵隔气肿及肺不张等并发症的存在。

（五）心电图检查

重症哮喘患者心电图常表现为窦性心动过速、电轴右偏，偶见肺性 P 波。

五、诊断

（一）哮喘的诊断标准

（1）反复发作喘息、气急、胸闷或咳嗽，多与接触变应原、冷空气、物理、化学性刺激以及病毒性上呼吸道感染、运动等有关。

（2）发作时双肺可闻及散在或弥漫性、以呼气相为主的哮鸣音，呼气相延长。

（3）上述症状和体征可经治疗缓解或自行缓解。

（4）除外其他疾病所引起的喘息、气急、胸闷和咳嗽。

（5）临床表现不典型者（如无明显喘息或体征），应至少具备以下 1 项试验阳性：①支气管激发试验或运动激发试验阳性。②支气管舒张试验阳性，第 1 秒用呼气容积增加≥12％，且第 1 秒用呼气容积增加绝对值≥200 mL。③呼气峰值流速日内（或 2 周）变异率≥20％。

符合（1）～（4）条或（4）～（5）条者，可以诊断为哮喘。

（二）哮喘的分期及分级

根据临床表现哮喘可分为急性发作期、慢性持续期和临床缓解期。急性发作是指喘息、气促、咳嗽、胸闷等症状突然发生，或原有症状急剧加重，常有呼吸困难，以呼气流量降低为其特征，常因接触变应原、刺激物或呼吸道感染诱发。哮喘急性发作时病情严重程度可分为轻度、中度、重度、危重四级（表 7-2）。

六、鉴别诊断

（一）左侧心力衰竭引起的喘息样呼吸困难

（1）患者多有高血压、冠状动脉粥样硬化性心脏病、风湿性心脏病和二尖瓣狭窄等病史和体征。

（2）阵发性咳嗽，咳大量粉红色泡沫痰，两肺可闻及广泛的湿啰音和哮鸣音，左心界扩大，心率增快，心尖部可闻及奔马律。

（3）胸部 X 线及心电图检查符合左心病变。

表 7-2　哮喘急性发作时病情严重程度的分级

临床特点	轻度	中度	重度	危重
气短	步行、上楼时	稍事活动	休息时	
体位	可平卧	喜坐位	端坐呼吸	
谈话方式	连续成句	常有中断	仅能说出字和词	不能说话
精神状态	可有焦虑或尚安静	时有焦虑或烦躁	常有焦虑、烦躁	嗜睡、意识模糊
出汗	无	有	大汗淋漓	
呼吸频率（次/分）	轻度增加	增加	>30	
辅助呼吸肌活动及三凹征	常无	可有	常有	胸腹矛盾运动
哮鸣音	散在，呼气末期	响亮、弥漫	响亮、弥漫	减弱、甚至消失
脉率（次/分）	<100	100～120	>120	脉率变慢或不规则
奇脉（深吸气时收缩压下降，mmHg）	无，<10	可有，10～25	常有，>25	无
使用 β_2 受体激动药后呼气峰值流速占预计值或个人最佳值%	>80%	60%～80%	<60%或<100 L/min或作用时间<2 h	
PaO_2（吸空气，mmHg）	正常	≥60	<60	<60
$PaCO_2$（mmHg）	<45	≤45	>45	>45
SaO_2（吸空气，%）	>95	91～95	≤90	≤90
pH				降低

注：（mmHg）×0.133＝（kPa）

（4）鉴别困难时，可雾化吸入 β_2 受体激动药或静脉注射氨茶碱缓解症状后，进一步检查，忌用肾上腺素或吗啡，以免造成危险。

（二）慢性阻塞性肺疾病

（1）中老年人多见，起病缓慢、病程较长，多有长期吸烟或接触有害气体的病史。

（2）慢性咳嗽、咳痰，晨间咳嗽明显，气短或呼吸困难逐渐加重。有肺气肿体征，两肺可闻及湿啰音。

（3）慢性阻塞性肺疾病急性加重期和哮喘区分有时十分困难，用支气管扩张药和口服或吸入激素做治疗性试验可能有所帮助。慢性阻塞性肺疾病也可与哮喘合并同时存在。

（三）上气道阻塞

（1）呼吸道异物者有异物吸入史。

（2）中央型支气管肺癌、气管支气管结核、复发性多软骨炎等气道疾病，多有相应的临床病史。

（3）上气道阻塞一般出现吸气性呼吸困难。

（4）胸部 X 线摄片、CT、痰液细胞学或支气管镜检查有助于诊断。

（5）平喘药物治疗效果不佳。

此外，应和变态反应性肺浸润、自发性气胸等相鉴别。

七、急诊处理

哮喘急性发作的治疗取决于发作的严重程度以及对治疗的反应。对于具有哮喘相关死亡高危因素的患者，应给予高度重视。高危患者包括：①曾经有过气管插管和机械通气的濒于致死性哮喘的病史。②在过去 1 年中因为哮喘而住院或看急诊。③正在使用或最近刚刚停用口服糖皮质激素。④目前未使用吸入糖皮质激素。⑤过分依赖速效 β_2 受体激动药，特别是每月使用沙丁胺醇（或等效药物）超过 1 支的患者。⑥有心理疾病或社会心理问题，包括使用镇静药。⑦有对哮喘治疗不依从的历史。

（一）轻度和部分中度急性发作哮喘患者可在家庭中或社区中治疗

治疗措施主要为重复吸入速效 β_2 受体激动药，在第 1 小时每次吸入沙丁胺醇 $100 \sim 200\ \mu g$ 或特布他林 $250 \sim 500\mu g$，必要时每 20 分钟重复 1 次，随后根据治疗反应，轻度调整为 $3 \sim 4\ h$ 再用 $2 \sim 4$ 喷，中度 $1 \sim 2\ h$ 用 $6 \sim 10$ 喷。如果对吸入性 β_2 受体激动药反应良好（呼吸困难显著缓解，呼气峰值流速占预计值 $>80\%$ 或个人最佳值，且疗效维持 $3 \sim 4\ h$），通常不需要使用其他药物。如果治疗反应不完全，尤其是在控制性治疗的基础上发生的急性发作，应尽早口服糖皮质激素（泼尼龙 $0.5 \sim 1\ mg/kg$ 或等效剂量的其他激素），必要时到医院就诊。

（二）部分中度和所有重度急性发作均应到急诊室或医院治疗

1. 联合雾化吸入 β_2 受体激动药和抗胆碱能药物

β_2 受体激动药通过对气道平滑肌和肥大细胞等细胞膜表面的 β_2 受体的作用，舒张气道平滑肌、减少肥大细胞脱颗粒和介质的释放等，缓解哮喘症状。重症哮喘时应重复使用速效 β_2 受体激动药，推荐初始治疗时连续雾化给药，随后根据需要间断给药（6 次/天）。雾化吸入抗胆碱药物，如溴化异丙托品（常用剂量为 $50 \sim 125\ \mu g$，$3 \sim 4$ 次/天）、溴化氧托品等可阻断节后迷走神经传出支，通过降低迷走神经张力而舒张支气管，与 β_2 受体激动药联合使用具有协同、互补作用，能够取得更好的支气管舒张作用。

2. 静脉使用糖皮质激素

糖皮质激素是最有效的控制气道炎症的药物，重度哮喘发作时应尽早静脉使用糖皮质激素，特别是对吸入速效 β_2 受体激动药初始治疗反应不完全或疗效不能维持者。如静脉及时给予琥珀酸氢化可的松（$400 \sim 1\ 000\ mg/d$）或甲泼尼龙（$80 \sim 160\ mg/d$），分次给药，待病情得到控制和缓解后，改为口服给药（如静脉使用激素 $2 \sim 3\ d$，继之以口服激素 $3 \sim 5\ d$），静脉给药和口服给药的序贯疗法有可能减少激素用量和不良反应。

3. 静脉使用茶碱类药物

茶碱具有舒张支气管平滑肌作用，并具有强心、利尿、扩张冠状动脉、兴奋呼吸中枢和呼吸肌等作用。临床上在治疗重症哮喘时静脉使用茶碱作为症状缓解药，静脉注射氨茶碱〔首次剂量为 $4\sim6$ mg/kg，注射速度不宜超过 0.25 mg/（kg·min），静脉滴注维持剂量为 $0.6\sim0.8$ mg/（kg·h）〕，茶碱可引起心律失常、血压下降、甚至死亡，其有效、安全的血药浓度范围应在 $6\sim15\mu$g/mL，在有条件的情况下应监测其血药浓度，及时调整浓度和滴速。发热、妊娠，抗结核治疗可以降低茶碱的血药浓度；而肝疾患、充血性心力衰竭以及合用西咪替丁（甲氰咪胍）、喹诺酮类、大环内酯类药物等可影响茶碱代谢而使其排泄减慢，增加茶碱的毒性作用，应引起重视，并酌情调整剂量。

4. 静脉使用 β_2 受体激动药

平喘作用较为迅速，但因全身不良反应的发生率较高，国内较少使用。

5. 氧疗

使 $SaO_2\geqslant90\%$，吸氧浓度一般 30% 左右，必要时增加至 50%，如有严重的呼吸性酸中毒和肺性脑病，吸氧浓度应控制在 30% 以下。

6. 气管插管机械通气

重度和危重哮喘急性发作经过氧疗、全身应用糖皮质激素、β_2 受体激动药等治疗，临床症状和肺功能无改善，甚至继续恶化，应及时给予机械通气治疗，其指征主要包括意识改变、呼吸肌疲劳、$PaCO_2\geqslant6.0$ kPa（45 mmHg）等。可先采用经鼻（面）罩无创机械通气，若无效应及早行气管插管机械通气。哮喘急性发作机械通气需要较高的吸气压，可使用适当水平的呼气末正压治疗。如果需要过高的气道峰压和平台压才能维持正常通气容积，可试用允许性高碳酸血症通气策略以减少呼吸机相关肺损伤。

第三节　重症肺炎

肺炎是指终末气道、肺泡和肺间质的炎症，可由病原微生物、理化因素、免疫损伤、过敏及药物所致。细菌性肺炎是最常见的肺炎，也是最常见的感染性疾病之一。

目前肺炎按患病环境分成社区获得性肺炎（community-acquired pneumonia，CAP）和医院获得性肺炎（hospital-acquired pneumonia，HAP），CAP 是指在医院外罹患的感染性肺实质炎症，包括具有明确潜伏期的病原体感染而在入院后平均潜伏期内发病的肺炎。HAP 亦称医院内肺炎（nosocomial pneumonia，NP），是指患者入院时不存在，也不处于潜伏期，而于入院 48 h 后在医院（包括老年护理院、康复院等）内发生的肺炎。HAP 还包括呼吸机相关性肺炎（ventilator associated pneumonia，VAP）和卫生保健相关性肺炎（healthcare associated pneumonia，HCAP）。CAP 和 HAP 年发病率分别约为 12/1 000 人口和 5/1000～10/1000住院患者，近年发病率有增加的趋势。肺炎病死率门诊肺炎患者＜1%～5%，住院患者平均为12%，入住重症监护病房（ICU）者约40%。发病率和病死率高的原因与社会人口老龄化、吸烟、伴有基础疾病和免疫功能低下有关，如慢性阻塞性肺病、心力衰竭、肿瘤、糖尿病、尿毒症、神经疾病、药瘾、嗜酒、艾滋病、久病体衰、大型手术、应用免疫抑制剂和器官移植等。此外，亦与病原体变迁、耐药菌增加、HAP 发病率增加、病原学诊断困难、不合理使用抗生素和部分人群贫困化加剧等有关。

重症肺炎至今仍无普遍认同的定义，需入住 ICU 者可认为是重症肺炎。目前一般认为，如果肺炎患者的病情严重到需要通气支持（急性呼吸衰竭、严重气体交换障碍伴高碳酸血症或持续低氧血症）、循环支持（血流动力学障碍、外周低灌注）及加强监护治疗（肺炎引起的脓毒症或基础疾病所致的其他器官功能障碍）

时可称为重症肺炎。

一、病因和发病机制

正常的呼吸道免疫防御机制（支气管内黏液－纤毛运载系统、肺泡巨噬细胞等细胞防御的完整性等）使气管隆凸以下的呼吸道保持无菌。是否发生肺炎决定于两个因素：病原体和宿主因素。如果病原体数量多，毒力强和（或）宿主呼吸道局部和全身免疫防御系统损害，即可发生肺炎。病原体可通过下列途径引起社区获得性肺炎：①空气吸入。②血行播散。③邻近感染部位蔓延。④上呼吸道定植菌的误吸。医院获得性肺炎还可通过误吸胃肠道的定植菌（胃食管反流）和通过人工气道吸入环境中的致病菌引起。病原体直接抵达下呼吸道后，孳生繁殖，引起肺泡毛细血管充血、水肿，肺泡内纤维蛋白渗出及细胞浸润。

二、诊断

（一）临床表现特点

1. 社区获得性肺炎

（1）新近出现的咳嗽、咳痰或原有呼吸道疾病症状加重，并出现脓性痰，伴或不伴胸痛。

（2）发热。

（3）肺实变体征和（或）闻及湿性啰音。

（4）白细胞 $>10 \times 10^9/L$ 或 $<4 \times 10^9/L$，伴或不伴细胞核左移。

（5）胸部 X 线检查显示片状、斑片状浸润性阴影或间质性改变，伴或不伴胸腔积液。

以上 1～4 项中任何 1 项加第 5 项，除外非感染性疾病可做出诊断。CAP 常见病原体为肺炎链球菌、支原体、衣原体、流感嗜血杆菌和呼吸病毒（甲、乙型流感病毒，腺病毒、呼吸道合胞病毒和副流感病毒）等。

2. 医院获得性肺炎

住院患者 X 线检查出现新的或进展的肺部浸润影加上下

列 3 个临床症候中的 2 个或以上可以诊断为肺炎。

（1）发热超过 38℃。

（2）血白细胞增多或减少。

（3）脓性气道分泌物。

HAP 的临床表现、实验室和影像学检查特异性低，应注意与肺不张、心力衰竭和肺水肿、基础疾病肺侵犯、药物性肺损伤、肺栓塞和急性呼吸窘迫综合征等相鉴别。无感染高危因素患者的常见病原体依次为肺炎链球菌、流感嗜血杆菌、金黄色葡萄球菌、大肠埃希菌、肺炎克雷白杆菌等；有感染高危因素患者为金黄色葡萄球菌、铜绿假单胞菌、肠杆菌属、肺炎克雷白杆菌等。

（二）重症肺炎的诊断标准

不同国家制订的重症肺炎的诊断标准有所不同，各有优缺点，但一般均注重对客观生命体征、肺部病变范围、器官灌注和氧合状态的评估，临床医师可根据具体情况选用。以下列出目前常用的几项诊断标准。

1. 中华医学会呼吸病学分会 2006 年颁布的重症肺炎诊断标准

（1）意识障碍。

（2）呼吸频率≥30 次/分。

（3）$PaO_2 < 8.0$ kPa（60 mmHg）、氧合指数（PaO_2/FiO_2）< 39.90 kPa（300 mmHg），需行机械通气治疗。

（4）动脉收缩压＜12.0 kPa（90 mmHg）。

（5）并发脓毒性休克。

（6）X 线胸片显示双侧或多肺叶受累，或入院 48 h 内病变扩大≥50%。

（7）少尿：尿量＜20 mL/h，或＜80 mL/4 h，或急性肾衰竭需要透析治疗。

符合 1 项或以上者可诊断为重症肺炎。

2. 美国感染病学会（IDSA）和美国胸科学会（ATS）2007 年新修订的诊断标准

具有 1 项主要标准或 3 项或以上次要标准可认为是重症肺炎，

需要入住 ICU。

（1）主要标准：①需要有创通气治疗。②脓毒性休克需要血管收缩剂。

（2）次要标准：①呼吸频率≥30 次/分。②PaO_2/FiO_2≤250。③多叶肺浸润。④意识障碍/定向障碍；⑤尿毒症（BUN≥7.14 mmol/L）。⑥白细胞减少（白细胞<4×10^9/L）。⑦血小板减少（血小板<10×10^9/L）。⑧低体温（<36 ℃）。⑨低血压需要紧急的液体复苏。

说明：①其他指标也可认为是次要标准，包括低血糖（非糖尿病患者）、急性酒精中毒/酒精戒断、低钠血症、不能解释的代谢性酸中毒或乳酸升高、肝硬化或无脾。②需要无创通气也可等同于次要标准的①和②。③白细胞减少仅系感染引起。

3. 英国胸科学会（BTS）2001 年制订的 CURB（confusion，urea，respiratory rate and blood pressure，CURB）标准

标准一：存在以下 4 项核心标准的 2 项或以上即可诊断为重症肺炎：①新出现的意识障碍。②尿素氮（BUN）＞7 mmol/L。③呼吸频率≥30 次/分。④收缩压<12.0 kPa（90 mmHg）或舒张压≤8.0 kPa（60 mmHg）。

CURB 标准比较简单、实用，应用起来较为方便。

标准二：

（1）存在以上 4 项核心标准中的 1 项且存在以下 2 项附加标准时须考虑有重症倾向。附加标准包括：①PaO_2＜8.0 kPa（60 mmHg）/SaO_2<92%（任何 FiO_2）。②胸片提示双侧或多叶肺炎。

（2）不存在核心标准但存在 2 项附加标准并同时存在以下 2 项基础情况时也须考虑有重症倾向。基础情况包括：①年龄≥50 岁。②存在慢性基础疾病。

如存在标准二中（1）（2）两种有重症倾向的情况时需结合临床进行进一步评判。在（1）情况下需至少 12 h 后进行一次再评估。

CURB—65 即改良的 CURB 标准，标准在符合下列 5 项诊断标准中的 3 项或以上时即考虑为重症肺炎，需考虑收入 ICU 治疗：①新出现的意识障碍。②BUN＞7 mmol/L。③呼吸频率≥30 次/分。④收缩压＜12.0 kPa（90 mmHg）或舒张压≤8.0 kPa（60 mmHg）。⑤年龄≥65 岁。

（三）严重度评价

评价肺炎病情的严重程度对于决定在门诊或入院治疗甚或 ICU 治疗至关重要。肺炎临床的严重性决定于 3 个主要因素：局部炎症程度，肺部炎症的播散和全身炎症反应。除此之外，患者如有下列其他危险因素会增加肺炎的严重度和死亡危险。

1. 病史

年龄＞65 岁；存在基础疾病或相关因素，如慢性阻塞性肺疾病（COPD）、糖尿病、充血性心力衰竭、慢性肾功能不全、慢性肝病、一年内住过院、疑有误吸、神志异常、脾切除术后状态、长期嗜酒或营养不良。

2. 体征

呼吸频率＞30 次/分；脉搏≥120 次/分；血压＜12.0/8.0 kPa（90/60 mmHg）；体温≥40 ℃或≤35 ℃；意识障碍；存在肺外感染病灶如败血症、脑膜炎。

3. 实验室和影像学异常

白细胞＞20×10^9/L 或＜4×10^9/L，或中性粒细胞计数＜1×10^9/L；呼吸空气时 PaO_2＜8.0 kPa（60 mmHg）、PaO_2/FiO_2＜39.9 kPa（300 mmHg），或 $PaCO_2$＞6.7 kPa（50 mmHg）；血肌酐＞106 μmol/L 或 BUN＞7.1 mmol/L；血红蛋白＜90 g/L 或血细胞比容＜30%；血浆清蛋白＜25 g/L；败血症或弥漫性血管内凝血（DIC）的证据，如血培养阳性、代谢性酸中毒、凝血酶原时间和部分凝血活酶时间延长、血小板减少；X 线胸片病变累及一个肺叶以上、出现空洞、病灶迅速扩散或出现胸腔积液。

为使临床医师更精确地做出入院或门诊治疗的决策，近几年用评分方法作为定量的方法在临床上得到了广泛的应用。PORT（肺炎患者预后研究小组，pneumonia outcomes research team）评分系统（表7-3）是目前常用的评价社区获得性肺炎（community acquired pneumonia，CAP）严重度以及判断是否必须住院的评价方法，其也可用于预测 CAP 患者的病死率。其预测死亡风险分级如下：1～2 级，≤70 分，病死率 0.1％～0.6％；3 级，71～90 分，病死率 0.9％；4 级，91～130 分，病死率 9.3％；5 级，＞130 分，病死率27.0％。PORT 评分系统因可以避免过度评价肺炎的严重度而被推荐使用，即其可保证一些没必要住院的患者在院外治疗。

表 7-3 PORT 评分系统

患者特征	分值	患者特征	分值	患者特征	分值
年龄		脑血管疾病	10	实验室和放射学检查	
男性	−10	肾脏疾病	10	pH＜7.35	30
女性	+10	体格检查		BUN＞11 mmol/L（＞30 mg/dL）	20
住护理院		神志改变	20	Na⁺＜130 mmol/L	20
并存疾病		呼吸频率＞30 次/分	20	葡萄糖＞14 mmol/L（＞250 mg/dL）	10
肿瘤性疾病	30	收缩血压＜12.0 kPa（90 mmHg）	20	血细胞比容＜30％	10
肝脏疾病	20	体温＜35 ℃或＞40 ℃	15	PaO₂＜8.0 kPa（60 mmHg）	10
充血性心力衰竭	10	脉率＞12 次/分	10	胸腔积液	10

为避免评价 CAP 肺炎患者的严重度不足，可使用改良的 BTS 重症肺炎标准：呼吸频率≥30 次/分，舒张压≤8.0 kPa（60 mmHg），BUN＞6.8 mmol/L，意识障碍。四个因素中存在两个可确定患者的死亡风险更高。此标准因简单易用，且能较准确地确定 CAP 的预后而被广泛应用。

临床肺部感染积分（clinical pulmonary infection score，CPIS）（表7-4）则主要用于医院获得性肺炎（hospital acquired pneumonia，HAP）包括呼吸机相关性肺炎（ventilator-associated pneumonia，VAP）的诊断和严重度判断，也可用于监测治疗效果。此积分从 0～12 分，积分 6 分时一般认为有肺炎。

表 7-4　临床肺部感染积分评分表

参数	标准	分值
体温	≥36.5 ℃，≤38.4 ℃	0
	≥38.5～38.9 ℃	1
	≥39 ℃，或≤36 ℃	2
白细胞计数（×10⁹）	≥4.0，≤11.0	0
	<4.0，>11.0	1
	杆状核白细胞	2
气管分泌物	<14＋吸引	0
	≥14＋吸引	1
	脓性分泌物	2
氧合指数（PaO₂/FiO₂）	>240 或急性呼吸窘迫综合征	0
	≤240	2
胸部 X 线	无渗出	0
	弥漫性渗出	1
	局部渗出	2
半定量气管吸出物培养（0，1＋，2＋，3＋）	病原菌≤1＋或无生长	0
	病原菌≥1＋	1
	革兰染色发现与培养相同的病原菌	2

三、治疗

（一）临床监测

1. 体征监测

监测重症肺炎的体征是一项简单、易行和有效的方法，患者往往有呼吸频率和心率加快、发绀、肺部病变部位湿啰音等。目前多数指南都把呼吸频率加快（≥30 次/分）作为重症肺炎诊断的主要或次要标准。意识状态也是监测的重点，神志模糊、意识不清或昏迷提示重症肺炎可能性。

2. 氧合状态和代谢监测

PaO_2、PaO_2/FiO_2、pH、混合静脉血氧分压（PvO_2）、胃张力测定、血乳酸测定等都可对患者的氧合状态进行评估。单次的动脉血气分析一般仅反映患者瞬间的氧合情况；重症患者或有病情明显变化者应进行系列血气分析或持续动脉血气监测。

3. 胸部影像学监测

重症肺炎患者应进行系列 X 线胸片监测，主要目的是及时了解患者的肺部病变是进展还是好转，是否合并有胸腔积液、气胸，是否发展为肺脓肿、急性呼吸窘迫综合征（acute respiratory distress syndrome，ARDS）等。检查的频度应根据患者的病情而定，如要了解病变短期内是否增大，一般每 48 小时进行一次检查评价；如患者临床情况突然恶化（呼吸窘迫、严重低氧血症等），在不能除外合并气胸或进展至 ARDS 时，应短期内复查；而当患者病情明显好转及稳定时，一般可 10～14 d 后复查。

4. 血流动力学监测

重症肺炎患者常伴有脓毒症，可引起血流动力学的改变，故应密切监测患者的血压和尿量。这 2 项指标比较简单、易行，且非常可靠，应作为常规监测的指标。中心静脉压的监测可用于指导临床补液量和补液速度。部分重症肺炎患者可并发中毒性心肌炎或 ARDS，如临床上难于区分时应考虑行漂浮导管检查。

5. 器官功能监测

包括脑功能、心功能、肾功能、胃肠功能、血液系统功能等，进行相应的血液生化和功能检查。一旦发现异常，要积极处理，注意防止多器官功能障碍综合征（multiple organ dysfunction syndrome，MODS）的发生。

6. 血液监测

包括外周血白细胞计数、C-反应蛋白、降钙素原、血培养等。

（二）抗生素治疗

经验性联合应用抗生素治疗重症肺炎的理论依据是联合应用

能够覆盖可能的微生物并预防耐药的发生。对于铜绿假单胞菌肺炎，联用 β 内酰胺类和氨基糖苷类具有潜在的协同作用，优于单药治疗；然而氨基糖苷类抗生素的抗菌谱窄，毒性大，特别是对于老年患者，其肾损害的发生率比较高。临床应用氨基糖苷类时要注意其为浓度依赖性抗生素，一般要用足够剂量、提高峰药浓度以提高疗效，同时也应避免与毒性相关的谷浓度的升高。在监测药物的峰浓度时，庆大霉素和妥布霉素 >7 $\mu g/mL$，或阿米卡星 >28 $\mu g/mL$ 的效果较好。氨基糖苷类的另一个不足是对支气管分泌物的渗透性较差，仅能达到血药浓度的 40%。此外，肺炎患者的支气管分泌物 pH 较低，在这种环境下许多抗生素活性都降低。因此，有时联合应用氨基糖苷类抗生素并不能增加疗效，反而增加了肾毒性。

目前对于重症肺炎，抗生素的单药治疗也已得到临床医师的重视。新的头孢菌素、碳青霉烯类、其他 β 内酰胺类和氟喹诺酮类抗生素由于抗菌效力强、广谱，并且耐细菌 β 内酰胺酶，故可用于单药治疗。即使对于重症 HAP，只要不是耐多药的病原体，如铜绿假单胞菌、不动杆菌和耐甲氧西林金黄色葡萄球菌（MRSA）等，仍可考虑抗生素的单药治疗。对重症 VAP 有效的抗生素一般包括亚胺培南、美罗培南、头孢吡肟和哌拉西林/他唑巴坦。对于重症肺炎患者来说，临床上的初始治疗常联用多种抗生素，在获得细菌培养结果后，如果没有高度耐药的病原体就可以考虑转为针对性的单药治疗。

临床上一般认为不适合单药治疗的情况包括：①可能感染革兰阳性、革兰阴性菌和非典型病原体的重症 CAP。②怀疑铜绿假单胞菌或肺炎克雷伯杆菌的菌血症。③可能是金黄色葡萄球菌和铜绿假单胞菌感染的 HAP。三代头孢菌素不应用于单药治疗，因其治疗中易诱导肠杆菌属细菌产生 β 内酰胺酶而导致耐药发生。

对于重症 VAP 患者，如果为高度耐药病原体所致的感染则联合治疗是必要的。目前有 3 种联合用药方案：①β 内酰胺类联合氨基糖苷类：在抗铜绿假单胞菌上有协同作用，但也应注意前面提到的氨基糖苷类的毒性作用。②2 个 β 内酰胺类联合使用：因这种用法会诱导出对两种药同时耐药的细菌，故虽然有过成功治疗的报道，仍不推荐使用。③β 内酰胺类联合氟喹诺酮类：虽然没有抗菌协同作用，但也没有潜在的拮抗作用；氟喹诺酮类对呼吸道分泌物穿透性很好，对其疗效有潜在的正面影响。

对于铜绿假单胞菌所致的重症肺炎，联合治疗往往是必要的。抗假单胞菌的 β 内酰胺类抗生素包括青霉素类的哌拉西林、阿洛西林、氨苄西林、替卡西林、阿莫西林；第三代头孢菌素类的头孢他啶、头孢哌酮；第四代头孢菌素类的头孢吡肟；碳青霉烯类的亚胺培南、美罗培南；单酰胺类的氨曲南（可用于青霉素类过敏的患者）；β 内酰胺类/β 内酰胺酶抑制剂复合剂的替卡西林/克拉维酸钾、哌拉西林/他唑巴坦。其他的抗假单胞菌抗生素还有氟喹诺酮类和氨基糖苷类。

1. 重症 CAP 的抗生素治疗

重症 CAP 患者的初始治疗应针对肺炎链球菌（包括耐药肺炎链球菌）、流感嗜血杆菌、军团菌和其他非典型病原体，在某些有危险因素的患者还有可能为肠道革兰阴性菌属包括铜绿假单胞菌的感染。无铜绿假单胞菌感染危险因素的 CAP 患者可使用 β 内酰胺类联合大环内酯类或氟喹诺酮类（如左氧氟沙星、加替沙星、莫西沙星等）。因目前为止还没有确立单药治疗重症 CAP 的方法，所以很难确定其安全性、有效性（特别是并发脑膜炎的肺炎）或用药剂量。可用于重症 CAP 并经验性覆盖耐药肺炎链球菌的 β 内酰胺类抗生素有头孢曲松、头孢噻肟、亚胺培南、美罗培南、头孢吡肟、氨苄西林/舒巴坦或哌拉西林/他唑巴坦。目前高达 40% 的肺炎链球菌对青霉素或其他抗生素耐药，其机制不是 β 内酰胺酶介导而是青霉素结合蛋白的改变。虽然不少 β 内酰胺类和氟喹诺酮类抗生素对这些病原体有效，但对耐药肺炎链球菌肺炎并发脑膜炎的患者应使用万古霉素治疗。如果患者有假单胞菌感染的危险因素（如支气管扩张、长期使用抗生素、长期使用糖皮质激素）应联合使用抗假单胞菌抗生素并应覆盖非典型病原体，如环丙沙

星加抗假单胞菌 β 内酰胺类，或抗假胞菌 β 内酰胺类加氨基糖苷类加大环内酯类或氟喹诺酮类。

临床上选取任何治疗方案都应根据当地抗生素耐药的情况、流行病学和细菌培养及实验室结果进行调整。关于抗生素的治疗疗程目前也很少有资料可供参考，应考虑感染的严重程度、菌血症、多器官功能衰竭、持续性全身炎症反应和损伤等。一般来说，根据疾病的严重程度和宿主免疫抑制的状态，肺炎链球菌肺炎疗程为 7～10 d，军团菌肺炎的疗程需要 14～21 d。ICU 的大多数治疗都是通过静脉途径的，但近期的研究表明只要病情稳定、没有发热，即使在危重患者，3 d 静脉给药后亦可转为口服治疗，即序贯或转换治疗。转换为口服治疗的药物可选择氟喹诺酮类，因其生物利用度高，口服治疗也可达到同静脉给药一样的血药浓度。

由于嗜肺军团菌在重症 CAP 的相对重要性，应特别注意其的治疗方案。虽然目前有很多体外有抗军团菌活性的药物，但在治疗效果上仍缺少前瞻性、随机对照研究的资料。回顾性的资料和长期临床经验支持使用红霉素 4 g/d 治疗住院的军团菌肺炎患者。在多肺叶病变、器官功能衰竭或严重免疫抑制的患者，在治疗的前 3～5 d 应加用利福平。其他大环内酯类（克拉霉素和阿齐霉素）也有效。除上述之外可供选择的药物有氟喹诺酮类（环丙沙星、左氧氟沙星、加替沙星、莫西沙星）或多西环素。氟喹诺酮类在治疗军团菌肺炎的动物模型中特别有效。

2. 重症 HAP 的抗生素治疗

HAP 应根据患者的情况和最可能的病原体而采取个体化治疗。对于早发的（住院 4 d 内起病者）重症肺炎患者而没有特殊病原体感染危险因素者，应针对"常见病原体"治疗。这些病原体包括肺炎链球菌、流感嗜血杆菌、甲氧西林敏感的金黄色葡萄球菌和非耐药的革兰阴性细菌。抗生素可选择第二代、第三代、第四代头孢菌素、β 内酰胺类/β 内酰胺酶抑制剂复合剂、氟喹诺酮类或联用克林霉素和氨曲南。

对于任何时间起病、有特殊病原体感染危险因素的轻中症肺炎患者，有感染"常见病原体"和其他病原体危险者，应评估危险因素来指导治疗：如果有近期腹部手术或明确的误吸史，应注意厌氧菌，可在主要抗生素基础上加用克林霉素或单用 β 内酰胺类/β 内酰胺酶抑制剂复合剂；如果患者有昏迷或有头部创伤、肾衰竭或糖尿病史，应注意金黄色葡萄球菌感染，需针对性选择有效的抗生素；如果患者起病前使用过大剂量的糖皮质激素、或近期有抗生素使用史、或长期 ICU 住院史，即使患者的 HAP 并不严重，也应经验性治疗耐药病原体。治疗方法是联用两种抗假单胞菌抗生素，如果气管抽吸物革兰染色见阳性球菌还需加用万古霉素（或可使用利奈唑胺或奎奴普丁/达福普汀）。所有的患者，特别是气管插管的 ICU 患者，经验性用药必须持续到痰培养结果出来之后。如果无铜绿假单胞菌或其他耐药革兰阴性细菌感染，则可根据药敏情况使用单一药物治疗。非耐药病原体的重症 HAP 患者可用任何以下单一药物治疗：亚胺培南、美罗培南、哌拉西林/他唑巴坦或头孢吡肟。

　　ICU 中 HAP 的治疗也应根据当地抗生素敏感情况，以及当地经验和对某些抗生素的偏爱而调整。每个 ICU 都有它自己的微生物药敏情况，而且这种情况随时间而变化，因而有必要经常更新经验用药的策略。经验用药中另一个需要考虑的是"抗生素轮换"策略，它是指标准经验治疗过程中有意更改抗生素使细菌暴露于不同的抗生素从而减少抗生素耐药的选择性压力，达到减少耐药病原体感染发生率的目的。"抗生素轮换"策略目前仍在研究之中，还有不少问题未能明确，包括每个用药循环应该持续多久？应用什么药物进行循环？这种方法在内科和外科患者的有效性分别有多高？循环药物是否应该针对革兰阳性细菌同时也针对革兰阴性细菌等。

　　在某些患者中，雾化吸入这种局部治疗可用以弥补全身用药的不足。氨基糖苷类雾化吸入可能有一定的益处，但只用于革兰阴性细菌肺炎全身治疗无效者。多黏菌素雾化吸入也可用于耐药铜绿假单胞菌的感染。

对于初始经验治疗失败的患者，应该考虑其他感染性或非感染性的诊断，包括肺曲霉感染。对持续发热并有持续或进展性肺部浸润的患者可经验性使用两性霉素 B。虽然传统上应使用开放肺活检来确定其最终诊断，但临床上是否活检仍应个体化。临床上还应注意其他的非感染性肺部浸润的可能性。

（三）支持治疗

支持治疗主要包括液体补充、血流动力学、通气和营养支持，起到稳定患者状态的作用，而更直接的治疗仍需要针对患者的基础病因。流行病学证据显示营养不良影响肺炎的发病和危重患者的预后。同样，临床资料也支持肠内营养可以预防肺炎的发生，特别是对于创伤的患者。对于严重脓毒症和多器官功能衰竭的分解代谢旺盛的重症肺炎患者，在起病 48 h 后应开始经肠内途径进行营养支持，一般把导管插入到空肠进行喂养以避免误吸；如果使用胃内喂养，最好是维持患者半卧体位以减少误吸的风险。

（四）胸部理疗

拍背、体位引流和振动可以促进黏痰排出的效果尚未被证实。胸部理疗广泛应用的局限在于：①其有效性未被证实，特别是不能减少患者的住院时间。②费用高，需要专人使用。③有时引起 PaO_2 的下降。目前的经验是胸部理疗对于脓痰过多（＞30 mL/d）或严重呼吸肌疲劳不能有效咳嗽的患者是最为有用的，例如对囊性纤维化、COPD 和支气管扩张的患者。

使用自动化病床的侧翻疗法，有时加以振动叩击，是一种有效地预防外科创伤及内科患者肺炎的方法，但其地位仍不确切。

（五）促进痰液排出

雾化和湿化可降低痰的黏度，因而可改善不能有效咳嗽患者的排痰，然而雾化产生的大多水蒸气都沉积在上呼吸道并引起咳嗽，一般并不影响痰的流体特性。目前很少有数据支持湿化能特异性地促进细菌清除或肺炎吸收的观点。乙酰半胱氨酸能破坏痰液的二硫键，有时也用于肺炎患者的治疗，但由于其刺激性因而在临床应用上受到一定限制。痰中的 DNA 增加了痰液黏度，重组的 DNA 酶能裂解 DNA，已证实在囊性纤维化患者中有助于改善症状和肺功能，但对肺炎患者其价值尚未被证实。支气管舒张药也能促进黏液排出和纤毛运动频率，对 COPD 合并肺炎的患者有效。

第四节　肺栓塞

肺栓塞（pulmonary embolism，PE）是以各种栓子阻塞肺动脉系统为其发病原因的一组疾病或临床综合征的总称。包括肺血栓栓塞症，脂肪栓塞综合征，羊水栓塞，空气栓塞等。肺血栓栓塞症（pulmonary thrombo embolism，PTE）是来自深静脉或右心的血栓堵塞了肺动脉及其分支所致疾病，以肺循环和呼吸功能障碍为其主要临床和病理生理特征。PTE 占肺栓塞的绝大部分，通常在临床上所说的肺栓塞即指 PTE。引起 PTE 的血栓主要来源于深静脉血栓形成（deep venous thrombosis，DVT），PTE 常为 DVT 的并发症。PTE 与 DVT 是静脉血栓栓塞症（venous thrombo embolism，VTE）的两种重要的临床表现形式。

PTE-DVT 一直是国内外医学界非常关注的医疗保健问题，在世界范围内发病率和病死率都很高，临床上漏诊与误诊情况严重。美国 DVT 的年发病率为 1.0%，而 PTE 的年发病率为 0.5%，未经治疗的 PTE 病死率高达 26%～37%，而如果能够得到早期诊断和及时治疗，其病死率会明显下降。我国目前尚无 PTE 发病的准确的流行病学资料。但据国内部分医院的初步统计和依临床经验估计，在我国 PTE 绝非少见病，而且近年来其发病例数有增加趋势。

一、病因

PTE 的危险因素包括任何可以导致静脉血液淤滞、静脉内皮损伤和血液高凝状态的因素，即 Virchow 三要素。这些因素单独存在或者相互作用，对于 DVT 和 PTE 的发生具有非常重要的意义。易发生 VTE 的危险因素包括原发性和继发性两类。

（一）原发性危险因素

由遗传变异引起，包括凝血、抗凝、纤溶在内的各种遗传性缺陷（表 7-5）。如 40 岁以下的年轻患者无明显诱因出现或反复发生 VTE，或呈家族遗传倾向，应考虑到有无易栓症的可能性。

表 7-5　引起 PTE 的原发性危险因素

抗凝血酶缺乏
先天性异常纤维蛋白原血症
血栓调节因子（thrombomodulin）异常
高同型半胱氨酸血症
抗心脂抗体综合征（anticardiolipin antibodys syndrome）
纤溶酶原激活物抑制因子过量
凝血酶原 20210A 基因变异
XII 因子缺乏
V 因子 Leiden 突变（活性蛋白 C 抵抗）
纤溶酶原缺乏
纤溶酶原不良血症
蛋白 S 缺乏
蛋白 C 缺乏

（二）继发性危险因素

由后天获得的多种病理生理异常所引起，包括骨折、创伤、手术、妊娠、产褥期、口服避孕药、激素替代治疗、恶性肿瘤和抗磷脂综合征等，其他重要的危险因素还包括神经系统病变或卒中后的肢体瘫痪、长期卧床、制动等。在临床上，可将上述危险因素按照强度分为高危、中危和低危因素（表 7-6）。

表 7-6　引起静脉血栓的危险因素

高危因素（OR 值＞10）
骨折（髋部或大腿）
髋或膝关节置换
大型普外科手术
大的创伤
脊髓损伤
中危因素（OR 值 2～9）
关节镜膝部手术
中心静脉置管
化疗
慢性心衰或呼吸衰竭
雌激素替代治疗
恶性肿瘤
口服避孕药
瘫痪
妊娠/产后
既往 VTE 病史
易栓倾向
低危因素（OR 值小于 2）
卧床＞3 d
长时间旅行静坐不动（如长时间乘坐汽车或飞机旅行）
年龄
腔镜手术（如胆囊切除术）
肥胖
静脉曲张

即使积极地应用较完备的技术手段寻找危险因素，临床上仍有部分病例发病原因不明，称为特发性 VTE。这些患者可能存在某些潜在的异常病变（如恶性肿瘤）促进血栓的形成，应注意仔细筛查。

二、病理生理

PTE 发生后，一方面通过栓子的机械阻塞作用直接影响肺循环、体循环血流动力学状态和呼吸功能；另一方面，通过心脏和肺的反射效应以及神经体液因素（包括栓塞后的炎症反应）等导致多种功能和代谢变化。以上机制的综合和相互作用加上栓子的大小和数量、多个栓子的递次栓塞间隔时间、是否同时存在其他心肺疾病等对 PTE 的发病过程和病情的严重程度均有重要影响。

（一）急性 PTE 后肺循环血流动力学变化

1. 肺动脉高压

肺动脉的机械堵塞和神经-体液因素引起的肺血管痉挛是栓塞后形成肺动脉高压的基础。当肺血管床被堵塞 20%～30% 时，开始出现一定程度的肺动脉高压；随着肺血管床堵塞程度的加重，肺动脉压力会相应增加，当肺血管床堵塞达 75% 以上时，由于严重的肺动脉高压，可出现右心室功能衰竭甚至休克、猝死。同时，PTE 时受损的肺血管内皮细胞、血栓中活化的血小板及中性粒细胞等可以释放血栓素 A_2（TXA_2）、5-羟色胺、内皮素、血管紧张素 II 等血管活性物质，这些物质可引起肺血管痉挛，加重肺动脉高压。

2. 右心功能障碍

随着肺动脉高压的进展，右心室后负荷增加，导致右心室每搏做功增加，收缩末期压力升高。在栓塞早期，由于心肌收缩力和心率的代偿作用，并不导致心室舒张末期压力升高，不出现右心室扩张，维持血流动力学相对稳定。随着右心室后负荷的进一步增加，心率和心肌收缩力的代偿作用不足以维持有效的心排血量时，心室舒张末期压力开始显著升高，心排血量明显下降，右心室压升高，心房扩大，导致左心回心血量减少，体循环瘀血，出现急性肺源性心脏病。

3. 左心功能障碍

肺动脉堵塞后，经肺静脉回流至左心房的血液减少，左心室舒张末期充盈压下降，体循环压力趋于下降，通过兴奋交感神经使心率和心肌收缩力增加，以维持心排血量的相对稳定。当通过心率和心肌收缩力的改变不能代偿回心血量的继续下降时，心排血量明显减少，造成血压下降，内脏血管收缩，外周循环阻力增加，严重时出现休克症状。

上述病理生理改变的严重程度和发展速度受到以下因素影响：肺血管阻力升高的幅度、速度和患者基础心肺功能状态。如果肺血管阻力突然升高，且幅度越大时，右心功能损害就越严重，病情发展就越快；如果肺血管阻力极度升高，心脏射血功能接近丧失，会出现电机械分离现象，即心脏可以产生接近正常的电活动，但是心肌细胞的运动状态接近等长收缩，心室内压力虽可随心动周期而变化，却不能产生有效的肺循环血流，甚至可发生猝死。

（二）急性 PTE 后呼吸功能的变化

栓塞部位肺血流减少或阻断，肺泡无效腔量增大；肺梗死、肺水肿、肺出血、肺萎陷和肺不张等因素均可导致通气/血流（V/Q）比例失调；支气管痉挛及过度通气等因素综合存在可产生气体交换障碍，从而发生低氧血症和代偿性过度通气（低碳酸血症）。

（三）急性 PTE 的临床分型

按照 PTE 后病理生理变化，可以将 PTE 分为急性大面积 PTE 和急性非大面积 PTE。

1. 急性大面积 PTE

临床上以休克和低血压为主要表现，即体循环动脉收缩压小于 12 kPa（90 mmHg），或较基础值下降幅度不低于 5.3 kPa（40 mmHg），持续 15 min 以上。须除外新发生的心律失常、低血容量或感染中毒症所致血压下降。

2. 急性非大面积 PTE（non-massive PTE）

不符合以上大面积 PTE 标准的 PTE。此型患者中，一部分人的超声心动图表现有右心功能障碍（right ventricular dysfunction，RVD）或临床上出现右心功能不全表现，归为次大面积 PTE（submassive PTE）亚型。

三、临床表现

PTE 的临床症状多不典型，表现谱广，从完全无症状到突然猝死，因而极易造成漏诊与误诊。国家"十五"科技攻关课题——肺栓塞规范化诊治方法的研究中，对516例PTE患者的临床表现进行了分析，其各种临床症状及发生率见表7-7。

表7-7　中国516例急性PET患者的临床表现

症状	发生率（％）
呼吸困难	88.6
胸痛	59.9
心绞痛样胸痛	30.0
胸膜炎性胸痛	45.2
咳嗽	56.2
咯血	26.0
心悸	32.9
发热	24.0
晕厥	13.0
惊恐、濒死感	15.3

PTE的体征亦无特异性，最常见的体征是呼吸急促，占51.7％，可部分反映患者病情的严重程度；心动过速的发生率为28.1％，主要是缺氧、肺循环阻力增高和右心功能不全等因素引起交感神经兴奋所致；由于严重的低氧血症和体循环瘀血可出现周围型发绀。

呼吸系统的体征较少出现，25.4％的患者存在细湿啰音，可能与炎症渗出或肺泡表面活性物质减少导致肺泡内液体量增加有关。另有8.5％的患者存在哮鸣音，程度一般较轻，有的局限于受累部位，也有的波及全肺。如合并胸腔积液，可出现胸膜炎的相应体征，如局部叩诊实音、胸膜摩擦感和摩擦音等。

41.9％的患者在肺动脉瓣听诊区可闻及第二心音亢进。当存在右心室扩大时，可使三尖瓣瓣环扩张，造成三尖瓣相对关闭不全，出现收缩期反流。在胸骨左缘第四肋间可闻及三尖瓣收缩期反流性杂音，吸气时增强，发生率7.8％。另有20.2％的患者可出现颈静脉充盈或怒张，为右心压力增高在体表的反映。如果患者病情危重，出现急性右心功能衰竭时，可出现肝大、肝颈反流征阳性、下肢水肿等表现。

四、诊断

（一）诊断策略

中华医学会呼吸病学分会在《肺血栓栓塞症的诊断与治疗指南（草案）》中提出的诊断步骤分为临床疑似诊断、确定诊断和危险因素的诊断 3 个步骤。

1. 临床疑似诊断（疑诊）

对存在危险因素的病例，如果出现不明原因的呼吸困难、胸痛、晕厥和休克，或伴有单侧或双侧不对称性下肢肿胀、疼痛等对诊断具有重要的提示意义。心电图、X 线胸片、动脉血气分析等基本检查，有助于初步诊断，结合 D-二聚体检测（ELISA），可以建立疑似病例诊断。超声检查对于提示 PTE 诊断和排除其他疾病具有重要价值，若同时发现下肢深静脉血栓的证据则更增加诊断的可能性。

2. PTE 的确定诊断（确诊）

对于临床疑诊的患者应尽快合理安排进一步检查以明确 PTE 诊断。如果没有影像学的客观证据，就不能诊断 PTE。PTE 的确定诊断主要依靠核素肺通气/灌注扫描、CTPA、MRPA 和肺动脉造影等临床影像学技术。如心脏超声发现右心或肺动脉内存在血栓征象，也可确定 PTE 的诊断。

3. PTE 成因和易患因素的诊断（求因）

对于临床疑诊和已经确诊 PTE 的患者，应注意寻找 PTE 的成因和易患因素，并据以采取相应的治疗和预防措施。

（二）辅助检查及 PTE 时的变化

1. 动脉血气分析

常表现为低氧血症，低碳酸血症，肺泡－动脉血氧分压差 $[P_{(A-a)}O_2]$ 增大，部分患者的血气结果可以正常。

2. 心电图

心电图的改变取决于 PTE 栓子的大小、堵塞后血流动力学变化以及患者的基础心肺储备状况。当栓塞面积较小时，心电图表现可以正常或仅有窦性心动过速。而当出现急性右心室扩大时，在 I 导联可出现 S 波，Ⅲ 导联出现 Q 波，Ⅲ 导联的 T 波倒置，即所谓的 $S_I Q_{\text{Ⅲ}} T_{\text{Ⅲ}}$ 征。右心室扩大可以导致右心传导延迟，从而产生完全或不完全右束支传导阻滞。右心房扩大时，可出现肺型 P 波，在 PTE 患者心电图演变过程中，出现肺型 P 波，时间仅为 6 h。当出现肺动脉及右心压力升高时可出现 $V_1 \sim V_4$ 的 T 波倒置和 ST 段异常，电轴右偏及顺钟向转位等。由于肺栓塞心电图的变化有时是非常短暂的，所需及时、动态观察心电图改变。

3. X 线胸片

可显示肺动脉阻塞征（如区域性肺纹理变细、稀疏或消失），肺野透亮度增加；另可表现为右下肺动脉干增宽或伴截断征，肺动脉段膨隆以及右心室扩大等肺动脉高压症及右心扩大征象；部分患者 X 线胸片可见肺野局部片状阴影，尖端指向肺门的楔形阴影，肺不张或膨胀不全等肺组织继发改变。有肺不张侧可见横膈抬高，有时合并少至中量胸腔积液。X 线胸片对鉴别其他胸部疾病有重要帮助。

4. 超声心动图

在提示诊断和除外其他心血管疾患方面有重要价值。对于严重的 PTE 病例，可以发现右室壁局部运动幅度降低；右心室和（或）右心房扩大；室间隔左移和运动异常；近端肺动脉扩张；三尖瓣反流速度增快；下腔静脉扩张，吸气时不萎陷。若在右心房或右心室发现血栓，同时患者临床表现符合 PTE，可以作出诊断。超声检查偶可因发现肺动脉近端的血栓而直接确定诊断。

5. 血浆 D-二聚体（D-dimer）

酶联免疫吸附法（ELISA）是较为可靠的检测方法。急性 PTE 时血浆 D-二聚体升高，但 D-二聚体升高对 PTE 并无确诊的价值，因为在外伤、肿瘤、炎症、手术、心肌梗死、穿刺损伤甚

至心理应激时血浆 D-二聚体均可增高。

（三）确诊检查方法及影像学特点

1. 核素肺灌注扫描

PTE 典型征象呈肺段或肺叶分布的肺灌注缺损。当肺核素显像正常时，可以可靠地排除 PTE。根据前瞻性诊断学研究（prospective investigation of pulmonary embolism diagnosis，PIOPED），将肺灌注显像的结果分为四类，正常或接近正常、低度可能性、中间可能性和高度可能性。高度可能时约 90% 患者有 PTE，对 PTE 诊断的特异性为 96%；低度和中间可能性诊断不能确诊 PTE，需作进一步检查；正常或接近正常时，如果临床征象不支持 PTE，则可以除外 PTE 诊断。

2. CT 肺动脉造影（CTPA）

PIOPED Ⅱ 的结果显示，CTPA 对 PTE 诊断的敏感性为 83%，特异性为 96%，如果联合 CT 静脉造影（CTV）检查，则对 PTE 诊断的敏感性可提高到 90%。由于 CTPA 是无创性检查方法，且可以安排急诊检查，已在临床上广泛应用。PTE 的 CT 直接征象是各种形态的充盈缺损，间接征象包括病变部位肺组织有"马赛克"征、肺出血、肺梗死继发的肺炎改变等。

3. 磁共振肺动脉造影（MRPA）

在大血管的 PTE，MRPA 可以显示栓塞血管的近端扩张，血栓栓子表现为异常信号，但对外周的 PTE 诊断价值有限。由于扫描速度较慢，故限制其临床应用。

4. 肺动脉造影

敏感性和特异性达 95%，是诊断 PTE 的"金标准"。表现为栓塞血管腔内充盈缺损或完全阻塞，外周血管截断或枯枝现象。肺动脉造影为有创性检查，可并发血管损伤、出血、心律失常、咯血、心衰等。致命性或严重并发症的发生率分别为 0.1% 和 1.5%，应严格掌握其适应证。

（四）鉴别诊断

1. 肺炎

有部分 PTE 患者表现为咳嗽、咳少量白痰、低中度发热，同时有活动后气短，伴或不伴胸痛症状，化验血周围白细胞增多，X 线胸片有肺部浸润阴影，往往被误诊为上呼吸道感染或肺炎，但经抗感染治疗效果不好，症状迁延甚至加重。肺炎多有明显的受寒病史，急性起病，表现为寒战高热，之后发生胸痛，咳嗽，咳痰，痰量较多，可伴口唇疱疹；查体肺部呼吸音减弱，有湿性啰音及肺实变体征，痰涂片及培养可发现致病菌及抗感染治疗有效有别于 PTE。

2. 心绞痛

急性 PTE 患者的主要症状为活动性呼吸困难，心电图可出现Ⅱ、Ⅲ、aVF 导联 ST 段及 T 波改变，甚至广泛性 T 波倒置或胸前导联呈"冠状 T"，同时存在胸痛、气短，疼痛可以向肩背部放射，容易被误诊为冠心病、心绞痛。需要注意询问患者有无高血压、冠心病病史，并注意检查有无下肢静脉血栓的征象。

3. 支气管哮喘

急性 PTE 发作时可表现为呼吸困难、发绀、两肺可闻及哮鸣音。支气管哮喘多有过敏史或慢性哮喘发作史，用支气管扩张药或糖皮质激素症状可缓解，病史和对治疗的反应有助于与 PTE 鉴别。

4. 血管神经性晕厥

部分 PTE 患者以晕厥为首发症状，容易被误诊为血管神经性晕厥或其他原因所致晕厥而延误治疗，最常见的要与迷走反射性晕厥及心源性晕厥（如严重心律失常、肥厚型心肌病）相鉴别。

5. 胸膜炎

PTE 患者尤其是周围型 PTE，病变可累及胸膜而产生胸腔积液，易被误诊为其他原因性胸膜炎，如结核性、感染性及肿瘤性胸膜炎。PTE 患者胸腔积液多为少量、1～2 周内自然吸收，常同时存在下肢深静脉血栓形成，呼吸困难，X 线胸片有吸收较快的肺部浸润阴影，超声心动图呈一过性右心负荷增重表现，同时血气分析呈低氧血症、低碳酸血症等均可与其他原因性胸膜炎鉴别。

五、治疗

（一）一般治疗

胸痛严重者可以适当使用镇痛药物，但如果存在循环障碍，应避免应用具有血管扩张作用的阿片类制剂，如吗啡等；对于有焦虑和惊恐症状者应予安慰并可以适当使用镇静药；为预防肺内感染和治疗静脉炎可使用抗生素。存在发热、咳嗽等症状时可给予相应的对症治疗。

（二）呼吸循环支持治疗

1. 呼吸支持治疗

对有低氧血症患者，可经鼻导管或面罩吸氧。吸氧后多数患者的血氧分压可以达到10.7 kPa(80 mmHg)以上，因而很少需要进行机械通气。当合并严重呼吸衰竭时可使用经鼻（面）罩无创性机械通气或经气管插管机械通气。但注意应避免气管切开，以免在抗凝或溶栓过程中发生局部不易控制的大出血。

2. 循环支持治疗

针对急性循环衰竭的治疗方法主要有扩容、应用正性肌力药物和血管活性药物。急性PTE时应用正性肌力药物可以使心排血量增加或体循环血压升高，同时也可增加右心室做功。临床上可以使用多巴胺、多巴酚丁胺和去甲肾上腺素治疗，三者通过不同的作用机制，可以达到升高血压、提高心排血量等作用。

（三）抗凝治疗

抗凝治疗能预防再次形成新的血栓，并通过内源性纤维蛋白溶解作用使已经存在的血栓缩小甚至溶解，但不能直接溶解已经存在的血栓。

抗凝治疗的适应证是不伴血流动力学障碍的急性PTE和非近端肢体DVT；进行溶栓治疗的PTE，溶栓治疗后仍需序贯抗凝治疗以巩固加强溶栓效果避免栓塞复发；对于临床高度疑诊PTE者，如无抗凝治疗禁忌证，均应立即开始抗凝治疗，同时进行 PTE 确诊检查。

抗凝治疗的主要禁忌证：活动性出血（肺梗死引起的咯血不在此范畴）、凝血机制障碍、严重的未控制的高血压、严重肝肾功能不全、近期手术史、妊娠头 3 个月以及产前 6 周、亚急性细菌性心内膜炎、心包渗出、动脉瘤等。当确诊有急性 PTE 时，上述情况大多属于相对禁忌证。

目前抗凝治疗的药物主要有普通肝素、低分子肝素和华法林。

1. 普通肝素

用药原则应快速、足量和个体化。推荐采用持续静脉泵入法，首剂负荷量 80 U/kg（或 2 000～5 000 U 静推），继之以 18 U/（kg·h）速度泵入，然后根据 APTT 调整肝素剂量（表7-8）。也可使用皮下注射的方法，一般先予静脉注射负荷量 2 000～5 000 U，然后按250 U/kg剂量每 12 小时皮下注射1 次。调节注射剂量使注射后 6～8 h 的 APTT 达到治疗水平。

表 7-8　根据 APTT 监测结果调整静脉肝素用量的方法

APTT	初始剂量及调整剂量	下次 APTT 测定的间隔时间（h）
治疗前测基础 APTT	初始剂量：80 U/kg 静推，然后按 18 U/（kg·h）静脉滴注	4～6
低于 35 s（大于 1.2 倍正常值）	予 80 U/kg 静推，然后增加静脉滴注剂量4 U/（kg·h）	6
35～45 s（1.2～1.5 倍正常值）	予 40 U/kg 静推，然后增加静脉滴注剂量4 U/（kg·h）	6
46～70 s（1.5～2.3 倍正常值）	无需调整剂量	6
71～90 s（2.3～3.0 倍正常值）	减少静脉滴注剂量 2 U/（kg·h）	6
超过 90 s（大于 3 倍正常值）	停药 1 h，然后减少剂量 3 U/（kg·h）后恢复静脉滴注	6

肝素抗凝治疗在 APTT 达到正常对照值的 1.5 倍时称为肝素的起效阈值。达到正常对照值1.5～2.5 倍时是肝素抗凝治疗的适当范围，若以减少出血危险为目的，将 APTT 维持在正常对照值1.5 倍的低限治疗范围，将使复发性 VET 的危险性增加。因此，调整肝素剂量应尽量在正常对照值的2.0 倍而不是1.5 倍，特别是在治疗的初期尤应注意。

溶栓治疗后，当 APTT 降至正常对照值的 2 倍时开始应用肝素抗凝，不需使用负荷剂量肝素。

肝素可能会引起血小板减少症（heparin-induced thrombocyto-penia，HIT），在使用肝素的第 3～5 天必须复查血小板计数。若较长时间使用肝素，尚应在第 7～10 天和第 14 天复查。HIT 很少于肝素治疗的 2 周后出现。若出现血小板迅速或持续降低达 30%以上。或血小板计数小于 $100 \times 10^9 / L$，应停用肝素。一般在停用肝素后 10 d 内血小板开始逐渐恢复。

2. 低分子肝素（LMWH）

LMWH 应根据体重给药，每日 1～2 次，皮下注射。对于大多数病例，按体重给药是有效的，不需监测 APTT 和调整剂量，但对过度肥胖者或孕妇宜监测血浆抗 Ⅹa 因子活性并据以调整剂量。

3. 华法林

在肝素治疗的第 1 天应口服维生素 K 拮抗药华法林作为抗凝维持阶段的治疗。因华法林对已活化的凝血因子无效、起效慢，因此不适用于静脉血栓形成的急性期。初始剂量为3.0～5.0 mg/d。由于华法林需要数天才能发挥全部作用，因此与肝素需至少重叠应用4～5 d，当连续两天测定的国际标准化比率（INR）达到 2.5（2.0～3.0）时，即可停止使用肝素/低分子肝素，单独口服华法林治疗。应根据 INR 或 PT 调节华法林的剂量。在达到治疗水平前，应每日测定 INR，其后 2 周每周监测 2～3 次，以后根据 INR 的稳定情况每周监测 1 次或更少。若行长期治疗，约每 4 周测定 INR 并调整华法林剂量 1 次。

口服抗凝药的疗程应根据 PTE 的危险因素决定：低危人群指危险因素属一过性的（如手术创伤），在危险因素去除后继续抗凝 3 个月；中危人群指存在手术以外的危险因素或初次发病找不到明确的危险因素者，至少治疗 6 个月；高危人群指反复发生静脉血栓形成者或持续存在危险因素的患者，包括恶性肿瘤、易栓症、抗磷脂抗体综合征、慢性血栓栓塞性肺动脉高压者，应该长期甚至终身抗凝治疗，对放置下腔静脉滤器者终身抗凝。

（四）溶栓治疗

溶栓治疗主要适用于大面积 PTE 病例。对于次大面积 PTE，若无禁忌证可以进行溶栓。

溶栓治疗的绝对禁忌证包括活动性内出血和近 2 个月内自发性颅内出血、颅内或脊柱创伤、手术。

相对禁忌证：10～14 d 内的大手术、分娩、器官活检或不能压迫部位的血管穿刺；2 个月之内的缺血性卒中；10 d 内的胃肠道出血；15 d 内的严重创伤；1 个月内的神经外科或眼科手术；难以控制的重度高血压〔收缩压大于 24.0 kPa（180 mmHg），舒张压大于 14.7 kPa（110 mmHg）〕；近期曾进行心肺复苏；血小板计数小于 $100 \times 10^9/L$；妊娠；细菌性心内膜炎；严重的肝肾功能不全；糖尿病出血性视网膜病变；出血性疾病等。

对于大面积 PTE，因其对生命的威胁极大，上述绝对禁忌证亦应视为相对禁忌证。

溶栓治疗的时间窗为 14 d 以内。临床研究表明，症状发生 14 d 之内溶栓，其治疗效果好于 14 d 以上者，而且溶栓开始时间越早治疗效果越好。

目前临床上用于 PTE 溶栓治疗的药物主要有链激酶（SK）、尿激酶（UK）和重组组织型纤溶酶原激活剂（rt-PA）。

目前推荐短疗程治疗，我国的 PTE 溶栓方案如下。①UK：负荷量 4 400 U/kg 静脉注射 10 min，继之以 2 200 U/（kg·h）持续静脉点滴 12 h。另可考虑 2 h 溶栓方案，即 20 000 U/kg 持续静脉点滴 2 h。②SK：负荷量 250 000 U 静脉注射 30 min，继之以

1 000 000 U/h持续静脉点滴24 h。SK具有抗原性，故用药前需肌内注射苯海拉明或地塞米松，以防止变态反应。也可使用1 500 000 U静脉点滴2 h。③rt-PA：50 mg持续静脉滴注2 h。

出血是溶栓治疗的主要并发症，可以发生在溶栓治疗过程中，也可以发生在溶栓治疗结束之后。因此，治疗期间要严密观察患者神志改变、生命体征变化以及脉搏血氧饱和度变化等，注意检查全身各部位包括皮下、消化道、牙龈、鼻腔等是否有出血征象，尤其需要注意曾经进行深部血管穿刺的部位是否有血肿形成。注意复查血常规、血小板计数，出现不明原因血红蛋白、红细胞下降时，要注意是否有出血并发症。溶栓药物治疗结束后每2～4小时测1次活化的部分凝血激酶时间（APTT），待其将至正常值的2倍以下时，开始使用肝素或LWMH抗凝治疗。

（五）介入治疗

介入治疗主要包括经导管吸栓碎栓术和下腔静脉滤器置入术。导管吸栓碎栓术的适应证为肺动脉主干或主要分支大面积PTE并存在以下情况者：溶栓和抗凝治疗禁忌证；经溶栓或积极的内科治疗无效。

为防止下肢深静脉大块血栓再次脱落阻塞肺动脉，可于下腔静脉安装滤器。适用于下肢近端静脉血栓，而抗凝治疗禁忌或有出血并发症；经充分抗凝而仍反复发生PTE；伴血流动力学变化的大面积PTE；近端大块血栓溶栓治疗前；伴有肺动脉高压的慢性反复性PTE；行肺动脉血栓切除术或肺动脉血栓内膜剥脱术的病例。

（六）手术治疗

适用于经积极的非手术治疗无效的紧急情况。适应证包括大面积PTE，肺动脉主干或主要分支次全堵塞，不合并固定性肺动脉高压者（尽可能通过血管造影确诊）；有溶栓禁忌证者；经溶栓和其他积极的内科治疗无效者。

六、预防

主要的预防措施包括机械性预防和药物预防。机械性预防方

法包括逐步加压弹力袜和间歇充气压缩泵，药物预防可以使用
LWMH、低剂量的普通肝素等。机械性预防方法主要用于有高出
血风险的患者，也可用于与药物预防共同使用加强预防效果。不
推荐单独使用阿司匹林作为静脉血栓的预防方法。

第五节　肺性脑病

一、诊疗流程

见图 7-1。

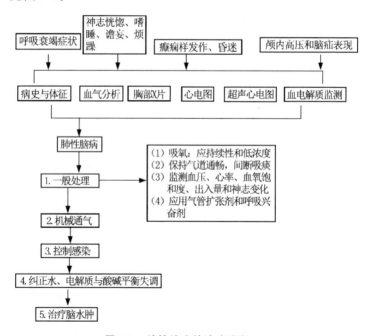

图 7-1　肺性脑病的诊疗流程

二、病因及发病机制

肺性脑病（pulmonary encephalopathy，下称肺脑）是以中枢神经系统障碍为主要表现的一种临床综合征，由呼吸衰竭发展到机体严重二氧化碳潴留和缺氧所引起。

肺性脑病通常由下述因素诱发：①急性呼吸道感染、严重支气管痉挛、呼吸道痰液阻塞等使肺通气、换气功能进一步减低。②治疗不当：镇静剂使用不当，如应用吗啡、苯巴比妥钠、氯丙嗪、异丙嗪、安定等引起呼吸中枢抑制；其次是供氧不当，如吸入高浓度氧，降低了颈动脉体对缺氧的敏感性，导致呼吸中枢抑制。③右心衰竭使脑血流减少和郁积，加重脑的二氧化碳潴留和缺氧。④其他：如利尿后、上消化道出血、休克等因素。

肺性脑病的发病机制：主要系由于高碳酸血症和低氧血症所引起的脑水肿之故。①高碳酸血症：一般认为肺性脑病的发生与否主要取决于 $PaCO_2$ 升高和 pH 值降低的程度。当 $PaCO_2$ 显著升高超过8.0 kPa（60 mmHg），pH 低于 7.30 时即可使脑血管扩张充血，引起脑循环障碍，毛细血管通透性增加，因而发生细胞间质水肿为主的脑水肿；另外，肺性脑病的发生还取决于 CO_2 潴留速度的急缓和体内碱代偿能力的强弱。当 CO_2 急剧潴留时，因肾脏代偿作用尚未充分发挥，pH 可在数分钟内急剧下降，临床上即可出现一系列神经精神症状；如缓慢的 CO_2 潴留，由于肾脏的代偿作用可充分发挥，使 HCO_3^- 成比例增加，因而 pH 改变不大。尽管 $PaCO_2$ 已明显增高，但因 pH 无显著下降，神经精神症状则不一定出现。此外，肺性脑病的发生还与脑组织 pH 值下降密切相关。脑内 pH 和 $PaCO_2$ 的高低，主要取决于 H^+ 和 HCO_3^- 通过血脑屏障的速度和脑组织本身酸性代谢产物蓄积的程度。正常脑脊液的缓冲能力比血为低，故其 pH 值亦较低（7.33～7.40），但脑内 $PaCO_2$ 却比血高 1.07 kPa（8 mmHg）。因此，当 $PaCO_2$ 升高后，由于碳酸酐酶的作用，脑内 pH 下降则更为明显，从而引起酸中毒。此时细胞内 K^+ 外移，而细胞外 Na^+、H^+ 则移入细胞内，便加重了细胞内酸中毒,引起细胞坏死和自溶。由于 Na^+ 进入细胞内,细胞内 Na^+ 含量增多,从而加重脑水肿的程度。②低氧血症:严重脑缺氧时,正常有氧代谢无法进行,血中乳酸堆积使 pH 下降。此外,脑内三磷酸腺苷(ATP)迅速耗竭,中枢神经失去能量供应,因而"钠泵"运转失灵。Na^+ 不能从细胞内外移,Cl^- 便进入膜内与 Na^+ 结合形成 NaCl,从而提高了膜内渗透压,水便进入细胞内,引起了以细胞内水肿为主的脑水肿。

三、临床表现及特征

(一)临床表现

除呼吸衰竭症状外,并有精神症状、体征,如神志恍惚、嗜睡、多言、谵妄、烦躁、四肢搐搦、癫痫样发作、扑翼样震颤、昏迷等;皮肤表现血管扩张,多汗;眼部表现眼球微突、球结膜充血、水肿,眼底静脉迂曲、扩张,视乳头水肿;脑膜刺激征、颅内高压和脑疝表现。

(二)血气及电解质改变

pH<7.35,$PaCO_2$ 升高>8.6 kPa(65 mmHg),HCO_3^- 增高,血 K^+ 增高,血 Cl^- 下降。通常当 $PaCO_2>8.6$ kPa(65 mmHg)表现嗜睡,>9.97 kPa(75 mmHg)表现恍惚,>12.6 kPa(95 mmHg)表现昏迷,但可因个体反应不同表现有异,有的患者 $PaCO_2$ 13.3 kPa(100 mmHg)而神志清醒,但也有的 9.31 kPa(70 mmHg)而出现肺性脑病征象,急性 CO_2 潴留,则症状明显。

四、诊断及鉴别诊断

根据存在有肺性脑病的诱发因素,再结合临床表现、血气及电解质改变,基层单位可依据 CO_2CP 增高,血 K^+ 增高,血 Cl^- 下降和结合临床表现作出诊断。

肺源性心脏病(下称肺心病)表现神经、精神症状,除肺脑外,尚有 $10\%\sim37\%$ 的病例可因其他原因引起,如脑血管意外,糖尿病酮症酸中毒,低血糖昏迷,严重电解质紊乱(低 Cl^-、低 Na^+、低 K^+、低 Mg^{2+})、碱中毒、尿毒症、肝昏迷、感染中毒性脑病、DIC、药物等，临床上须注意鉴别。

五、急救处理

强调早期预防；早期诊断、早期治疗。一旦发现肺心病者有意识障碍的初兆，应立即采取措施，可使肺脑的发生率下降。强调综合性治疗，首要保证有充分通气量，包括有效控制呼吸道感染、防止痰液阻塞气道，应用支气管扩张剂、机械通气。适当吸氧使用利尿剂、脱水剂、呼吸兴奋剂、慎用镇静剂、及时治疗并发症、建立肺心病监护室，由专人负责观察、护理，可使肺性脑病的死亡下降。

（一）吸氧

应持续性和低浓度（25%～30%）吸氧，流量 1～2 L/min，疗效期望达到 PaO_2 7.315～7.99 kPa（55～60 mmHg），SaO_2＞85%～90%的安全水平。在供氧同时，积极控制感染，排痰，并使用气管扩张剂和呼吸兴奋剂，效果较好。吸氧方法，可用鼻导管、鼻塞，其效果大致相同，用 Ventimask 通气面罩，其优点是供氧浓度稳定，可按供氧流速 2 L/min、4 L/min、8 L/min，分别达到氧浓度 24%、28%、34%。如经上述积极治疗，患者仍处于明显缺氧状态，究其原因，主要是通气道阻塞和肺泡弥散功能障碍，应考虑面罩、气管插管或气管切开和机械呼吸加压供氧。

（二）气管插管和气管切开

对嗜睡、昏迷、痰多而无力咳嗽，或有肺部感染而无力咳嗽患者，在经上述各项积极治疗 1～6 d，血 pH＜7.30，$PaCO_2$＞9.31 kPa（70 mmHg），PaO_2＜6.65 kPa（50 mmHg）者，应考虑气管插管或切开。昏迷患者宜争取在 1～3 h 内执行。气管插管，操作简单方便，但只能停留 2～3 d，如改用低压气囊插管，则可放置较久，且清醒患者亦易耐受。气管切开，可减少解剖死腔100 mL，并有利于气管内滴药、吸痰和连接机械呼吸器，并可长期停留套管，但也带来术后护理和不能多次重复切开等问题。对肺功能严重受损，反复感染，反复发生肺脑者，宜长期保留气道内套管，可避免反复插管和切开。对气管插管或切开，吸痰、滴药等应注意无菌操作，每日淌入气管内水分约 150～250 mL（每半小时约 4.5 mL），吸痰的口腔用管和气管内用管要分开，应多次更换消毒吸管，每次吸痰时不超过 15 s。

（三）机械通气

使用机械通气，对肺性脑患者改善通气有十分重要作用。对重症肺心患者，$PaCO_2$＞9.31 kPa（70 mmHg），经一般治疗无效而神志清醒者，应及早用密封面罩连接呼吸器，加压同步通气，时间每日数次，每次 1～2 h 左右，可以预防肺性脑病的发生；对咳嗽、咳痰功能尚可，有自主呼吸的肺脑早期患者，亦可用上述方法进行机械通气，时间可按病情而定，此可使 PaO_2 增加，$PaCO_2$ 下降而可避免气管插管或切开。危重肺脑患者、痰阻气道和无效咳嗽者，宜作气管插管或切开，进行机械通气。国内多选用定容型呼吸器，此型能保证有效通气量；定时型和定压型则具有同步性能和雾化效果好的优点。肺心患者通常有肺部感染和支气管痉挛，为保证有恒定的通气量，如选用定压型呼吸器，则宜将吸气相压力调高达 2.94～3.94 kPa（30～40 cmH_2O）。呼吸频率宜慢，以 14～16 次/分为宜，潮气量 10～12 mL/kg，吸呼比为 1：2～1：3，供氧浓度 25%～40%。一般选用间歇正压呼吸（IPPV），可满足临床需要，对肺顺应性减低，肺泡萎陷患者，宜选用呼气终末正压呼吸（PEEP），此可改善血流比例，减少肺内分流，提高 PaO_2，但可使气道内压上升，易致气胸和血压下降。

（四）呼吸兴奋剂

应用呼吸兴奋剂要达到较好的效果，则需要呼吸道保持通畅。反之，只兴奋呼吸肌，徒耗氧量。因此必需配合吸氧、应用抗生素、支气管扩张剂和积极排痰等措施。

（1）尼可刹米：为呼吸中枢兴奋剂，每 2～4 h，静脉注射 0.25～0.375 g；重症患者用 5～10 支（每支 0.25～0.375 g）溶于 10% 葡萄糖液 500 mL 中静脉滴注。

（2）山莨菪碱：兴奋颈化学感受器，反射性兴奋呼吸中枢，每支3 mg，皮下或静脉注射，每2～4 h 1 次，可与尼可刹米交替应用。

（3）二甲弗林（回苏灵）：为强大呼吸中枢兴奋剂，8～16 mg，肌内注射或静脉注射，可隔半小时再注射。

（4）呱醋甲酯（利他林）：作用缓和，每次 20～40 mg，肌内注射或静脉注射。应用醒脑合剂治疗肺脑病者，有一定疗效。其成分为 10% 葡萄糖 250～500 mL，加尼可刹米 3～5 支、氨茶碱 0.25～0.5 mg、地塞米松 5～10 mg，静脉滴注，每日 1～2 次，病情严重者，夜间加用 1 次，同时加大供氧量 2 L/min 以上。

（五）支气管解痉剂

使用最广泛的为交感胺类和茶碱类。β_2 受体兴奋剂有叔丁喘宁（间羟舒喘灵），每日 3 次，每次2.5 mg，口服；0.25 mg，皮下注射；0.5 mg，雾化吸入。沙丁胺醇（舒喘灵）2 mg，每日 3 次、口服：雾化吸入，每回喷射吸入1～2 次，每次含药0.1 mg。上述药物对支气管平滑肌松弛作用强，对心血管作用弱，但长期反复应用，可使席 β_2 受体处于兴奋状态，对外来或内生的肾上腺素能神经介质形成交叉抗药性而增加死亡率，故用药次数及剂量宜偏少。

茶碱类：氨茶碱 0.25 g，静脉缓注 15 min，或 0.5 g 加入 500 mL，静脉滴注，因茶碱的临床有效量和血中中毒浓度接近，有引起惊厥而死亡的报告，近来国外已采用监测茶碱血浓度法，保证安全使用。此外解痉药可选用地塞米松、氢化可的松等。

（六）抗生素

呼吸道感染是肺性脑病的主要诱因。感染的临床表现可为咳嗽、气喘、发绀加重，脓痰增多、肺部啰音出现或范围增多，周围血白细胞数增多或正常，核左移，发热或无热。致病菌多为肺炎链球菌、流感杆菌、甲型链球菌、金黄色葡萄球菌、铜绿假单胞菌、奈瑟菌、真菌。近年革兰阴性杆菌有增多趋势，特别是大肠埃希菌和铜绿假单胞菌。用药前宜常规作痰培养及药敏试验，作以后选用药物之依据。

（七）纠正酸碱、电解质紊乱

（1）呼吸性酸中毒失代偿期：血 pH 每下降 0.1，血 K^+ 增加 0.6 mmol/L（mEq/L）（0.4～1.2 mmol/L），此时宜重点治疗酸中毒，如 pH 值恢复正常，血 K^+ 亦随之正常，一般不需要补碱，（除非 pH<7.20）。

（2）慢性呼吸性酸中毒代偿期：血 HCO_3^- 呈代偿性增加，致血 Cl^- 下降，血浆 Cl^- 进入细胞内和从尿中排出，血 Cl^- 减少，此时血 K^+ 虽在正常值内，亦宜口服氯化钾，预防低 K^+、低 Cl^- 血症。

（3）呼吸性酸中毒合并代谢性碱中毒：其诱因多为长期应用排 K^+、排 Cl^- 利尿剂或糖皮质激素，尿排 K^+ 增多，血 K^+ 下降，尿排 H^+ 增多，HCO_3^- 回收增多，致 pH 增高；或应用机械通气，$PaCO_2$ 过快而迅速下降，致使血 HCO_3^- 仍处于高水平值内。血气，电解质改变：pH≥7.40，$PaCO_2$ 增高，血 K^+、血 Cl^- 下降，血 HCO_3^- 明显增高，血 Ca^{2+} 下降。呼吸性酸中毒合并代谢性碱中毒的神态改变以兴奋型多见，当呼吸性酸中毒患者在治疗过程中，好转后又出现兴奋、手足搐搦、血 K^+、血 Cl^- 下降、血 HCO_3^- 显著增高（>45 mmol/L或高于代偿预计值）符合呼吸性酸中毒合并代谢性碱中毒诊断，此时应补充 K^+、Cl^- 或（及）Ca^{2+}，同时作诱因的处理。

（4）慢性呼吸性酸中毒合并代谢性酸中毒：通常呼吸性酸中毒时，血 HCO_3^- 是呈代偿性增加，反之，如发现 HCO_3^- 下降，血 K^+ 增高，pH 明显下降，则符合慢性呼吸性酸中毒合并代谢性酸中毒诊断，应作代谢性酸中毒相应检查；如 pH<7.20，应补碱。

（八）脑水肿的治疗

肺脑患者神志有进行性恶化、头痛、血压突然升高达 4 kPa（30 mmHg）、脉搏变慢、呼吸节律紊乱、眼球外突、眼球张力增加、球结膜充血和水肿、瞳孔缩小、扩大或一侧扩大等变化，宜及时使用利尿剂和脱水剂，如在出现脑疝后应用脱水剂，效果较差。应用利尿剂、脱水剂，宜采用轻度或中度脱水，以缓泻为主，在利尿出现后，宜及时补充氯化钾，每日 3 g，对低血 K^+ 患者，宜静脉补充，并注意其他电解质变化，及时纠正。控制水分输入量，一般 24 h 输入量为少于总尿量 500～1 000 mL 左右。

1. 渗透性脱水剂

（1）50％葡萄糖 50～100 mL，静脉推注，每 4～6 小时 1 次，高渗葡萄糖有利尿脱水作用，但可透过脑屏障，引起颅内压反跳回升现象，降压效果差，一般不单独应用，通常与甘露醇交替合用，安排在两次甘露醇之间应用。

（2）20％甘露醇（25％山梨醇），50～100 mL，每日 2～3 次，静脉注射，以小剂显使用为宜，尿量达到每日 700～1 000 mL 左右即可，常与皮质激素合用，如地塞米松 5～10 mg，每日 2 次。

2. 利尿剂

呋喃苯胺酸（速尿）20 mg 加于 50％葡萄糖 20 mL 中静脉注射，每日 1～2 次，或呋喃苯胺酸 20 mg（或氢氯噻嗪）和氨苯喋啶50 mg，交替应用，可减少肾排 K^+ 量，避免低 K^+ 血症。

3. 肾上腺皮质激素

有下述作用：①非特异性抗炎、抗气管痉挛，改善通气和换气功能。②降低毛细血管通透性，减轻脑水肿。③增加肾血流量和肾小球滤过率，促进利尿，作用持久，不引起颅内压反跳回升现象，通常与利尿剂共用治疗脑水肿。地塞米松 10 mg，每日 2～4 次，或氢化可的松 300～500 mg，每日静脉滴注 1 次。皮质激素宜短期内应用，在症状好转后减药或停药。如长期应用，注意可引起消化道出血、穿孔、感染扩散、电解质紊乱和代谢性碱中毒。应用时宜适当配用抗酸剂，如西咪替丁（甲氰咪胍），每日 3 次，0.4 g，睡前服；雷尼替丁，150 mg，每日 2 次。或其他制酸剂。

4. 低分子右旋糖酐

本品可扩张血容量，解除红细胞聚集，降低血液黏稠度，改善脑部血循环，有利尿脱水作用，减轻脑水肿。降低颅内压，对因缺氧和血液浓缩，引起弥散性血管内凝血，低分子右旋糖酐有疏通微循环作用。本品对肺性脑病，尤以对伴有明显继发性红细胞增多，红细胞数$>5\times10^{12}$/L（500万/mL）患者，有较好疗效。低分子右旋糖酐，每次 500 mL，静脉滴注，每日 1～2 次。

第六节　急性呼吸衰竭

一、病因和发病机制

急性呼吸衰竭（acute respiratory failure，ARF）简称急性呼吸衰竭，是指患者既往无呼吸系统疾病，由于突发因素，在数秒或数小时内迅速发生呼吸抑制或呼吸功能突然衰竭，在海平面大气压、静息状态下呼吸空气时，由于通气和（或）换气功能障碍，导致缺氧伴或不伴二氧化碳潴留，产生一系列病理生理改变的紧急综合征。

病情危重时，因机体难以得到代偿，如不及时诊断，尽早抢救，会发生多器官功能损害，乃至危及生命。必须注意在实际临床工作中，经常会遇到在慢性呼吸衰竭的基础上，由于某些诱发因素而发生急性呼吸衰竭。

（一）急性呼吸衰竭分类

一般呼吸衰竭分为通气和换气功能衰竭两大类，亦有人分为3类，即再加上一个混合型呼吸衰竭。其标准如下。

换气功能衰竭（Ⅰ型呼吸衰竭）以低氧血症为主，$PaO_2<$8.0 kPa（60 mmHg），$PaCO_2<6.7$ kPa（50 mmHg），P（A－a）$O_2>3.3$ kPa（25 mmHg），$PaO_2/PaO_2<0.6$。

通气功能衰竭（Ⅱ型呼吸衰竭）以高碳酸血症为主，$PaCO_2>$6.7 kPa（50 mmHg），PaO_2 正常，P（A－a）$O_2<3.3$ kPa（25 mmHg），$PaO_2/PaO_2>0.6$。

混合性呼吸衰竭（Ⅲ型呼吸衰竭）：$PaCO_2<8.0$ kPa（60 mmHg），$PaCO_2>6.7$ kPa（50 mmHg），P（A－a）$O_2>3.3$ kPa（25 mmHg）。

急性肺损伤和急性呼吸窘迫综合征属于Ⅰ型呼吸衰竭。

（二）急性呼吸衰竭的病因

可以引起急性呼吸衰竭的疾病很多，多数是呼吸系统的疾患。

1. 各种导致气道阻塞的疾病

急性病毒或细菌性感染，或烧伤等物理化学性因子所引起的黏膜充血、水肿，造成上气道（指隆突以上至鼻的呼吸道）急性梗阻。异物阻塞也可以引起急性呼吸衰竭。

2. 引起肺实质病变的疾患

感染性因子引起的肺炎为此类常见疾病，误吸胃内容物，淹溺或化学毒性物质以及某些药物、高浓度长时间吸氧也可引起吸入性肺损伤而发生急性呼吸衰竭。

3. 肺水肿

（1）各种严重心脏病、心力衰竭引起的心源性肺水肿。

（2）非心源性肺水肿，有人称之为通透性肺水肿（permeability pulmonary edema），如急性高山病、复张性肺水肿。急性呼吸窘迫综合征（ARDS）为此种肺水肿的代表。此类疾病可造成严重低氧血症。

4. 肺血管疾患

肺血栓栓塞是可引起急性呼吸衰竭的一种重要病因，还包括脂肪栓塞、气体栓塞等。

5. 胸部疾患

如胸壁外伤、连枷胸、自发性气胸或创伤性气胸、大量胸腔积液等影响胸廓运动，从而导致通气减少或吸入气体分布不均，均有可能引起急性呼吸衰竭。

6. 脑损伤

镇静药和对脑有毒性的药物、电解质平衡紊乱及酸、碱中毒、脑和脑膜感染、脑肿瘤、脑外伤等均可导致急性呼吸衰竭。

7. 神经肌肉系统疾病

即便是气体交换的肺本身并无病变，因神经或肌肉系统疾病造成肺泡通气不足也可发生呼吸衰竭。如安眠药物或一氧化碳、有机磷等中毒，颈椎骨折损伤脊髓等直接或间接抑制呼吸中枢。也可因多发性神经炎、脊髓灰白质炎等周围神经性病变，多发性肌炎、重症肌无力等肌肉系统疾病，造成肺泡通气不足而呼吸衰竭。

8. 睡眠呼吸障碍

睡眠呼吸障碍表现为睡眠中呼吸暂停，频繁发生并且暂停时间显著延长，可引起肺泡通气量降低，导致乏氧和 CO_2 潴留。

二、病理生理

（一）肺泡通气不足

正常成人在静息时有效通气量约为 4 L/min，若单位时间内到达肺泡的新鲜空气量减少到正常值以下，则为肺泡通气不足。

由于每分钟肺泡通气量（VA）的下降，引起缺氧和 CO_2 潴留，PaO_2 下降，$PaCO_2$ 升高。同时，根据肺泡气公式：$PaO_2 = (PB - PH_2O) \times FiO_2 - PaCO_2/R$（$PaO_2$，PB 和 PH_2O 分别表示肺泡气氧分压、大气压和水蒸气压力，FiO_2 代表吸入气氧浓度，R 代表呼吸商），由已测得的 $PaCO_2$ 值，就可推算出理论的肺泡气氧分压理论值。如 $PaCO_2$ 为 9.3 kPa（70 mmHg），PB 为 101.08 kPa（760 mmHg），37 ℃时 PH_2O 为 6.3 kPa（47 mmHg），R 一般为0.8，则 PaO_2 理论值为 7.2 kPa（54 mmHg）。假若 $PaCO_2$ 的升高单纯因 VA 下降引起，不存在影响气体交换肺实质病变的因素，则说明肺泡气与动脉血的氧分压差（$P_{(A-a)}O_2$）应该在正常范围，一般为 0.4~0.7 kPa（3~5 mmHg），均在 1.3 kPa（10 mmHg）以内。所以，当 $PaCO_2$ 为 9.3 kPa（70 mmHg）时，PaO_2 为 7.2 kPa（54 mmHg），动脉血氧分压应当在 6.7 kPa（50 mmHg）左右，则为高碳酸血症型的呼吸衰竭。

通气功能障碍分为阻塞性和限制性功能障碍。阻塞性通气功能障碍多由气道炎症、黏膜充血水肿等因素引起的气道狭窄导致。由于气道阻力与管径大小呈负相关，故管径越小，阻力越大，肺泡通气量越小，此为阻塞性通气功能障碍缺氧和二氧化碳潴留的主要机制。而限制性通气功能障碍主要机制则是胸廓或肺的顺应性降低导致的肺泡通气量不足，进而导致缺氧或合并二氧化碳潴留。

（二）通气/血流灌流（V/Q）失调

肺泡的通气与其灌注周围的毛细血管血流的比例必须协调，才能保证有效的气体交换。正常肺泡每分通气量为 4 L，肺毛细血管血流量是 5 L，两者之比是 0.8。如肺泡通气量与血流量的比率>0.8，示肺泡灌注不足，形成死腔，此种无效腔效应多见于肺泡通气功能正常或增加，而肺血流减少的疾病（如换气功能障碍或肺血管疾病等），临床以缺氧为主。肺泡通气量与血流量的比率<0.8，使肺动脉的混合静脉血未经充分氧合进入肺静脉，则形成肺内静脉样分流，多见于通气功能障碍，肺泡通气不足，临床以缺氧或伴二氧化碳潴留为主。通气/血流比例失调，是引起低氧血症最常见的病理生理学改变。

（三）肺内分流量增加（右到左的肺内分流）

在肺部疾病如肺水肿、急性呼吸窘迫综合征（ARDS）中，肺泡无气所致肺毛细血管混合静脉血未经气体交换，流入肺静脉引起右至左的分流增加。动－静脉分流使静脉血失去在肺泡内进行气体交换的机会，故 PaO_2 可明显降低，但不伴有 $PaCO_2$ 的升高，甚至因过度通气反而降低，至病程晚期才出现二氧化碳蓄积。另外用提高吸入氧气浓度的办法（氧疗）不能有效地纠正此种低氧血症。

（四）弥散功能障碍

肺在肺泡－毛细血管膜完成气体交换。它由六层组织构成，由内向外依次为：肺泡表面活性物质、肺泡上皮细胞、肺泡上皮细胞基膜、肺间质、毛细血管内皮细胞基膜和毛细血管内皮细胞。弥散面积减少（肺气肿、肺实变、肺不张）和弥散膜增厚（肺间质纤维化、肺水肿）是引起弥散量降低的最常见原因。因 O_2 的弥散能力仅为 CO_2 的 1/20，故弥散功能障碍只产生单纯缺氧。由于正常人肺泡毛细血管膜的面积大约为 70 m^2，相当于人体表面积的

40 倍，故人体弥散功能的储备巨大，虽是发生呼吸衰竭病理生理改变的原因之一，但常需与其他 3 种主要的病理生理学变化同时发生、参与作用使低氧血症出现。吸氧可使 PaO_2 升高，提高肺泡膜两侧的氧分压时，弥散量随之增加，可以改善低氧血症。

（五）氧耗量增加

氧耗量增加是加重缺氧的原因之一，发热、寒战、呼吸困难和抽搐均将增加氧耗量。寒战耗氧量可达 500 mL，健康者耗氧量为 250 mL/min。氧耗量增加，肺泡氧分压下降，健康者借助增加肺泡通气量代偿缺氧。氧耗量增加的通气功能障碍患者，肺泡氧分压得不到提高，故缺氧也难以缓解。

总之，不同的疾病发生呼吸衰竭的途径不全相同，经常是一种以上的病理生理学改变的综合作用。

（六）缺氧、二氧化碳潴留对机体的影响

1. 对中枢神经的影响

脑组织耗氧量约占全身耗量的 1/5～1/4。中枢皮质神经原细胞对缺氧最为敏感，缺 O_2 程度和发生的急缓对中枢神经的影响也不同。如突然中断供氧，改吸纯氮 20s 可出现深昏迷和全身抽搐。逐渐降低吸氧的浓度，症状出现缓慢，轻度缺氧可引起注意力不集中、智力减退、定向障碍；随缺氧加重，PaO_2 低于 6.7 kPa（50 mmHg）可致烦躁不安、意识恍惚、谵妄；低于 4.0 kPa（30 mmHg）时，会使意识消失、昏迷；低于 2.7 kPa（20 mmHg）则会发生不可逆转的脑细胞损伤。

二氧化碳潴留使脑脊液氢离子浓度增加，影响脑细胞代谢，降低脑细胞兴奋性，抑制皮质活动；随着二氧化碳的增加，对皮质下层刺激加强，引起皮质兴奋；若二氧化碳继续升高，皮质下层受抑制，使中枢神经处于麻醉状态。在出现麻醉前的患者，往往有失眠、精神兴奋、烦躁不安的先兆兴奋症状。

缺氧和二氧化碳潴留均会使脑血管扩张，血流阻力减小，血流量增加以代偿。严重缺氧会发生脑细胞内水肿，血管通透性增加，引起脑间质水肿，导致颅内压增高，挤压脑组织，压迫血管，进而加重脑组织缺氧，形成恶性循环。

2. 对心脏、循环的影响

缺氧可刺激心脏，使心率加快和心搏量增加，血压上升。冠状动脉血流量在缺氧时明显增加，心脏的血流量远超过脑和其他脏器。心肌对缺氧非常敏感，早期轻度缺氧即在心电图上有变化，急性严重缺氧可导致心室颤动或心脏骤停。缺氧和二氧化碳潴留均能引起肺动脉小血管收缩而增加肺循环阻力，导致肺动脉高压和增加右心负荷。

吸入气中二氧化碳浓度增加，可使心率加快，心搏量增加，使脑、冠状血管舒张，皮下浅表毛细血管和静脉扩张，而使脾和肌肉的血管收缩，再加心搏量增加，故血压仍升高。

3. 对呼吸影响

缺氧对呼吸的影响远较二氧化碳潴留的影响为小。缺氧主要通过颈动脉窦和主动脉体化学感受器的反射作用刺激通气，如缺氧程度逐渐加重，这种反射迟钝。

二氧化碳是强有力的呼吸中枢兴奋剂，吸入二氧化碳浓度增加，通气量成倍增加，急性二氧化碳潴留出现深大快速的呼吸；但当吸入二氧化碳浓度超过 12% 时，通气量不再增加，呼吸中枢处于被抑制状态。而慢性高碳酸血症，并无通气量相应增加，反而有所下降，这与呼吸中枢反应性迟钝；通过肾脏对碳酸氢盐再吸收和 H^+ 排出，使血 pH 无明显下降；还与患者气道阻力增加、肺组织损害严重、胸廓运动的通气功能减退有关。

4. 对肝、肾和造血系统的影响

缺氧可直接或间接损害肝功能使谷丙转氨酶上升，但随着缺氧的纠正，肝功能逐渐恢复正常。动脉血氧降低时，肾血流量、肾小球滤过量、尿排出量和钠的排出量均有增加；但当 $PaO_2 < 5.3 \ kPa(40 \ mmHg)$ 时，肾血流量减少，肾功能受到抑制。

组织低氧分压可增加红细胞生成素促使红细胞增生。肾脏和肝脏产生一种酶，将血液中非活性红细胞生成素的前身物质激活成生成素，刺激骨髓引起继发性红细胞增多。有利于增加血液携氧量，但亦增加血液黏稠度，加重肺循环和右心负担。

轻度二氧化碳潴留会扩张肾血管，增加肾血流量，尿量增加；当 $PaCO_2$ 超过 8.7 kPa（65 mmHg），血 pH 明显下降，则肾血管痉挛，血流减少，HCO_3^- 和 Na^+ 再吸收增加，尿量减少。

5. 对酸碱平衡和电解质的影响

严重缺氧可抑制细胞能量代谢的中间过程，如三羧酸循环、氧化磷酸化作用和有关酶的活动。这不但降低产生能量效率，还因产生乳酸和无机磷引起代谢性酸中毒。由于能量不足，体内离子转运的钠泵遭损害，使细胞内钾离子转移至血液，而 Na^+ 和 H^+ 进入细胞内，造成细胞内酸中毒和高钾血症。代谢性酸中毒产生的固定酸与缓冲系统中碳酸氢盐起作用，产生碳酸，使组织二氧化碳分压增高。

pH 取决于碳酸氢盐与碳酸的比值，前者靠肾脏调节（1～3 天），而碳酸调节靠肺（数小时）。健康人每天由肺排出碳酸达15 000 mmol之多，故急性呼吸衰竭二氧化碳潴留对 pH 影响十分迅速，往往与代谢性酸中毒同时存在时，因严重酸中毒引起血压下降，心律失常，乃至心脏停搏。而慢性呼吸衰竭因二氧化碳潴留发展缓慢，肾碳酸氢根排出减少，不致使 pH 明显降低。因血中主要阴离子 HCO_3^- 和 Cl^- 之和为一常数，当 HCO_3^- 增加，则 Cl^- 相应降低，产生低氯血症。

三、临床表现

因低氧血症和高碳酸血症所引起的症状和体征是急性呼吸衰竭时最主要的临床表现。由于造成呼吸衰竭的基础病因不同，各种基础疾病的临床表现自然十分重要，需要注意。

（一）呼吸困难（dyspnea）

呼吸困难是呼吸衰竭最早出现的症状。可表现为频率、节律和幅度的改变。早期表现为呼吸困难，呼吸频率可增加，深大呼吸、鼻翼煽动，进而辅助呼吸肌肉运动增强（三凹征，three depression），呼吸节律紊乱，失去正常规则的节律。呼吸频率增加

（30～40 次/分）。中枢性呼吸衰竭，可使呼吸频率改变，如陈一施呼吸（Cheyne-Stokes respiration）、比奥呼吸（Biot's respiration）等。

（二）低氧血症

当动脉血氧饱和度低于 90%，PaO_2 低于 6.7 kPa（50 mmHg）时，可在口唇或指甲出现发绀，这是缺氧的典型表现。但患者的发绀程度与体内血红蛋白含量、皮肤色素和心脏功能相关，所以发绀是一项可靠但不特异的诊断体征。因神经与心肌组织对缺氧均十分敏感，在机体出现低氧血症时常出现中枢神经系统和心血管系统功能异常的临床征象。如判断力障碍、运动功能失常、烦躁不安等中枢神经系统症状。缺氧严重时，可表现为谵妄、癫痫样抽搐、意志丧失以致昏迷、死亡。肺泡缺氧时，肺血管收缩，肺动脉压升高，使肺循环阻力增加，右心负荷增加，乃是低氧血症时血流动力学的一项重要变化。在心、血管方面常表现为心率增快、血压升高。缺氧严重时则可出现各种类型的心律失常，进而心率减慢，周围循环衰竭，甚至心搏停止。

（三）高碳酸血症

由于急性呼吸衰竭时，二氧化碳蓄积进展很快，因此产生严重的中枢神经系统和心血管功能障碍。高碳酸血症出现中枢抑制之前的兴奋状态，如失眠，躁动，但禁忌给予镇静或安眠药。严重者可出现肺性脑病（"CO_2 麻醉"），临床表现为头痛、反应迟钝、嗜睡、以至神志不清、昏迷。急性高碳酸血症主要通过降低脑脊液 pH 而抑制中枢神经系统的活动。扑翼样震颤也是二氧化碳蓄积的一项体征。二氧化碳蓄积引起的心血管系统的临床表现因血管扩张或收缩程度而异。如多汗，球结膜充血水肿，颈静脉充盈，周围血压下降等。

（四）其他重要脏器的功能障碍

严重的缺氧和二氧化碳蓄积损伤肝、肾功能，出现血清转氨酶增高，碳酸酐酶活性增加，胃壁细胞分泌增多，出现消化道溃疡、出血。当 $PaO_2 < 5.3$（40 mmHg）时，肾血流减少，肾功能

抑制，尿中可出现蛋白、血细胞或管型，血液中尿素氮、肌酐含量增高。

（五）水、电解质和酸碱平衡的失调

严重低氧血症和高碳酸血症常有酸碱平衡的失调，如缺氧而通气过度可发生急性呼吸性碱中毒；急性二氧化碳潴留可表现为呼吸性酸中毒。严重缺氧时无氧代谢引起乳酸堆积，肾脏功能障碍使酸性物质不能排出体外，二者均可导致代谢性酸中毒。代谢性和呼吸性酸碱失衡又可同时存在，表现为混合性酸碱失衡。

酸碱平衡失调的同时，将会发生体液和电解质的代谢障碍。酸中毒时钾从细胞内逸出，导致高血钾，pH 每降低 0.1 血清钾大约升高 0.7 mmol/L。酸中毒时发生高血钾，如同时伴有肾衰（代谢性酸中毒），易发生致命性高血钾症。在诊断和处理急性呼吸衰竭时均应予以足够的重视。

又如当测得的 PaO_2 的下降明显超过理论上因肺泡通气不足所引起的结果时，则应考虑存着除肺泡通气不足以外的其他病理生理学变化，因在实际临床工作中，单纯因肺泡通气不足引起呼吸衰竭并不多见。

四、诊断

一般说来，根据急慢性呼吸衰竭基础病史，如胸部外伤或手术后、严重肺部感染或重症革兰阴性杆菌败血症等，结合其呼吸、循环和中枢神经系统的有关体征，及时做出呼吸衰竭的诊断是可能的。但对某些急性呼吸衰竭早期的患者或缺氧、二氧化碳蓄积程度不十分严重时，单依据上述临床表现做出诊断有一定困难。动脉血气分析的结果直接提供动脉血氧和二氧化碳分压水平，可作为诊断呼吸衰竭的直接依据。而且，它还有助于我们了解呼吸衰竭的性质和程度，指导氧疗，呼吸兴奋剂和机械通气的参数调节，以及纠正电解质、酸碱平衡失调有重要价值故血气分析在呼吸衰竭诊断和治疗上具有重要地位。

急性呼吸衰竭患者，只要动脉血气证实 $PaO_2 < 8.0$ kPa

（60 mmHg），常伴 $PaCO_2$ 正常或＜4.7 kPa（35 mmHg），则诊断为Ⅰ型呼吸衰竭，若伴 $PaCO_2$＞6.7 kPa（50 mmHg），即可诊断为Ⅱ型呼吸衰竭。若缺氧程度超过肺泡通气不足所致的高碳酸血症，则诊断为混合型或Ⅲ型呼吸衰竭。

应当强调的是不但要诊断呼吸衰竭的存在与否，尚需要判断呼吸衰竭的性质，是急性呼吸衰竭还是慢性呼吸衰竭基础上的急性加重，更应当判别产生呼吸衰竭的病理生理学过程，明确为Ⅰ型或Ⅱ型呼吸衰竭，以利采取恰当的抢救措施。

此外还应注意在诊治过程中，应当尽快去除产生呼吸衰竭的基础病因，否则患者经氧疗或机械通气后因得到足够的通气量维持氧和二氧化碳分压在相对正常的水平后可再次发生呼吸衰竭。

五、治疗

急性呼吸衰竭是需要抢救的急症。对它的处理要求迅速、果断。数小时或更短时间的犹豫、观望或拖延，可以造成脑、肾、心、肝等重要脏器因严重缺氧发生不可逆性的损害。同时及时、合宜的抢救和处置才有可能为去除或治疗诱发呼吸衰竭的基础病因争取到必要的时间。治疗措施集中于立即纠正低氧血症，急诊插管或辅助通气、足够的循环支持。

（一）氧疗

通过鼻导管或面罩吸氧，提高肺泡氧分压，增加肺泡膜两侧氧分压差，增加氧弥散能力，以提高动脉氧分压和血氧饱和度，是纠正低氧血症的一种有效措施。氧疗作为一种治疗手段使用时，要选择适宜的吸入氧流量，应以脉搏血氧饱和度＞90％为标准，并了解机体对氧的摄取与代谢以及它在体内的分布，注意可能产生的氧毒性作用。

由于高浓度（FiO_2＞21％）氧的吸入可以使肺泡气氧分压提高。若因 PaO_2 降低造成低氧血症或主因通气/血流失调引起的 PaO_2 下降，氧疗可以改善。氧疗可以治疗低氧血症，降低呼吸功和减少心血管系统低氧血症。

根据肺泡通气和 PaO_2 的关系曲线，在低肺泡通气量时，吸入低浓度的氧气，即可显著提高 PaO_2，纠正缺氧。所以通气与血流比例失调的患者吸低浓度氧气就能纠正缺氧。

弥散功能障碍患者，因二氧化碳的弥散能力为氧的弥散能力20倍，需要更大的肺泡膜分压差才足以增强氧的弥散能力，所以应吸入更高浓度的氧（>35％～45％）才能改善缺氧。

由肺内静脉分流增加的疾病导致的缺氧，因肺泡内充满水肿液，肺萎陷，尤在肺炎症血流增多的患者，肺内分流更多，所以需要增加外源性呼气末正压（PEEP），才可使萎陷肺泡复张，增加功能残气量和气体交换面积，提高 PaO_2，SaO_2，改善低氧血症。

（二）保持呼吸道通畅

进行各种呼吸支持治疗的首要条件是通畅呼吸道。呼吸道黏膜水肿、充血，以及胃内容物误吸或异物吸入都可使呼吸道梗阻。保证呼吸道的畅通才能保证正常通气，所以是急性呼吸衰竭处理的第一步。

1. 开放呼吸道

首先要注意清除口咽部分泌物或胃内反流物，预防呕吐物反流至气管，使呼吸衰竭加重。口咽部护理和鼓励患者咳痰很重要，可用多孔导管经鼻孔或经口腔负压吸引法，清除口咽部潴留物。吸引前短时间给患者吸高浓度氧，吸引后立即重新通气。无论是直接吸引或是经人工气道（见下节）吸引均需注意操作技术，管径应适当选择，尽量避免损伤气管黏膜，在气道内一次负压吸引时间不宜超过 10～15s，以免引起低氧血症、心律失常或肺不张等因负压吸引造成的并发症。此法亦能刺激咳嗽，有利于气道内痰液的咳出。对于痰多、黏稠难咳出者，要经常鼓励患者咳痰。多翻身拍背，协助痰液排出；给予祛痰药使痰液稀释。对于有严重排痰障碍者可考虑用纤支镜吸痰。同时应重视无菌操作，使用一次性吸引管，或更换灭菌后的吸引管。吸痰时可同时作深部痰培养以分离病原菌。

2. 建立人工气道

当以上措施仍不能使呼吸道通畅时，则需建立人工气道。所谓人工气道就是进行气管插管，于是吸入气体就可通过导管直接抵达下呼吸道，进入肺泡。其目的是为了解除上呼吸道梗阻，保护无正常咽喉反射患者不致误吸，和进行充分有效的气管内吸引，以及为了提供机械通气时必要的通道。临床上常用的人工气道为气管插管和气管造口术后置入气管导管两种。

气管插管有经口和经鼻插管两种。前者借喉镜直视下经声门插入气管，容易成功，较为安全。后者分盲插或借喉镜、纤维支气管镜等的帮助，经鼻沿后鼻道插入气管。与经口插管比较需要一定的技巧，但经鼻插管容易固定，负压吸引较为满意，与机械通气等装置衔接比较可靠，给患者带来的不适也较经口者轻，神志清醒患者常也能耐受。唯需注意勿压伤鼻翼组织或堵塞咽鼓管、鼻窦开口等，造成急性中耳炎或鼻窦炎等并发症。

近年来已有许多组织相容性较理想的高分子材料制成的导管与插管，为密封气道用的气囊也有低压、大容量的气囊问世，鼻插管可保留的时间也在延长。具体对人工气道方法的选择，各单位常有不同意见，应当根据病情的需要，手术医师和护理条件的可能，以及人工气道的材料性能来考虑。肯定在 3 天（72 h）以内可以拔管时，应选用鼻或口插管，需要超过 3 周时当行气管造口置入气管导管，3～21d 之间的情况则当酌情灵活掌握。

使用人工气道后，气道的正常防御机制被破坏，细菌可直接进入下呼吸道；声门由于插管或因气流根本不通过声门而影响咳嗽动作的完成，不能正常排痰，必须依赖气管负压吸引来清除气道内的分泌物；由于不能发音，失去语言交流的功能，影响患者的心理精神状态；再加上人工气道本身存在着可能发生的并发症。因此人工气道的建立常是抢救急性呼吸衰竭所不可少的，但必须充分认识其弊端，慎重选择，尽力避免可能的并发症，及时撤管。

3. 气道湿化

无论是经过患者自身气道或通过人工气道进行氧化治疗或机

械通气，均必须充分注意到呼吸道黏膜的湿化。因为过分干燥的气体长期吸入将损伤呼吸道上皮细胞和支气管表面的黏液层，使黏膜纤毛清除能力下降，痰液不易咳出，肺不张，容易发生呼吸道或肺部感染。

保证患者足够液体摄入是保持呼吸道湿化最有效的措施。目前已有多种提供气道湿化用的温化器或雾化器装置，可以直接使用或与机械通气机连接应用。

湿化是否充分最好的标志，就是观察痰液是否容易咳出或吸出。应用湿化装置后应当记录每日通过湿化器消耗的液体量，以免湿化过量。

（三）改善 CO_2 的潴留

高碳酸血症主要是由于肺泡通气不足引起，只有增加通气量才能更好的排出二氧化碳，改善高碳酸血症。现多采用呼吸兴奋剂和机械通气支持，以改善通气功能。

1. 呼吸兴奋剂的合理应用

呼吸兴奋剂能刺激呼吸中枢或周围化学感受器，增强呼吸驱动、呼吸频率，潮气量，改善通气，同时氧耗量和二氧化碳的产出也随之增加。故临床上应用呼吸兴奋剂时要严格掌握适应证。

常用的药物有尼可刹米（可拉明）和洛贝林，用量过大可引起不良反应，近年来在西方国家几乎被淘汰。取而代之的有多沙普仑（doxapram），对末梢化学感受器和延脑呼吸中枢均有作用，增加呼吸驱动和通气，对原发性肺泡低通气、肥胖低通气综合征有良好疗效，可防止 COPD 呼吸衰竭氧疗不当所致的 CO_2 麻醉。其治疗量和中毒量有较大差距故安全性大，一般用 $0.5\sim2$ mg/kg 静脉滴注，开始滴速 1.5 mg/min，以后酌情加快，其可致心律失常，长期用有肝毒性及并发消化性溃疡。阿米三嗪（almitrine）通过刺激颈动脉体和主动脉体的化学感受器兴奋呼吸，无中枢兴奋作用，对肺泡通气不良部位的血流重新分配而改善 PaO_2，阿米三嗪不用于哺乳、孕妇和严重肝病，也不主张长期应用以防止发生外周神经病变。

COPD 并意识障碍的呼吸衰竭患者 临床常见大多数 COPD 患者的呼吸衰竭与意识障碍程度呈正相关，患者意识障碍后自主翻身、咳痰动作、对呼吸兴奋剂的反应均迟钝，并易于吸入感染，对此种病情，可明显改善通气外，并有改善中枢神经兴奋和神志作用，因而患者的防御功能增强，呼吸衰竭的病情亦随之好转。

间质性肺疾病、肺水肿、ARDS 等疾病 无气道阻塞但有呼吸中枢驱动增强，这种患者 PaO_2、$PaCO_2$ 常均降低，由于患者呼吸功能已增强，故无应用呼吸兴奋剂的指征，且呼吸兴奋剂可加重呼吸性碱中毒的程度而影响组织获氧，故主要应给予氧疗。

COPD 并膈肌疲劳、无心功能不全、无心律失常，心率 ≤100 次/分的呼吸衰竭 可选用氨茶碱，其有舒张支气管、改善小气道通气、减少闭合气量，抑制炎性介质和增强膈肌、提高潮气量作用，已观察到血药浓度达 13 mg/L 时对膈神经刺激则膈肌力量明显增强，且可加速膈肌疲劳的恢复。以上的茶碱综合作用使呼吸功减少、呼吸困难程度减轻，同时由于呼吸肌能力的提高对咳嗽、排痰等气道清除功能加强，还有助于药物吸入治疗，以及对呼吸机撤离的辅助作用；剂量以 5 mg/kg 于 30 min 静脉滴注使达有效血浓度，继以 0.5～0.6 mg/（kg•h）静脉滴注维持有效剂量，在应用中注意对心率、心律的影响，及时酌情减量和停用。

COPD、肺心病呼吸衰竭合并左心功能不全、肺水肿的患者，应先用强心利尿剂使肺水肿消退以改善肺顺应性，用抗生素控制感染以改善气道阻力，再使用呼吸兴奋剂才可取得改善呼吸功能的较好疗效。否则，呼吸兴奋剂虽可兴奋呼吸，但增加 PaO_2 有限，且呼吸功耗氧和生成 CO_2 量增多，反使呼吸衰竭加重。此种患者亦应不用增加心率和影响心律的茶碱类和较大剂量的阿米三嗪，小剂量阿米三嗪（<1.5 mg/kg）静脉滴注后即可达血药峰值，增强通气不好部位的缺氧性肺血管收缩，和增加通气好的部位肺血流，从而改善换气使 PaO_2 增高，且此种剂量很少发生不良反应，但剂量大于 1.5 mg/kg 可致全部肺血管收缩，且使肺动脉压增高、右心负荷增大。

不宜使用呼吸兴奋剂的情况：①使用肌肉松弛剂维持机械通气者：如破伤风肌强直时、有意识打掉自主呼吸者。②周围性呼吸肌麻痹者：多发性神经根神经炎、严重重症肌无力、高颈髓损伤所致呼吸肌无力、全脊髓麻痹等。③自主呼吸频率＞20次/分，而潮气量不足者：呼吸频率能够增快，说明呼吸中枢对缺 O_2 或 CO_2 潴留的反应性较强，若使用呼吸兴奋剂不但效果不佳，而且加速呼吸肌疲劳。④中枢性呼吸衰竭的早期：如安眠药中毒早期。⑤患者精神兴奋、癫痫频发者。⑥呼吸兴奋剂慎用于缺血性心脏病、哮喘状态、严重高血压及甲亢患者。

2. 机械通气

符合下述条件应实施机械通气：①经积极治疗后病情仍继续恶化。②意识障碍。③呼吸形式严重异常，如呼吸频率＞35～40次/分或＜6～8次/分，或呼吸节律异常，或自主呼吸微弱或消失。④血气分析提示严重通气和（或）氧合障碍：PaO_2＜6.7 kPa（50 mmHg），尤其是充分氧疗后仍 ＜ 6.7 kPa（50 mmHg）。⑤$PaCO_2$进行性升高，pH 动态下降。

机械通气初始阶段，可给高 FiO_2（100％）以迅速纠正严重缺氧，然后依据目标 PaO_2、PEEP 水平、平均动脉压水平和血流动力学状态，酌情降低 FiO_2 至 50％以下。设法维持 SaO_2＞90％，若不能达到上述目标，即可加用 PEEP、增加平均气道压，应用镇静剂或肌松剂。若适当 PEEP 和平均动脉压可以使 SaO_2＞90％，应保持最低的 FiO_2。

正压通气相关的并发症包括呼吸机相关肺损伤、呼吸机相关肺炎、氧中毒和呼吸机相关的膈肌功能不全。

（四）抗感染治疗

呼吸道感染是呼吸衰竭最常见的诱因。建立人工气道机械通气和免疫功能低下的患者易反复发生感染。如呼吸道分泌物引流通畅，可根据痰细菌培养和药物敏感实验结果，选择有效的抗生素进行治疗。

（五）营养支持

呼吸衰竭患者因摄入能量不足、呼吸做功增加、发热等因素，机体处于负代谢，出现低蛋白血症，降低机体的免疫功能，使感染不宜控制，呼吸肌易疲劳不易恢复。可常规给予高蛋白、高脂肪和低碳水化合物，以及多种维生素和微量元素，必要时静脉内高营养治疗。

第八章

泌尿系统重症

第一节 急性肾衰竭

急性肾衰竭（acute renal failure，ARF）是由于各种病因引起肾功能急骤、进行性减退而出现的临床综合征。临床主要表现为肾小球滤过率明显降低所致的氮质血症，以及肾小管重吸收和分泌功能障碍所致的水、电解质和酸碱平衡失调。根据尿量减少与否分为少尿型和非少尿型。

一、病因及发病机制

导致急性肾衰的原发疾病涉及临床多个学科；肾毒物质亦有药物及毒物之分。为便于诊断、治疗，常将急性肾衰的病因分为3类：肾前性、肾实质性、肾后性（梗阻性）。

（一）肾前性

多种疾病引起的血容量不足或心脏排出量减少，导致肾血流量减少，灌注不足，肾小球滤过率下降，出现少尿。这方面的原发病有：胃肠道疾病（吐、泻）、大面积创伤（渗出液）、严重感染性休克（如败血症）、重症心脏病（如心肌梗死、心律失常、心力衰竭）等。

此型肾衰有可逆性，如能及时识别，经积极处理，肾缺血得到及时改善，肾脏功能恢复，则少尿症状随之消失。反之，可因病情恶化，演变成肾实质性肾衰。

此型肾衰有可逆性，如能及时识别，经积极处理，肾缺血得到及时改善，肾脏功能恢复，则少尿症状随之消失。反之，可因病情恶化，演变成肾实质性肾衰。

（二）肾实质性

本病中的急性肾小管坏死占全部肾衰的 75％以上，其原发病因有严重感染性休克（如败血症）、大面积创伤、挤压伤、大手术、妊娠毒血症等；肾毒物质有抗生素类（如庆大霉素、头孢菌素）、金属类（如铜、汞）、生物毒类（如鱼胆、蕈类）等。上述病因引起肾脏急性缺血、灌注不足、肾小球滤过率下降；同时肾小管上皮细胞因缺血、缺氧、或肾毒物质的直接作用，发生变性坏死，管腔堵塞、溃破，肾间质广泛炎症、水肿，从而导致肾功能急剧下降，临床出现少尿，氮质潴留，水盐、酸碱代谢紊乱等急性肾衰竭的典型表现。此外，引起本型肾衰的疾病还有重症急性肾炎、急进性肾炎、恶性高血压、肾血管栓塞等。

（三）肾后性（梗阻性）

主要由于下尿路梗阻致肾盂积水、肾间质损害，久之肾小球滤过率亦下降。此类原发病有尿路结石、肿瘤、肾外压迫如前列腺肥大等。患者常突然无尿为本型特点，如能及时解除梗死常可迅速恢复排尿功能。反之也可演变成肾实质性肾衰。

关于急性肾衰的发病机制有如下几方面的理论：肾血流动力学改变（主要指急性肾衰早期肾内血管痉挛，继之缺血损伤），肾小管堵塞、反漏，肾小管上皮细胞的黏附改变、能量代谢紊乱、钙离子内流，以及表皮生长因子对急性肾衰修复的重要作用等。

为便于理解和指导临床诊疗，以下简述肾小管坏死所致急性肾衰。在发病的初期（初发期）和持续进展期（持续期）其发病机制与病理改变各有其特点。当原发病因（如肾缺血）作用于肾脏后 6h 以内，主要病理改变是肾血管收缩（特别是入球小动脉）、肾血流量减少，肾小球滤过率下降，临床出现少尿，此时肾小管上皮细胞虽有损伤，但尚无严重器质性病变。如原始病因未消除，肾血管持续收缩的结果，导致严重缺血、缺氧，肾小球滤过率进一步下降的同时肾小管上皮细胞发生变性、坏死、脱落，管腔被堵塞、管壁溃破、尿液回漏、溢流于外、间质炎症、淤血，形成尿流障碍。此发病机制对临床诊断治疗及预后均有重要意义。为防止器质性肾损害。保护肾功能，从而改善预后，关键是及早发现肾内血流动力学变化，及早进行有效处理。

二、临床表现

起病急骤，常在各种原发病的基础上或肾毒物质的作用下出现少尿、血尿素氮及血肌酐升高。临床症状包括原发病的表现、急性肾衰竭的表现及并发症三方面。根据本病病情的演变规律，分为3期，即少尿期、多尿期、恢复期。

部分患者发生急性肾衰时，其尿量并无减少，24h尿量可超过500 mL以上，称之为"非少尿型急性肾衰"。

（一）少尿期

1. 尿量减少

尿量明显减少，24h少于400 mL者为少尿，少于100 mL者为无尿。一般少尿期持续时间平均10d左右，短则2d，长则4周；如超过4周提示肾实质损害严重。

2. 氮质血症

由于代谢产物在体内滞留，血液中尿素氮（BUN）和肌酐（Scr）逐渐升高，其升高速度与患者体内蛋白质分解状态有关。一般情况下，每日BUN上升为 $3.6 \sim 7.1$ mmol/L、肌酐 $44.2 \sim 88.4$ μmol/L；如有继发感染发热、广泛组织创伤、胃肠道出血等，则蛋白质分解加速，每日BUN上升 $10.1 \sim 17.9$ mmol/L、肌酐 176.8 μmol/L，此为高分解代谢型肾衰，提示病情严重。与此同时出现各系统器官受损症状：消化系统可有厌食、恶心、呕吐，严重时不同程度消化道出血、黄疸等；心血管系统可有血压升高、心律失常、心衰、心包积液等；神经系统表现为定向障碍、淡漠，严重者嗜睡、抽搐、昏迷；血液系统可有轻度贫血，皮肤黏膜出血，严重者可发生弥漫性血管内凝血（DIC）。

3. 水、电解质紊乱及酸碱平衡失调

（1）水潴留过多由于肾缺血，肾小球滤过率下降，肾小管损害等排尿减少，水在体内积聚，如此时进液未予控制可发生"高血容量"危象，并由此导致脑水肿、肺水肿及充血性心力衰竭等严重并发症，为死亡原因之一。

（2）高钾血症由于肾排钾减少、感染、创伤、出血、输入库存血液、进食含钾丰富的食物以及酸中毒等，血钾浓度可在短期内迅速升高，且临床症状不明显。高血钾对心脏有毒性作用，如不及时发现，进行有效处理（透析等），常可因心室颤动或心搏骤停而迅速导致死亡。

（3）代谢性酸中毒由于酸性代谢产物在体内滞留所致。

4. 继发感染

常见有肺部及尿路感染、皮肤感染等。

5. 急性肾衰并发其他脏器衰竭，或多脏器衰竭中存在急性肾衰竭

此等重症常发生于严重败血症（最多见于革兰阴性杆菌败血症）、感染性休克、创伤、战伤、手术后、病理性妊娠等。临床除具备急性肾衰竭表现外，同时并存其他脏器衰竭危象，如呼吸衰竭、循环衰竭、肝功能衰竭、弥漫性血管内凝血、广泛小血管栓塞等，预后恶劣。

（二）多尿期

经过少尿期后，排尿逐渐增加，当每日排尿量超过 400 mL 时，进入多尿期。平均持续 10d 左右，此期尿量逐日增加，一般 3 000 mL/d 左右，也可高达 5 000 mL/d 以上。如补液不及时，可发生脱水、电解质丢失。此期尿素氮、肌酐经过短时间上升后，随之下降到正常范围。此时患者虚弱，抵抗力差，容易并发感染和发生水盐代谢紊乱等，不及时处理，也可引起严重后果。

（三）恢复期

排尿量进入正常，尿素氮、肌酐正常，患者症状改善，一般情况好转。此期长期因病情及肾损害程度而异，一般半年至 1 年

肾功能可完全恢复，损害严重者，恢复期可超过 1 年，个别可遗留永久性损害。

非少尿型肾衰：排尿量每日超过 400 mL，甚至如常人，但其尿素氮和肌酐仍随病情进展而升高。其病因多与肾毒物质有关，其中又以庆大霉素的不合理使用最为常见，其发病与该类抗生素使用剂量过大或使用后抗体产生变态反应等有关。由于此型，肾衰症状不典型，容易为临床忽略或为原发病掩盖而延误诊断。非少尿型肾衰经及时发现，正确处理，一般预后较好，病死率比少尿型低。

三、实验室检查

（1）尿常规检查：是早期发现肾损害的重要指标之一。少尿期、无尿期尿颜色多呈酱油色或混浊，镜检有蛋白、红细胞、白细胞及管型。多尿期尿色清白。

（2）尿比重测定：少尿期尿比重常＞1.025；多尿期和恢复期尿比重多在 1.010～1.016 范围，尿渗透压下降，接近血浆水平，多在300～400 mmol/L范围。

（3）尿钠浓度测定：尿钠浓度常＞400 mmol/L，尿钠和血浆尿素氮之比＜20，有助于急性肾衰竭的早期诊断。

（4）血生化检查：血尿素氮、肌酐、钾、磷进行性升高，二氧化碳结合力、血钠、钙降低，内生肌酐清除率明显下降，多在 5 mL/min，血肌酐/尿肌酐＜15。

（5）肾衰指数＝血钠浓度/尿肌酐或血肌酐＞2。

（6）其他：B超、肾图、腹部 X 线平片有助于本病的诊断和鉴别诊断，可酌情选用。

四、鉴别诊断

（一）肾前性氮质血症

肾脏本身无器质性病变，有循环衰竭和血容量不足病史，尿诊断指标可资鉴别。偶有休克患者收集不到尿标本，可测定中心静脉压，肾前性氮质血症常＜0.49 kPa（50 mmH₂O）。而急性肾小管坏死则正常或偏高。对难于鉴别的患者，可行补液试验，用5％葡萄糖液或生理盐水500 mL，在30～40min 内输入，若血压升高，尿量增多，血尿素氮下降，提示为肾前性氮质血症。如果血容量已纠正，血压恢复正常，而尿量仍少，可予20％甘露醇200～500 mL，20min 内静脉滴注，或呋塞米200～300 mg 静脉注射，如尿量增加，提示为肾前性氮质血症，如尿量不增加，则支持肾小管坏死的诊断。

（二）肾后性氮质血症

尿路梗阻多有原发病史（如结石、盆腔肿瘤、前列腺肥大等），膀胱触诊和叩诊可发现膀胱因积尿而膨胀。直肠指诊和妇科检查也有助于发现梗阻原因。腹部平片对诊断阳性尿路结石有帮助，B 超和静脉肾盂造影可发现双肾增大，有肾盏、输尿管扩张。同位素肾图示梗阻图形。CT、磁共振检查对诊断肾盂积水和发现结石、肿瘤均有帮助。

（三）肾实质疾病

急进性肾炎、重症链球菌感染后肾炎、肾病综合征大量蛋白尿期、系统性红斑狼疮肾炎、过敏性紫癜肾炎等均可引起急性肾衰。患者均有原发病的病史、症状和体征，尿蛋白多超过 2 g/d，多伴血尿、红细胞管裂、高血压及水肿。鉴别诊断有困难时，应行肾活检。

急性间质性肾炎多由药物过敏引起，突然发生少尿和急剧，肾功能减退，伴发热、皮疹、淋巴结肿大，血嗜酸性细胞及 IgE 增高，尿沉渣中有较多嗜酸性细胞，轻度蛋白尿，血尿及红细胞管型少见。

五、治疗

（一）少尿期的治疗

1. 饮食与维持水平衡

应严格限制蛋白质，可给优质蛋白 0.5 g/kg，大量补充氨基酸，补充足够热卡，>8 368 kJ/d（2 000 kcal/d），以减轻高分解代谢状态。控制液体入量，每日液体入量应≤前一日排尿量＋大便、呕吐、引流液量及创面渗液＋500 mL（为不显性失水量－内生水量）。一般认为体温每升高1 ℃，每小时不显性失水量增多0.1 mg/kg。少尿期应严密监测体重、液体出入量、血钠、血钾、中心静脉压、心率、血压、血尿素氮和肌酐。

2. 早期解除肾血管痉挛

（1）小剂量多巴胺每1～4 μg/kg，能扩张肾血管，其单用或与呋塞米合用能有效增加尿量。

（2）静脉滴注甘露醇亦能扩张血管，增加肾血流量和肾小球静脉压，并有助于维持肾小管液流量，防止细胞和蛋白质碎片堵塞肾小管。20％甘露醇60 mL于3min内静脉注射或20％甘露醇200 mL于15min内静脉滴注。

（3）应用利尿合剂：普鲁卡因0.5 g、维生素C 3 g、咖啡因0.25 g、氨茶碱0.25 g加入20％葡萄糖200 mL中静脉滴注，也可在此基础上加用罂粟碱0.03 g或甘露醇20～30 g，加强其解痉利尿作用。

（4）苄胺唑啉（phentolamine）20～40 mg加入5％葡萄糖500 mL中静脉滴注，滴速以0.1～0.3 mg/min为宜。

3. 防止和治疗高钾血症

应严格限制摄入含钾过高的食物，包括橘子、香蕉、海带、紫菜、巧克力、豆类制品等。禁用含钾的药物（如青霉素钾盐、潘南金等）和保钾利尿剂。避免输注陈旧库存血液和清除体内感染病灶和坏死组织。当血钾高于6 mmol/L时，可应用高渗葡萄糖和胰岛素滴注维持，每3～5 g葡萄糖加1 U胰岛素；伴有酸中毒者给予碳酸氢钠溶液；钙剂可拮抗高血钾对心肌的毒性；同时可予钠型离子交换树脂口服或灌肠。血钾＞7 mmol/L，应采用透析治疗，以血透为宜。

4. 纠正酸中毒

轻度酸中毒（血HCO_3^-＜15 mmol/L）不必特殊治疗。高分解代谢者酸中毒程度严重，并加重高钾血症，应及时治疗，常予

5％碳酸氢钠100～250 mL静脉滴注，并动态监测血气分析，以调整碳酸氢钠用量，如有心功能不全，不能耐受碳酸氢钠者，则应进行透析治疗。

5. 营养支持

营养补充尽可能部分利用胃肠道，重危患者多需要静脉营养，以提供足够热卡，使尿素氮升高速度减慢，增强机体抵抗力，降低少尿期病死率，产能减少透析次数。静脉营养液内含 8 种必需氨基酸、高渗葡萄糖、脂肪乳、各种微量元素及维生素。由于其高渗性须由腔静脉插管输入，为避免容量过多致心力衰竭，常需先施行连续性静脉－静脉血液滤过。

6. 抗感染治疗

感染是急性肾衰竭的常见并发症，多见于血液、肺部、尿路、胆管等部位感染，应根据细菌培养和药物敏感试验，选用那些对肾无毒性或毒性低的抗生素，并按肌酐清除率调整药物剂量。

7. 透析疗法

为抢救急性肾衰的最有效措施，可迅速清除体内过多代谢产物，维持水、电解质和酸碱平衡，防止发生各种严重并发症，使患者度过少尿期。透析指征为：①少尿或无尿 2d 以上。②血钾 >6.5 mmol/L（6.5 mRq/L），内科处理无效者。③血尿素氮 >21～28.7 mmol/L（60～80 mg/dL）或血 Cr >530.4 μmol/L（6 mg/dL）。④体液过多，有急性肺水肿、难控制的高血压、脑水肿和充血性心力衰竭征兆。⑤严重代谢性酸中毒，血 $HCO_3^- < 12$ mmol/L（12 mEq/L）。

血液透析适用于：高分解代谢型危重患者，心功能尚稳定，腹膜脏器损伤或近期腹部手术者。腹膜透析适用于：非高分解代谢型，心功能欠佳，有心律失常和血压偏低，血管通道建立有困难，有活动性出血或创伤，老年或儿童患者。连续性动（静）脉－静脉血液滤过对心血管系统影响小，脱水效果好，可有效防止少尿期体液潴留导致肺水肿，并可保证静脉内高营养疗法进行。

（二）多尿期治疗

治疗重点仍为维持水、电解质和酸碱平衡，防止各种并发症。须注意防止脱水、低血钾和低血钙。患者每日尿量多在 4 L 以上，补充液体量应比出量少 500～1 000 mL，尽可能经胃肠道补充。在多尿期4～7d后，患者可逐渐恢复正常饮食，仍适当地限制蛋白质，直至血尿素氮和肌酐恢复正常。

（三）恢复期治疗

可增加活动量，补充营养，服用中药调治以促进肾功能恢复，避免使用对肾脏有害药物，定期随访肾功能。一般经 3～6 个月可恢复到原来的健康水平。个别患者遗留下永久性肾小球或肾小管功能损害，极少数患者可发展为慢性肾衰。

第二节　慢性肾衰竭

慢性肾衰竭（chroic renal failure，简称 CRF）是发生在各种慢性肾脏疾病基础上缓慢出现的肾功能减退直至衰竭的一种临床综合征。主要表现为肾功能减退，代谢产物潴留，水、电解质及酸碱平衡失调，以至于不能维持内环境的稳定，GRF 临床较常见，病情严重，病死率极高，治疗效果差。

一、分期

按照肾小球滤过功能降低的进程，可将慢性肾功能不全分为 3 个阶段。

（一）肾功能不全代偿期

肾小球滤过率（GFR）降低，内生肌酐清除率（Ccr）＞50 mL/min；血肌酐（Scr）并不升高，$\leqslant$178 μmol/L（2 mg/dL）；血尿素（Urea）$\leqslant$9 mmol/L（25 mg/dL）；一般无肾功能不全临床症状。

（二）肾功能不全失代偿（即氮质血症期）

Ccr25～50 mL/min；肌酐＞178 μmol/L；Urea＞9 mmol/L；

出现轻微肾功能不全症状：乏力、恶心、食欲缺乏、贫血等。

（三）肾衰竭期（即尿毒症期）

Ccr＜25 mL/min；肌酐＞445 μmol/L（5 mg/dL）；Urea＞20 mmol/L（55 mg/d）；出现水、电解质、酸碱平衡紊乱和明显的各系统症状。当 GFR＜10 mL/min 时，则称为尿毒症终末期。

二、病因及发病机制

现代医学认为，很多慢性疾病都可能引起慢性肾衰竭，这些病大致上可以分成两类。

一类是主要涉及肾脏本身的疾病，另一类是全身性疾病或其他系统疾病引起继发性肾脏损害。在原发性肾脏疾病中，常见的有慢性肾小球肾炎，其次为小管间质性肾炎。继发性肾脏疾病中，常见于糖尿病肾病等。由于人的寿命延长以及各种因素的影响，慢性肾衰的病因中，继发性的比例有增高趋势。

关于慢性肾衰发病机制，在近 10 余年来的研究中尤其受到重视，先后提出了"健存肾单位学说""矫枉失衡学说""肾小球高滤过学说""脂质代谢紊乱学说""肾小管高代谢学说"等来解释慢性肾衰进展的原因，这些学说均有其实验研究和临床观察依据，有其相对的合理性，但一般只能解释慢性肾衰进展的部分原因。因此，需要将多种有关学说结合起来，从总体上去认识慢性肾衰发病机制，才能更为全面。

（一）慢性肾衰渐进性发展的机制

CRF 病程进展较为缓慢，但从总体上来看，这一进程基本上是不可逆的。这种进展的原因，既与肾脏本身基础病的发展有关，也与某些共同性的途径有关。

1. 肾小球高滤过学说

该学说认为，CRF 时残余肾单位肾小球出现高灌注和高滤过状态是导致肾小球硬化和残余肾单位进一步丧失的主要原因之一。由于高滤过的存在，可促进系膜细胞增殖和基质的增加，导致微动脉瘤的形成、内皮细胞损伤和血小板集聚增强、炎性细胞浸润等，因而肾小球硬化的过程不断发展，肾单位损伤进一步加重。

2. 肾小管高代谢学说

该学说认为，CRF 时残余肾单位肾小管代谢亢进是肾小管萎缩、间质纤维化和肾单位进行性损坏的主要原因之一。由于肾小管氧消耗增加和氧自由基增多、ATP 合成增加、补体旁路（C_3 途径）的激活和膜攻击复合物（C_{5b-9}）的形成、小管液内 Fe^{2+} 的生成，都可以对肾小管-间质造成损伤。间质淋巴-单核细胞的浸润并释放某些细胞因子和生长因子，致小管－间质的进一步损伤，并刺激间质纤维母细胞，加快间质纤维化的过程。

3. 脂质代谢紊乱学说

该学说认为，脂质代谢紊乱可促进小球系膜损伤和基质增多，在肾小球硬化过程中起着重要作用。由于内皮细胞损伤，毛细血管壁巨噬细胞浸润并形成泡沫细胞（其胞浆内含大量胆固醇和磷质）；肾小球内过多脂质沉积，可增强血小板聚集作用和毛细血管的硬化过程，这与大中动脉粥样硬化的过程有许多相似之处。

4. 钙磷沉积和继发性甲旁亢的发生和发展

由于 CRF 时 1，25-（OH）$_2$D$_3$ 的缺乏，低钙血症、高磷血症等因素致继发性甲旁亢的发生和发展，是引起肾单位损害加重的另一因素。过多的甲状旁腺激素（PTH）可引起软组织转移性钙化，致肾小管上皮细胞内钙沉着增多，引起小管－间质钙化的发生和发展，致肾单位损害不断进展。

5. 细胞因子和生成因子的重要作用

近年发现，在 CRF 病程进展过程中，有不少细胞因子或生长因子参与了其病理生理过程。如表皮生长因子（EGF）、胰岛素样生长因子（IGF-1）、转化生长因子（TCFβ）、白细胞介素（IL-11、IL-2、IL-6）、血小板源生长因子（PDGF）等。这些因子或者与肾小球系膜增殖、肾小管肥大有关，或者与间质的细胞浸润有关，或者与微血管内凝血有关。

（二）尿毒症发病机制

目前一般认为，慢性肾衰竭的各种临床症状的发生，主要与某些尿毒症毒素蓄积及某些营养素、激素缺乏有关。营养缺乏学说认为,尿毒症的表现与某些营养素的缺乏或不能有效利用有关,如蛋白质、能量、水溶性维生素(维生素 B 等)、微量元素(Zn)等。某些激素的分泌不足也是营养不能有效利用及(或)某些临床症状的重要原因之一,如 1, 25- $(OH)_2D_3$ 的缺乏引起钙吸收、利用障碍,EPO 不足引起红细胞生成障碍、导致肾性贫血等。

尿毒症毒素学说认为,尿毒症的一系列表现主要是尿毒症毒素引起。患者体液内有 200 多种物质的浓度高于正常,但大多数尚未被确认为尿毒症毒素。一般认为,可能具有尿毒症毒性作用的物质的有20 种左右。凡被认为尿毒症毒素的物质,至少应具备下述诸条件:①尿毒症患者体液内该物质的浓度高于正常。②该物质结构及理化性质明确。③高浓度的该物质与特异的尿毒症临床表现相关。④动物实验或体外实验证实该物质在其浓度与尿毒症患者体液内浓度相似时可出现类似毒性作用。⑤体液内该物质下降与症状、体征改善相伴随。

尿毒症毒素可分为小分子(WM<500,如尿素、胍类、胺类等)、中分子(MW500~5 000)和大分子(MW>5 000)3 类。小分子毒性物质以尿素的量最多,占"非蛋白氮"的80% 以上,其他如胍类(甲基胍、琥珀胍酸等)、各种胺类、酚类等,也占有重要地位。多胺主要包括精胺、亚精胺、尸胺、腐胺等。中分子物质主要与尿毒症脑病、周围神经病变、红细胞生成抑制、某些内分泌紊乱、细胞免疫低下等可能有关。大分子物质如核糖酸酶(RNase)、β_2 微球蛋白(β_2MG)、维生素 A 等也具有某些毒性。β_2-MG 与尿毒症骨病、腕管综合征、继发性淀粉样变的发病有关。

(三)慢性肾衰竭病程进展的危险因子

一般说来,肾性肾衰的病程是渐进性发展的,但在慢性肾衰竭病程的某一阶段,肾功能可出现急剧恶化,甚至严重威胁患者生命。这种肾功能的恶化,如诊断、处理及时,往往具有一定的可逆性,甚至完全恢复到恶化前的肾功能水平,但如诊治不及时或病情太重,这种恶化也可能是不可逆的。影响慢性肾衰病程进展的因素很多，凡可引起慢性肾衰竭进展加快的因素均可看做"危险因子"，包括以下几方面。

1. 原发病原因

糖尿病肾病、膜增生性肾炎等常可很快发展为慢性肾衰、尿毒症。原发性或继发性急进性肾炎，一般可发生急性肾衰，其中有的病程长，表现为慢性肾衰。成人紫癜性肾炎患者，其病程进展常比 IgA 肾病患者迅速。一部分 IgA 肾病患者肾衰进展也较迅速，这方面尚需进一步观察。重度高血压及"恶性"高血压如未及时控制，其肾衰病程进展也相当迅速。

2. 诱因

急性感染、败血症、大出血、大手术、血容量不足/脱水、高凝/高黏滞状态、低钾血症、高钙血症、肾毒性药物或化学物质中毒、结石、泌尿道梗阻等，均可使慢性肾衰急性加重，这类诱因引起的肾衰加重，往往有不同程度的可逆性，只要发现及时，处理得当，常可使肾功能得到较好恢复，甚至完全恢复到急性损害前的水平。

3. 饮食

高蛋白、高磷饮食常可使慢性肾衰进展速度加快，这已经得到实验研究和临床研究的证实。此外，高尿酸或高草酸饮食也可能加重小管—间质损害，但尚需进一步研究证实。

三、临床表现

（一）各系统常见症状

1. 消化系统

食欲不振、口有尿味、恶心、呕吐等，少数情况下可有腹泻、腹胀、腹痛等。晚期患者可有弥漫性胃黏膜损伤、溃疡和出血，临床表现为柏油样便、呕血或呕吐物呈咖啡样。由于呕吐、食少、腹泻常可导致或加重水、电解质紊乱。

2. 血液系统

一般均有轻、中度贫血，如伴缺铁、营养不良、出血等因素；

也可有重度贫血。晚期患者可有出血倾向，出现皮下出血点、淤斑、内脏（主要为胃肠道）出血、脑出血等。

3. 心血管系统

随着肾衰程度的加重，高血压发生率逐渐增高（50%～80%或更高）。部分患者可伴有胸闷、憋气、心前区痛、阵发性呼吸困难、不能平卧等症状；体检时可发现心界增大、心率增快、心律失常等，个别患者可闻及心包摩擦音。心包积液较多时，则可有心音低钝、遥远。

4. 呼吸系统

常有气短，重者可因尿毒症性肺水肿或心源性肺水肿而出现呼吸困难，前者症状相对较轻，而后者则症状严重，表现为端坐呼吸、双肺哮鸣音或（和）中大水泡音。合并肺部感染者，则可有咳嗽、咳痰、胸痛、发热等症状。部分患者可发生尿毒症状性胸膜炎或（和）胸腔积液。

5. 神经系统

可出现尿毒症性周围神经病变（手足麻木感，传导速度减慢）和（或）尿毒症脑病。伴尿毒症脑病时，轻者仅有反应迟钝、淡漠等，以后可出现不同程度的意识障碍（嗜睡、昏睡、昏迷），也可有扑翼样震颤、癫痫样发作、精神异常等表现。个别情况下可有视、听觉障碍，甚至发生失明、耳聋等。

6. 免疫系统

多数患者抵抗力下降，易于感染。目前已发现，慢性肾衰竭患者主要表现为细胞免疫功能下降。某些免疫细胞（T 细胞、单核细胞等）功能降低，白细胞介素-2 活性下降等，均影响细胞免疫功能。

7. 皮肤表现

皮肤苍白、干燥。由于尿毒从汗腺排出，在皮肤凝结成"尿素霜"及钙在皮肤的异位沉着，常造成皮肤奇痒难忍。

（二）水、电解质及酸碱平衡紊乱

1. 水代谢紊乱

早期由于肾小管的浓缩功能减退，出现多尿可达 2 500 mL/d，有的可超过 3 000 mL/d。夜尿增多，甚至超过日尿量，加上厌食、呕吐或腹泻，常引起失水。晚期由于肾功能进一步恶化，排尿减少，出现少尿（<400 mL/d），无尿（<100 mL/d），如不控制液体入量，则出现水肿。

2. 电解质代谢紊乱

由于肾脏丧失对电解质的调节功能，早期由于排尿增多常出现低钠、低钾、低钙。当肾功能进一步恶化，排泄功能丧失，发生电解质在体内潴留，则可出现高钠、高钾、高磷血症、低钙血症（<1.5 mmol/L），常可引起低钙抽搐，一旦补碱纠正酸中毒后，由于血钙下降，便会发生抽搐。高血钾症可并发严重心律紊乱、心搏骤停，且多数患者常无先兆症状，处理不及时，易造成死亡。

3. 代谢性酸中毒

由于肾功能恶化，酸性代谢产物潴留体内而发生酸中毒。患者常表现为乏力、反应迟钝、呼吸深大，甚至昏迷。

（三）继发感染

由于患者免疫功能低下易诱发感染，但临床症状不典型，如肺炎、肠炎、尿路感染等，应密切观察病情变化，及时诊断治疗。

四、实验室检查

（一）血常规检查

正细胞和正色素性贫血，血红蛋白多在 60～90 g/L。血小板数偏低或正常，血小板功能异常导致出血时间延长，有出血倾向。白细胞计数正常。血沉加快。

（二）尿常规检查

尿渗透压降低，多在 300～400 mmol/kg·H_2O，接近于等张尿。尿比重多在 1.016 以下，夜尿量大于日尿量，最高和最低尿比重差小于 0.008。每日尿量减少至 1 000 mL 以下，尿毒症终末期可少尿以至无尿。尿蛋白量＋～＋＋＋，尿沉渣检查有数量不等的红细胞、白细胞、上皮细胞、颗粒管型或蜡样管型。

（三）血生化和肾功能检查

血清尿素氮（BUN）、肌酐（Cr）和尿酸常明显升高。肾肌酐清除率下降，晚期出现代谢性酸中毒。血钾轻度或明显升高，血钠轻度降低，血氯和血镁可升高。清蛋白多低于 30 g/L。血钙降低，多在 2 mmol/L（8 mg/dL）以下，血磷多高于 1.7 mmol/L（5 mg/dL），碱性磷酸酶升高，并可有继发性甲状旁腺激素升高。

（四）其他检查

腹部 X 线平片、肾超声和计算机 X 线断层摄影（CT）观察肾脏的位置、大小和形态，有无结石、积液和肿物等。静脉肾盂造影和逆行尿路造影用以确定尿路梗阻的部位和性质，严重肾功能不全时，不宜做造影检查。放射性核素肾图和肾脏显像检查有助于了解两侧肾脏形态、大小、血流量、分泌和排泄功能。

尿毒症时胸片可发现心脏增大和肺水肿。肺门两侧呈对称性蝴蝶状阴影，称为尿毒症肺。15％患者有胸膜炎，可出现单侧或双侧胸腔积液。超声心动图可发现部分患者有心包积液。

五、鉴别诊断

慢性肾衰竭的诊断主要包括两个方面的内容，首先必须鉴别是否存在 CRF。由于 CRF 的早期表现不典型，而且可出现任何一个系统的症状，因而容易误诊为某一系统的疾病，特别对那些没有明显慢性肾脏病史的患者更应注意，如以无力、疲乏、体力下降、腹痛、腹泻、呕吐甚至消化道出血就诊者，易被误诊为消化道疾病或肿瘤；以全身衰弱、面色苍白、贫血等就诊者易因抗贫血治疗效果不佳而误诊为再生障碍性贫血；以神经末梢症状表现如肢体麻木、瘙痒等就诊者易被误诊为末梢神经炎；以呕吐、嗜睡、酸中毒、蛋白尿甚至昏迷等症状就诊者易被考虑为尿病酮症酸中毒。此外，对那些慢性肾脏病患者呈隐匿经过，由于肾负荷突然加重，病情恶化显示尿毒症症状者，很易误诊为急性肾衰竭。因此，凡遇以上这些情况，应警惕有无慢性肾衰竭，尿检查及肾功能检查可助诊断。以少尿为主诉时，应注意与急性肾衰竭鉴别，病史短、无明显贫血、超声检查肾脏不缩小为急性肾衰之特点，可与慢性肾衰竭相鉴别。肾病综合征有明显浮肿及少尿时，血尿素氮亦可升高，并出现恶心、呕吐、纳差等症状，但经治疗而利尿消肿后，尿素氮亦随之下降，胃肠症状亦消失，此乃一过性氮质血症。

CRF 的诊断一旦确定后，还需进一步鉴别引起 CRF 的各种原发病，因为不同的原发病其治疗、预后都可能不同。需经考虑的慢性肾脏疾病很多，常见的有慢性肾炎、慢性间质性肾炎（主要是慢性肾盂肾炎）、高血压性肾动脉硬化、先天性多囊肾、系统性红斑狼疮、梗阻性肾脏病、糖尿病性肾病、镇痛性肾病、肾结核、痛风性肾脏病、结节性多动脉炎等，针对这些原发病进行治疗，常能延缓病情进展。

六、治疗

（一）一般治疗

积极治疗原发病，延缓疾病进展为尿毒症，消除可使慢性肾功能不全急性加重的危险因素，如血容量不足、肾毒性药物和毒素、泌尿道梗阻、各种感染、重度高血压、充血性心力衰竭、高凝和高黏滞状态、高钙和高磷血症等。

（二）饮食疗法

当发现患者 Cr>221.0 μmol/L 时，就应给予优质低蛋白和低磷饮食，每日补充 0.5～0.6 mg/kg，体重的优质蛋白质，如鸡蛋、瘦肉和奶类等，适当补充必需氨基酸或酮酸，可给肾灵（开同 Ketosterile）3～4 片，每日 3 次服。严格限制植物蛋白的摄入，同时保证足够的高热量饮食，每天提供 126～147 kJ/kg 体重，可促进蛋白质的合成，显著减少机体蛋白质分解，避免营养不良，减轻慢性肾衰患者的高滤过状态。对于大量蛋白尿患者丢失的每克尿蛋白，应增加摄入1.3 g蛋白质予以补偿。饮食中应补充多种维生素和叶酸。除伴有高血压和水肿外，一般不需严格限钠。饮水量根据尿量、有无水肿或脱水来决定。对尿量每日＞1 000 mL且无水肿者，不需严格限水。每日尿量＜1 000 mL者，每日饮水量＝显性失水量＋500 mL。

由于结肠成为非透析尿毒症患者排泄钾的主要器官，便秘也能加重高钾血症。增加高纤维素食物的摄入，可减少便秘、憩室炎和结肠癌的发生率，改善糖耐量和降低血浆胆固醇浓度。

（三）尿毒症并发症的治疗

1. 水、电解质和酸碱失衡的治疗

（1）高钾血症：某些因素可引起的加重高钾血症，如血容量不足、组织坏死、酸中毒急剧加重，药物（安体舒通、氨苯喋啶、口服补钾剂、转换酶抑制剂、非类固醇抗炎剂等）、发热或高钾饮食。高钾血症患者需去除诱因，停服换酶抑制剂、非类固醇抗炎剂等、发热或高钾饮食。当血钾＞6.5 mmol/L，出现骨骼肌无力和心电图高钾表现时，必须紧急处理，促使钾直接向细胞内转移和迅速从体内排钾。胰岛素加入10％～25％葡萄糖静脉滴注，胰岛素与葡萄糖比例为1U：5 g；5％碳酸氢钠100～200 mL静脉注射；10％葡萄糖酸钙20 mL，缓慢静脉注射；钙型降钾树脂15～30 g，用100 mL水调匀服，每日1～2次；排钾利尿剂呋塞米、丁脲胺口服或静脉注射；透析治疗是最有效的降低高钾血症的措施。

（2）水、钠潴留：可给予呋塞米或丁脲胺等强利尿剂。当GFR＜30 mL/min时，噻嗪类和潴钾型利尿剂一般无效。每日入水量应补足前一日尿量，并外加500 mL左右。钠摄入量需根据血压、体重、水肿和24h尿量而定。多数慢性肾衰竭患者每日食盐可在3s左右，血清钠应维持在正常水平，根据病情调整钠摄入量。

（3）钙、磷失调：当GFR＜40 mL/min时，血钙开始降低，磷酸盐在体内潴留，血磷浓度升高，随着肾衰竭进展，发生继发性甲状旁腺功能亢进。高血磷时，补充钙剂可引起钙、磷乘积升高，当钙、磷乘积≥70，易发生异位软组织和血管内膜钙化及肾功能恶化。因此，除限制饮食中磷的摄入外，在服用钙以前，可服结合肠道磷的抗酸剂氢氧化铝凝胶 10～20 mL，每日 3 次，因其潜在的铝中毒作用（如痴呆、贫血、骨病），故不宜长期服用。碳酸钙每日 3～10 g，分 3 次服，能有效地结合食物中的磷，从粪便中排出。且碳酸钙含元素钙 40%，明显高于乳酸钙（含元素钙 12%）和葡萄糖酸钙（含元素钙 8%），可用以补钙，同时提供碱基，有利于纠正酸中毒。在血磷控制在 1.78 mmol/L（5.5 mg/dL）以下，钙、磷乘积保持在 30～40 之间，可服阿法 D_3 0.25～0.5 μg，每日 1 次。钙三醇（罗钙全 Calcitriol）0.25～0.5 μg，每日 1 次，可促进空肠和回肠对钙的重吸收，血钙水平升高，继发性甲状旁腺功能亢进和肾性骨病好转。

（4）代谢性酸中毒：多数慢性肾衰竭患者需常规给予碳酸氢钠口服 3～10 g/d，分 3～4 次服。并根据血气分析或 CO_2CP 测定调整剂量，如 $CO_2CP<13.5$ mmol/L，尤其伴昏迷或深大呼吸时，应静脉补碳酸氢钠，一般只纠正到 CO_2CP 17.1 mmol/L 便可。提高 CO_2CP 1 mmol/L，需给 5% 碳酸氢钠 0.5 mL/kg。纠正酸中毒过程中，要注意防治低钾和低钙，若发生手足抽搐，可给 10% 葡萄糖酸钙 10～20 mL 缓慢静脉注射。

2. 心血管并发症的治疗

（1）高脂血症：部分患者空腹血甘油三酯和胆固醇升高，应限制饮食中饱和脂肪酸和胆固醇入量。进行适当的体力活动，有助于康复和提高高密度脂蛋白的水平。根据肾功能减退程度，调整降脂药物剂量，以免出现毒副作用。

（2）高血压：主要为容量依赖性高血压，少数患者为肾素依赖性高血压。对大部分患者来说，限制水钠摄入，减少血容量是控制血压的最基本措施。应首选对慢性肾衰有效的利尿剂，如呋塞米和丁脲胺。当血 Cr>265.2 μmol/L 而未透析时，慎用血管紧张素转换酶抑制剂，以免发生肾功能急剧恶化、少尿和高血钾。而迅速和过度的降低血压，可降低肾灌注压，造成肾功能进一步恶化。透析患者经超滤可排出过多的液体。极少数恶性高血压患者对任何药物均无反应，切除双肾后血压可得到控制。

（3）心功能不全：首先应确定病因，针对病因处理，治疗原则同一般心力衰竭。应有效控制高血压，纠正严重贫血，限制水钠摄入量。可使用大剂量呋塞米和丁脲胺，减轻心脏前负荷。洋地黄类药物宜选快速短效的制剂，并调整剂量，避免蓄积中毒。降低心脏后负荷的扩血管药也须调整剂量，以防止低血压。药物治疗不能奏效者，应尽早透析超滤，清除水钠潴留。

（4）尿毒症性心包炎：透析是有效的治疗措施，增加透析次数和延长透析时间，心包积液可望改善。透析过程中应严格控制肝素用量和监测出、凝血时间，使用小分子量肝素（速避凝）可减少出血倾向，必要时作无肝素透析或体外肝素化法，以避免心包出血。出现心脏填塞征象时，应急做心包切开引流术。

3. 贫血的治疗

重组人类红细胞生成素（r-HuEPO，简称 EPO）能有效治疗肾性贫血，血红蛋白和红细胞压积升高，体力增强，食欲增加，许多贫血患者无需继续输血。有效剂量为 $50 \sim 100$ U/kg，常用量 EPO $1\,500 \sim 3\,000$ U，每周 $2 \sim 3$ 次，皮下或静脉注射。与此同时应补充铁剂，可服硫酸亚铁 0.3 g，每天 3 次。福乃得 1 片，每天 1 次。速力菲 0.1 g，每天 3 次。或肌内注射右旋糖酐铁 50 mg，每日或隔日 1 次。此外还应补充其他造血原料，如叶酸 10 mg，每天 3 次。腺苷辅酶维生素 B_{12} 250 μg，每日 3 次服。或维生素 B_{12} 500 μg，隔日肌内注射 1 次。应用 EPO 的主要不良反应有高血压、癫痫、头痛、血液凝固增加等。

雄性激素可促进红细胞生成素的分泌，而改善贫血，一般剂量为苯丙酸诺龙或丙酸睾丸酮 $25 \sim 50$ mg，每周 2 次肌内注射。严重贫血患者应小量多次输新鲜血或红细胞悬液。

4. 其他治疗

（1）糖尿病肾衰患者因胰岛素在肾脏的分解代谢减少，进食不足和肝糖原储存耗竭等多种因素，易发生低血糖，因此，胰岛素和口服降糖药物剂量应逐渐减少。

（2）高尿酸血症：无症状者不需治疗，发生病风时可选用别嘌呤醇，在尿毒症期用量应＜100 mg/d。

（3）瘙痒：部分患者局部应用油性乳剂、口服抗组织胺制剂和碳酸钙、限制磷摄入和充分透析后可缓解症状。甲状旁腺次全切除有时可纠正难治性皮肤瘙痒。

第三节　肝肾综合征

肝肾综合征（hepatorenal syndrome，HRS）是严重肝病并发的无其他原因可解释的进行性肾功能衰竭，以肾功能不全、内源性血管性物质异常和血流动力学异常为特征。患者可突然出现少尿或无尿、氮质血症、稀释性低钠血症和低尿钠。常继发于胃肠道出血、感染、电解质紊乱、大量放腹水、剧烈呕吐、严重腹泻。在肝功能衰竭患者中，HRS 发生率为 $60\%\sim80\%$。一旦发生，治疗相当困难，预后差，3 个月病死率高达 $80\%\sim100\%$。

一、发病机制

HRS 发生的基本过程：通常认为，肝硬化合并腹水的患者存在典型的"高动力型血液循环"，即外周及内脏动脉系统的广泛舒张，从而造成动脉血压和系统血管阻力下降。这种血流动力学改变的直接后果就是有效血容量的不足。作为代偿，机体增强内源性血管收缩反应，如激活肾素－血管紧张素－醛固酮系统（RAS）和交感神经系统，分泌抗利尿激素和各种血管活性因子等，以代偿外周阻力及动脉压下降趋势；机体增强心输出量以代偿中心血容量下降。肾脏血管对这种代偿机制尤为敏感，从而引起肾血管的广泛收缩和钠水潴留，引起肾功能障碍。上述过程可以在肝硬化腹水的患者中自然发生，也可以在某种（些）诱因（即所谓的"二次打击"）的作用下出现（尤其是Ⅰ型 HRS），如自发性细菌性腹膜炎、上消化道出血和大量放腹水后未扩容等。参与这种功能改变的因素主要包括以下几个方面。

（一）代偿机制

肝硬化初期，全身血管阻力下降，心率增快，心输出量增加。当疾病进展、内脏小动脉进一步扩张时，有效血容量的下降和动脉低血压状态刺激压力感受器，激活 RAS 和交感神经系统，刺激抗利尿激素的分泌以尽量维持血流动力学的稳定，但同时也造成水钠潴留、稀释性低钠血症，成为 HRS 典型的临床特征。除此之外，机体也通过分泌一些其他的缩血管因子来代偿有效血容量的下降，如内皮素-1（ET-1）。但由于内脏循环局部产生大量的扩血管因子如 NO 等，通过旁分泌方式加重内脏小动脉的扩张及局部高浓度的扩血管因子使内脏血管对代偿性缩血管机制的"反应迟钝"，上述代偿性反应并不能很好地纠正内脏循环小动脉的广泛性扩张，形成从内脏小动脉扩张到代偿性缩血管及钠水潴留的一种恶性循环，从而造成肾脏、脑及肝脏等脏器的血管床进一步收缩，诱发相应器官的功能障碍。在失代偿期肝硬化早期，由于肾内局部产生扩血管因子（主要是前列腺素），使肾脏灌注得以勉强维持。但随着疾病的进展，肾脏灌注进一步减少，肾脏内部代偿性分泌大量缩血管因子，促使肾灌注明显减少和肾小球滤过率的下降。

（二）内脏小动脉的舒张状态

在严重肝病时，内脏血管局部扩血管因子，包括一氧化氮、一氧化碳、胰高血糖素、前列环素、心房利钠钛等产生过多；同时，肝脏对这些因子的灭活减弱或摄取减少，引发扩血管的效应增大。内脏血管缩血管因子的产量也相对不足，并在各种扩血管因子的作用下，对缩血管因子的敏感性明显下降。以上两方面作用的结果最终使内脏小动脉广泛舒张。

（三）HRS 时心输出量的改变

血容量减少可能是心输出量下降的主要原因。当患者并发感染、出血或经历大量放腹水而没有及时补液时，血容量进一步减少，结果使心输出量的下降更为显著。心肌本身的损伤也可能是造成心输出量下降的另一个原因。此外，如患者合并感染，则感染本身也可以影响到心肌的收缩功能使心输出量下降。

二、诊断

1996 年，国际腹水俱乐部（the International Ascites Club，IAC）首次提出了 HRS 的诊断标准，2007 年 IAC 再次进行了修订。2009 年，《美国肝病学会成人肝硬化腹水处理指南》及《2010 年欧洲肝病学会肝硬化腹水、自发性细菌性腹膜炎、肝肾综合征临床实践指南》中均引用 IAC 修订后的诊断标准。其诊断的主要依据为：①肝硬化合并腹腔积液。②肌酐＞133 μmol/L。③排除休克。④停利尿剂至少 2d 以上，并经清蛋白扩容后肌酐值没有改善（未降至 133 μmol/L 以下），清蛋白推荐剂量为 1 g/（kg·d），最大量可达 100g/d。⑤目前或近期没有应用肾毒性药物。⑥排除肾实质性疾病：尿蛋白＜0.5 g/d、尿红细胞＜50 个/HP 和（或）超声下无肾实质病变。

三、临床分型

（一）肝肾综合征Ⅰ型

为急性型，以肾功能急剧恶化为主要临床特征，其标准为 2 周内肌酐超过原水平 2 倍至＞226 μmol/L（2.5 mg/dL）。常发生于大量应用利尿剂、消化道出血、大量排放腹水（未补充清蛋白）、感染特别是自发性细菌性腹膜炎（SBP）后，也可发生于严重的肝脏疾病患者，进展快速，预后险恶。

（二）肝肾综合征Ⅱ型

呈现中等程度的肾功能损害，肌酐为 133～226 μmol/L。进展较缓慢，较长时间内可保持稳定，常常自发性发生，SBP 等亦可为诱发因素。通常见于肝功能相对稳定，但应用利尿剂无效的肝硬化难治性腹水患者。尽管 HRSⅡ型患者平均存活时间长于Ⅰ型患者，为 4～6 个月，但预后仍十分险恶。

四、鉴别诊断

HRS 需与下列疾病鉴别。

（一）急性肾小管坏死

肝硬化患者合并低血容量性或感染性休克、大手术、使用肾毒性药物时可发生急性肾小管坏死。特征为突发的肾功能损害，表现为高尿钠浓度、尿/血浆渗透压比小于1、异常尿沉淀等。

（二）肾小球疾病

如有明显的蛋白尿、镜下血尿或经超声证实肾脏大小异常，则应怀疑器质性肾脏疾病。肾脏活组织检查有助于拟定进一步治疗方案，包括评价肝肾联合移植的潜在需要。

（三）肾前性氮质血症

肾前性氮质血症的原因包括应用利尿剂、呕吐、腹泻、放腹水等，充分扩容后能改善肾功能，对扩容缺乏反应是 HRS 的一个主要诊断依据。

（四）药物诱发的肾衰竭

氨基糖苷类抗生素和非类固醇类抗炎药物是导致肝硬化患者肾衰竭的最常见药物，临床表现类似急性肾小管坏死。

五、治疗

（一）一般支持疗法

食用低蛋白、高糖和高热量饮食，以降低血氨、减轻氮质血症，并使机体组织蛋白分解降至最低限度。肝性脑病患者应严格限制蛋白摄入，并给予泻剂、清洁灌肠以清洁肠道内含氮物质。积极治疗肝脏原发病及其他并发症如上消化道出血、肝性脑病、维持水、电解质、酸碱平衡。如继发感染，应积极控制感染，宜选用第三代头孢菌素，避免使用氨基糖苷类等肾毒性较大的抗生素。应密切监测尿量、液体平衡、动脉压以及生命体征。

（二）药物治疗

1. 特利加压素

2010 年欧洲肝病学会关于腹水、自发腹膜炎以及肝肾综合征的指南建议特利加压素（1 mg/4～6h，静脉推注）联合清蛋白作为Ⅰ型 HRS 的一线用药，对于改善患者的短期生存率有较好疗效。其治疗目标是：充分改善肾功能至肌酐 < 133 μmol/L（1.5 mg/dL）（完全应答）。如治疗 3d 后肌酐未能下降 25%，则应将特利加压素的剂量逐步增加，直至最大剂量（2 mg/4～6h）。对于部分应答患者（肌酐未降至 133 μmol/L 以下）或肌酐未降低的患者，应在 14d 内终止治疗。特利加压素联合清蛋白治疗对Ⅱ型 HRS 患者的有效率达 60%～70%，但尚无足够数据评价该治疗对临床转归的影响。特利加压素治疗的禁忌证包括缺血性心血管疾病。对于应用特利加压素治疗的患者应密切监测心律失常的发生、内脏或肢端缺血体征以及液体超负荷。治疗后复发的Ⅰ型HRS 相对少见，可再次给予特利加压素治疗，且通常仍有效。

2. 米多君、奥曲肽、去甲肾上腺素

2009 年美国肝病学会成人肝硬化腹水处理指南关于 HRS 部分建议Ⅰ型 HRS 可应用米多君加奥曲肽，并联合清蛋白治疗。该指南同时指出去甲肾上腺素联合清蛋白在一些研究中同样有效。米多君初始剂量为 2.5～7.5 mg/8h，口服，可增大至 12.5 mg/8h。去甲肾上腺素使用剂量为 0.5～3 mg/h 持续静脉滴注。奥曲肽初始剂量为 100 μg/8h，皮下注射，剂量可增大至 200 μg/8h。

3. 其他药物

持续应用小剂量多巴胺 3～5 μg/（kg·min）可直接兴奋肾小球多巴胺受体，扩张肾血管，增加肾血流灌注，使尿量增多，单独应用多巴胺并不能使肾小球滤过率显著改善，与清蛋白和缩血管药物联合应用才可使肾功能得到一定改善。

（三）控制腹水

支持Ⅰ型 HRS 患者应用腹腔穿刺放液的数据尚少，但如果存在张力性腹水，腹腔穿刺放液联合清蛋白输注有助于缓解患者症状。对于Ⅱ型 HRS 患者，适度腹腔穿刺放液可减轻腹内压、肾静脉压力和暂时改善肾血流动力学。但大量放腹水，特别是不补充清蛋白或血浆扩容，可诱发或加重肾衰。

（四）经颈静脉肝内门体分流术

经颈静脉肝内门体分流术（TIPS）是应用介入放射技术建立门静脉－肝静脉分流，对于提高肾小球滤过率，改善肾功能有肯定疗效。虽然 TIPS 支架置入可改善部分患者的肾功能，但目前尚无足够证据支持 TIPS 用于Ⅰ型 HRS 的治疗。而有研究表明在Ⅱ型 HRS 患者中 TIPS 可改善肾功能并控制腹水。由于 TIPS 可使肝窦血流减少、诱发肝性脑病、并发门静脉和肝静脉狭窄或栓塞等严重并发症，限制了其在临床的应用。

（五）连续性肾脏替代治疗

连续性肾脏替代治疗（continuous renal replacement therapy，CRRT）是近年在血液透析基础上发展起来的一种新型血液净化技术。CRRT 具有稳定血流动力学，精确控制容量，维持水、电解质酸碱平衡，改善氮质血症作用的血液净化技术，是治疗急、慢性肾功能衰竭的有效方法。CRRT 对 HRS 可能有一定疗效，但它仅起到血液净化作用，不能改善肝脏的合成和代谢功能。

（六）分子吸附再循环系统

分子吸附再循环系统（molecular adsorbent recirculating system，MARS）是改良的血液透析系统，含有清蛋白的透析液和活性炭-离子交换柱，可选择性清除与清蛋白结合的各种毒素及过多水分和水溶性毒素。目前认为，MARS 可以清除肿瘤坏死因子、白细胞介素-6 等细胞因子，对减轻炎性反应和改善肾内血液循环有益。一些患者经 MARS 治疗可改善肝肾功能，提高短期生存率。由于 MARS 只是一种过渡性治疗，多用于等待肝移植的患者。

（七）肝移植

肝移植是Ⅰ型和Ⅱ型 HRS 最有效的治疗方法。2009 年美国肝病学会成人肝硬化腹水处理指南推荐存在肝硬化、腹水、Ⅰ型 HRS 患者应尽快转诊行肝移植。HRS 患者的肝移植效果比无 HRS 的患者差。因此，在肝移植前应采用前述手段治疗，尽量恢复肾功能，以达到无 HRS 患者的疗效。对血管收缩剂有应答的 HRS 患者，可仅给予肝移植治疗；对血管收缩剂无应答且需要肾脏支持治疗的 HRS 患者，一般亦可仅给予肝移植治疗，因为大多数患者的肾功能在肝移植后可完全恢复。需长期肾脏支持治疗（>12 周）的患者，应考虑肝肾联合移植。随着器官移植术的发展和术后抗排斥措施的完善，目前肝移植术已趋向成熟，但因供体肝源不足，使其应用受到限制。

六、预防

HRS 防治措施包括避免大量放腹水和过度利尿；避免使用或慎用肾毒药物；同时防治消化道出血、感染、低血压、低血容量及电解质紊乱等。部分肾衰的诱因，如早期发现并得到合理治疗，常可改善预后。2010 年欧洲肝病学会肝硬化腹水、自发性细菌性腹膜炎、肝肾综合征临床实践指南建议对于存在 SBP 的患者，应给予静脉清蛋白治疗，可使 HRS 的发生率下降，并改善生存率。有数据表明，己酮可可碱（400 mg，3 次/日）可降低严重酒精性肝炎和晚期肝硬化患者的 HRS 发生率，诺氟沙星也可降低晚期肝硬化患者的 HRS 发生率，但尚需进一步研究。

第九章

内分泌系统重症

第一节　甲状腺功能亢进危象

甲状腺功能亢进危象又称甲亢危象，是指危及生命的甲状腺功能亢进状态。是在原有甲亢病情未获有效控制时，由于一些诱因，如精神刺激、感染、手术、创伤等存在和激发下，出现原有症状突然加剧的一组综合征。甲亢危象发病率不高，约占甲亢住院患者的 $1\%\sim2\%$，但病死率却高达 $30\%\sim60\%$。本病可发生于任何年龄，以老年人多见，女性明显高于男性。

一、诱因与发病机制

甲亢危象的发生往往都有诱因，由内科疾病引发的较由外科疾病引起的多见，且病情较外科性诱因引起者严重。

（一）内科性诱因

1. 感染

感染为最常见病因。常见感染部位是呼吸道，其次为胃肠道和泌尿系统。

2. 应激

应激致甲状腺激素大量释放入血。精神过度紧张、过度劳累、高温、饥饿、药物反应、心绞痛、心力衰竭、糖尿病酸中毒、低血糖、高钙血症、肺栓塞、分娩和妊娠等为常见的应激情况。

3. 药物

过量非类固醇消炎药、化疗药物、抗甲状腺药物不适当应用、医源性甲状腺激素摄入过多等。

（二）外科性诱因

1. 甲亢未被控制而行手术

术前未用抗甲状腺药准备，或准备不充分，或虽用抗甲状腺药但停用过久，或用碘剂做术前准备时，用药时间过长。

2. 手术与麻醉时的应激

手术本身的应激、手术挤压甲状腺、术中乙醚麻醉均可使大量甲状腺激素释放入血。甲状腺本身的外伤、手术或身体其他部位的急症手术均能诱发危象。术后 4～16h 发生者，考虑与手术有关，16h 以后出现者，需寻找感染病灶或其他原因。

（三）其他因素

甲亢危象确切的发病机制和病理生理目前还不是很清楚，可能的因素有：①大量甲状腺激素释放入循环血中，即甲亢患者服用大量甲状腺激素、甲状腺手术、不适当停用碘剂、放射性碘治疗后。②血中游离甲状腺素增加：感染、甲状腺以外其他部位的手术等应激，使血中甲状腺激素结合蛋白浓度减少，与其结合的甲状腺激素解离。③机体对甲状腺激素反应的改变：在某些因素的影响下，患者各系统的脏器及周围组织对过多的甲状腺激素适应能力降低。④肾上腺素能的活性增加：患者血中甲状腺激素增多，儿茶酚胺的作用增强。⑤甲状腺素在肝中清除降低：手术前后、其他非甲状腺疾病、进食热量的减少，均引起 T4 清除减少，使血中甲状腺激素量增加。

二、临床表现

甲亢危象是原有甲亢症状的急剧加重，主要临床表现为明显的高代谢症状和过量的肾上腺素能反应，可分为典型和不典型两类。

（一）典型表现

甲亢危象的典型症状主要表现在四个方面，即高热、中枢神经系统、循环系统、消化系统的症状。

1. 高热

高热是甲亢危象的特征性表现，也是与重症甲亢的重要鉴别点。体温急剧升高，常在 39 ℃以上，一般解热措施无效。大汗淋漓，皮肤潮红，继而可汗闭、皮肤苍白和脱水。

2. 中枢神经系统症状

有精神障碍，常见焦虑、震颤、极度烦躁不安、谵妄、嗜睡，最后陷入昏迷。

3. 循环系统症状

心动过速，心率常在 160 次/分以上，与体温升高不成比例。可出现心律失常，或充血性心力衰竭、肺动脉高压、肺水肿，最终出现血压下降、心源性休克，以致循环衰竭而死亡。甲亢性心脏病者更易发生甲亢危象，预后差。

4. 消化系统症状

早期表现是恶心、腹痛。食欲极差，恶心、呕吐频繁，腹痛、腹泻明显。体重锐减、肝脾大、肝功能异常，随病情发展出现肝功能衰竭及黄疸，黄疸提示预后不良。由于进食差、吐泻及大量出汗，最终出现电解质紊乱。

（二）不典型表现

发生甲亢危象的患者如果原来有全身多脏器功能衰竭、恶液质等，危象症状常不典型。尤其是甲亢症状不典型的患者，发生危象时症状也很不典型，可能只具有上述典型危象的部分症状，或仅表现出某一系统的症状。如淡漠型甲亢患者发生危象时与典型甲亢患者相反，无神经精神等兴奋表现，也无怕热、多汗，表现为淡漠加重，极度衰弱，嗜睡、反应迟钝，甚至木僵、昏迷，体温可中度上升或体温过低，皮肤干皱、汗少，心率加快不明显，甚至缓慢，极易误诊。

三、实验室与影像学检查

本病的常见实验室与影像学检查项目如下所示。

（一）甲状腺功能检查

甲状腺功能表现为亢进，FT_3、FT_4 升高，TSH 降低，但血中甲状腺激素水平的高低与疾病的严重程度不成比例。有人认为出现甲亢危象时，患者血中甲状腺激素水平明显高于无危象的甲亢患者，有人则见到出现甲亢危象时，甲状腺激素水平并不明显升高。因此测定血中甲状腺激素水平对诊断甲亢危象的帮助不大，但当检测到甲状腺激素水平显著高于正常值时，对诊断和判断预后具有一定的意义。

（二）基础代谢率检查

多在 60% 以上。

（三）超声检查

甲状腺弥漫性或结节性肿大，血流丰富，可见"火海征"，频谱多普勒显示甲状腺动脉的频谱为高速低阻频谱。

四、诊断与鉴别诊断

任何一个甲亢患者，出现病情的加重，伴有高热、心动过速、恶心、呕吐及神志的改变，均应考虑到甲亢危象的可能。对于无既往甲亢病史，症状又不典型的患者，临床应详细询问其病史，认真进行体格检查，突眼征、甲状腺肿大伴血管杂音、胫前黏液性水肿等症状有助于诊断。对怀疑有甲亢危象的患者，应立即进行血液及甲状腺超声等实验室检查。

北京协和医院根据他们的临床实践，将甲亢危象大体分为危象前期和危象期两个阶段，见表 9-1 所示。甲亢患者因各种原因病情加重时，只要具有上述半数以上危象前期诊断标准，即按危象处理。

表 9-1　甲亢危象的危象前期与危象期

因素	危象前期	危象期
体温（℃）	<39	>39
心率（次/分）	<160	>160
神经系统症状	多汗、烦躁、嗜睡	大汗淋漓或躁动、谵妄、昏睡、昏迷
胃肠道症状	食欲缺乏、恶心、大便次数增多	呕吐及腹泻显著增多

甲亢危象在诊断过程中应与其他有部分相似症状的疾病相鉴别。

(1) 中枢性高热：患者体温可高达 41～42 ℃，但皮肤干燥少汗，四肢温度低于躯干，无与体温改变相应的心率变化。温度易随外界环境变化而波动，白天稍低，夜间高。

(2) 败血症：有高热及意识改变，但发热多为弛张热，热起急骤，伴有畏寒、寒战，热退时伴出汗；心率多与体温相一致；血培养有细菌生长；甲状腺功能正常或为高 T_3 综合征。

(3) 低血糖昏迷：可有大汗、心率快及精神症状，甚至昏迷，但多有引起低血糖的原因。一般不伴体温升高，血糖常<2.8 mmol/L，给予葡萄糖后病情立刻改善。注意排除甲亢危象同时合并低血糖。

(4) 肝性脑病：有黄疸、肝功损害、神志和意识的改变，但患者大多有慢性肝病病史和诱发脑病的因素，伴扑翼样震颤和肝硬化腹水，血氨升高，一般不伴高热和明显的心动过速，甲状腺功能多正常或为正常甲状腺功能病态综合征。

(5) 肾上腺危象：多伴高热，体温可达 40 ℃ 以上，有低血压、低血容量休克、心动过速、恶心、呕吐、神志及意识的改变，但多有引起肾上腺皮质功能不全原发病症状和体征，可伴有低血糖、顽固性低钠血症，血钾一般正常，血皮质醇和 ACTH 测定有助诊断。

(6) 嗜铬细胞瘤危象：可有头痛、心悸、多汗三联症，出现高血压危象时可伴神志不清及意识改变。常有多器官功能衰竭，多不伴高热，血尿儿茶酚胺及其代谢产物明显升高，肾上腺影像学检查可见肿瘤、结节或增生。

(7) 妊娠期合并 Wernicke 脑病：有精神症状，如意识不清、谵妄、昏迷、心动过速等。可通过询问病史、甲状腺 B 超以及颅脑磁共振检查帮助诊断。

五、治疗

甲亢危象前期或甲亢危象一经诊断，不需等待实验结果，应尽早开始治疗。治疗目的是纠正严重的甲状腺毒症和诱发疾病，保护机体脏器，防止器官的功能衰竭。有条件的医院应在内科ICU进行甲亢危象患者的监护治疗。

（一）降低循环中甲状腺激素的水平

降低循环中甲状腺激素的水平可通过 3 种方式：①抑制甲状腺激素的合成。②抑制甲状腺激素的释放。③通过血液透析、腹膜透析、血浆置换等治疗手段迅速降低血液中甲状腺激素的水平，但由于临床应用经验较少，其临床疗效及使用后的并发症有待进一步观察。

硫脲类抗甲状腺药可以抑制甲状腺激素的合成。碘剂能迅速抑制甲状腺结合蛋白水解，从而减少甲状腺激素的释放。同时大剂量碘剂还能抑制 T_3 与细胞受体的结合，尤其对于由甲状腺炎或外源性甲状腺激素摄入过多引起的甲亢危象，碘剂往往比抗甲状腺药物更有效。对碘剂过敏者，可改用碳酸锂 $0.5 \sim 1.5$ g/d，分 3 次口服。碘剂一般在给予硫脲类抗甲状腺药 1h 后给，但在临床应用时，常两种药同期使用不需等待。有报道碘化物碘番酸钠盐更有效。

硫脲类抗甲状腺药物和碘化物只能减少甲状腺激素的合成与释放，不能迅速降低血中 T_3 和 T_4 的水平，而透析、血液置换治疗方法可以迅速降低。

（二）抑制 T_4 向 T_3 转化，降低周围组织对甲状腺激素的反应

常用药物有 β 受体阻滞剂如普萘洛尔（心得安）、利血平和胍乙啶、糖皮质激素等。应当注意的是，普萘洛尔应慎用或禁用于心功能不全，尤其心输出量减少的心功能不全、心脏传导阻滞、心房扑动、支气管哮喘等患者。

（三）对症支持治疗

对症治疗的措施包括：①密切监测心、脑、肾等器官功能，防止发生多器官功能衰竭。②补液：补充葡萄糖、维生素，以纠正电解质紊乱，保证热量供应，提高抗病能力。③氧疗：防止低氧血症和电解质紊乱可能诱发的心、脑、肾等脏器损伤，急性肝

功能衰竭，急性横纹肌肌溶解。④高热时物理降温，或给予解热药，或人工冬眠疗法，口服药物可用对乙酰氨基酚，但禁用乙酰水杨酸类制剂，（人工冬眠疗法：哌替啶 100 mg，氯丙嗪、异丙嗪各 50 mg，混合后静脉持续泵入）。⑤去除诱因，防治并发症。

第二节　糖尿病酮症酸中毒

糖尿病酮症酸中毒（DKA）为最常见的糖尿病急症，是由于体内胰岛素缺乏引起的以高血糖、高血酮和代谢性酸中毒为主要表现的临床综合征。当代谢紊乱发展至脂肪分解加速、血清酮体积聚超过正常水平时称为酮血症，尿酮体排出增多称为酮尿，临床上统称为酮症。当酮酸积聚而发生代谢性酸中毒时称为酮症酸中毒，常见于 1 型糖尿病患者或 B 细胞功能较差的 2 型糖尿病患者伴应激时。

一、病因

DKA 发生在有糖尿病基础，在某些诱因作用下发病。DKA 多见于年轻人，1 型糖尿病易发，2 型糖尿病可在某些应激情况下发生。发病过程大致可分为代偿性酮症酸中毒与失代偿性酮症酸中毒二个阶段。诱发 DKA 的原因如下。

（一）急性感染

以呼吸、泌尿、胃肠道和皮肤的感染最为常见。伴有呕吐的感染更易诱发。

（二）胰岛素和药物治疗中断

这是诱发 DKA 的重要因素，特别是胰岛素治疗中断。有时也可因体内产生胰岛素抗体致使胰岛素的作用降低而诱发。

（三）应激状态

糖尿病患者出现精神创伤、紧张或过度劳累、外伤、手术、麻醉、分娩、脑血管意外、急性心肌梗死等。

（四）饮食失调或胃肠疾患

严重呕吐、腹泻、厌食、高热等导致严重失水，过量进食含糖或脂肪多的食物，酗酒，或每天糖类摄入过少（＜100 g）时。

（五）不明病因

发生 DKA 时往往有几种诱因同时存在，但部分患者可能找不到明显诱因。

二、发病机制

主要病理基础为胰岛素相对或绝对不足、拮抗胰岛素的激素（胰高血糖素、皮质醇、儿茶酚胺类、生长激素）增加以及严重失水等，因此产生糖代谢紊乱，血糖不能正常利用，导致血糖增高、脂肪分解增加、血酮增高和继发性酸中毒与水、电解质平衡失调等一系列改变。本病发病机制中各种胰岛素拮抗激素相对或绝对增多起重要作用。

（一）脂肪分解增加、血酮增高与代谢性酸中毒的出现

DAK 患者脂肪分解的主要原因有：①胰岛素的严重缺乏，不能抑制脂肪分解。②糖利用障碍，机体代偿性脂肪动员增加。③生长激素、胰高血糖素和糖皮质激素的作用增强，促进脂肪的分解。此时因脂肪动员和分解加速，大量脂肪酸在肝经 B 氧化生成乙酰辅酶 A。正常状态下的乙酰辅酶 A 主要与草酰乙酸结合后进入三羧酸循环。DAK 时，由于草酰乙酸的不足，使大量堆积的乙酰辅酶 A 不能进入三羧酸循环，加上脂肪合成受抑制，使之缩合为乙酰乙酸，再转化为 β-羟丁酸、丙酮，三者总称为酮体。与此同时，胰岛素的拮抗激素作用增强，也成为加速脂肪分解和酮体生成的另一个主要方面。在糖、脂肪代谢紊乱的同时，蛋白质的分解过程加强，出现负氮平衡，血中生酮氨基酸增加，生糖氨基酸减少，这在促进酮血症的发展中也起了重要作用。当肝内产生的酮体量超过了周围组织的氧化能力时，便引起高酮血症。

病情进一步恶化将引起：①组织分解加速。②毛细血管扩张和通透性增加，影响循环的正常灌注。③抑制组织的氧利用。

④先出现代偿性通气增强，继而 pH 下降，当 pH<7.2 时，刺激呼吸中枢引起深快呼吸（Kussmaul 呼吸），pH<7.0 时，可导致呼吸中枢麻痹，呼吸减慢。

（二）胰岛素严重缺乏、拮抗激素增高及严重脱水

当胰岛素严重缺乏和拮抗激素增高情况下，糖利用障碍，糖原分解和异生作用加强，血糖显著增高，可超过 19.25 mmol/L，继而引起细胞外高渗状态，使细胞内水分外移，引起稀释性低钠。一般来说，血糖每升高 5.6 mmol/L，血浆渗量增加 5.5 mmol/L，血钠下降 2.7 mOsm/L。此时，增高的血糖由肾小球滤过时，可比正常的滤过率［5.8～11 mmol/（L·min）］高出 5～10 倍，大大超过了近端肾小管回吸收糖［16.7～27.8 mmol/（L·min）］的能力，多余的糖由肾排出，带走大量水分和电解质，这种渗透性利尿作用必然使有效血容量下降，机体处于脱水状态。此外，由此而引起的机体蛋白质、脂肪过度分解产物（如尿素氮、酮体、硫酸、磷酸）从肺、肾排出，同时厌食、呕吐等症状，都可加重脱水的进程。在脱水状态下的机体，胰岛素利用下降与反调节激素效应增强的趋势又必将进一步发展。这种恶性循环若不能有效控制，必然引起内环境的严重紊乱。

（三）电解质失衡

因渗透性利尿作用，从肾排出大量水分的同时也丢失 K^+、Na^+ 和 Cl^- 等离子。血钠在初期可由于细胞内液外移和排出增多而引起稀释性低钠，但若失水超过失钠程度，血钠也可增高。血钾降低多不明显，有时由于 DKA 时组织分解增加使大量细胞内 K^+ 外移而使测定的血钾不低，但总体上仍以低钾多见。

三、临床表现

绝大多数 DKA 见于 1 型糖尿病患者，有使用胰岛素治疗史，且有明显诱因，小儿则多以 DKA 为首先症状出现。一般起病急骤，但也有逐渐起病者。早期患者常感软弱、乏力、肌肉酸痛，是为 DKA 的前驱表现，同时糖尿病本身症状也加重，常因大量尿

糖及酮尿使尿量明显增加，体内水分丢失，多饮、多尿更为突出，此时食欲缺乏、恶心、呕吐、腹痛等消化道症状及胸痛也很常见。老年有冠心病者可并发心绞痛，甚而心肌梗死及心律失常或心力衰竭等。由于 DKA 时心肌收缩力减低，每搏量减少，加以周围血管扩张，血压常下降，导致周围循环衰竭。

（一）严重脱水

皮肤黏膜干燥、弹性差，舌干而红，口唇樱桃红色，眼球下陷，心率增快，心音减弱，血压下降；并可出现休克及中枢神经系统功能障碍，如头痛、神志淡漠、恍惚，甚至昏迷。少数患者尚可在脱水时出现上腹部剧痛、腹肌紧张并压痛，酷似急性胰腺炎或外科急腹症，胰淀粉酶亦可升高，但非胰腺炎所致，系与严重脱水和糖代谢紊乱有关，一般在治疗 2～3 d 后可降至正常。

（二）酸中毒

可见深而快的 Kussmaul 呼吸，呼出气体呈酮味（烂苹果味），但患者常无呼吸困难感觉，少数患者可并发呼吸窘迫综合征。酸中毒可导致心肌收缩力下降，诱发心力衰竭。当 pH＜7.2 时中枢神经系统受抑制则出现倦怠、嗜睡、头痛、全身痛、意识模糊和昏迷。

（三）电解质失衡

早期低血钾常因病情发展而进一步加重，可出现胃肠胀气、腱反射消失和四肢麻痹，甚至有麻痹性肠梗阻的表现。当同时合并肾功能损害，或因酸中毒致使细胞内大量钾进入细胞外液时，血钾也可增高。

（四）其他

肾衰竭时少尿或无尿，尿检出现蛋白、管型；部分患者可有发热，病情严重者体温下降，甚至降至 35 ℃以下，这可能与酸血症时血管扩张和循环衰竭有关；尚有少数患者可因 6-磷酸葡萄糖脱氢酶缺乏而产生溶血性贫血或黄疸。

四、实验室检查

（一）尿糖、尿酮检查

尿糖、尿酮强阳性，但当有严重肾功能损害时由于肾小球滤过率减少而导致肾糖阈增高时，尿糖和尿酮亦可减少或消失。

（二）血糖、血酮检查

血糖明显增高，多高达 16.7～33.3 mmol/L，有时可达 55.5 mmol/L 以上；血酮体增高，正常 <0.6 mmol/L，>1.0 mmol/L 为高血酮，>3.0 mmol/L 提示酸中毒。

（三）血气分析

代偿期 pH 可在正常范围，HCO_3^- 降低；失代偿期 pH <7.35，HCO_3^- 进一步下降，BE 负值增大。

（四）电解质测定

血钾正常或偏低，尿量减少后可偏高，血钠、血氯多偏低，血磷低。

（五）其他

肾衰竭时，尿素氮、肌酐增高，尿常规可见蛋白、管型，白细胞计数多增加。

五、诊断及鉴别诊断

DKA 的诊断基于如下条件：①尿糖强阳性。②尿酮体阳性，但在肾功能严重损伤或尿中以 β-羟丁酸为主时尿酮可减少甚至消失。③血糖升高，多为 16.7～33.3 mmol/L，若 >33.3 mmol/L，要注意有无高血糖高渗状态。④血 pH 常 <7.35，HCO_3^- <10～15 mmol/L。在早期代偿阶段血 pH 可正常，但 BE 负值增大。关键在于对临床病因不明的脱水、酸中毒、休克、意识改变进而昏迷的患者应考虑到 DKA 的可能。若尿糖、尿酮体阳性，血糖明显增高，无论有无糖尿病史，都可结合临床特征而确立诊断。

DKA 可有昏迷，但在确立是否为 DKA 所致时，除需与高血糖高渗状态、低血糖昏迷和乳酸性酸中毒进行鉴别外，还应注意脑血管意外的出现，应详查神经系统体征，特别要急查头颅 CT，以资鉴别，必须注意二者同时存在的可能性。

六、急诊处理

治疗原则为尽快纠正代谢紊乱，去除诱因，防止各种并发症。补液和胰岛素治疗是纠正代谢紊乱的关键。

（一）补液

输入液体的量及速度应根据患者脱水程度、年龄及心脏功能状态而定。一般每天总需量按患者原体重的10％估算。首剂生理盐水1 000～2 000 mL，1～2 h静脉滴注完毕，以后每6～8 h输1 000 mL左右。补液后尿量应在每小时100 mL以上，如仍尿少，表示补液不足或心、肾功能不佳，应加强监护，酌情调整。昏迷者在苏醒后，要鼓励口服液体，逐渐减少输液，较为安全。

（二）胰岛素治疗

常规以小剂量胰岛素为宜，这种用法简单易行，不必等血糖结果；无迟发低血糖和低血钾反应，经济、有效。实施时可分两个阶段进行。

1. 第1阶段

患者诊断确定后（或血糖＞16.7 mmol/L），开始先静脉点滴生理盐水，并在其中加入短效胰岛素，每小时给予每千克体重0.1 U胰岛素，使血清胰岛素浓度恒定达到100～200 μU/mL，每1～2小时复查血糖，如血糖下降＜30％，可将胰岛素加量；对有休克和（或）严重酸中毒和（或）昏迷的重症患者，应酌情静脉注射首次负荷剂量10～20 U胰岛素；如下降＞30％，则按原剂量继续静脉滴注，直至血糖下降为≤13.9 mmol/L后，转第2阶段治疗；当血糖≤8.33 mmol/L时，应减量使用胰岛素。

2. 第2阶段

当患者血糖下降至≤13.9 mmol/L时，将生理盐水改为5％葡萄糖（或糖盐水），胰岛素的用量则按葡萄糖与胰岛素之比为（3～4）：1（即每3～4 g糖给胰岛素1 U）继续点滴，使血糖维持在11.1 mmol/L左右，酮体阴性时，可过渡到平日治疗剂量，但在停止静脉滴注胰岛素前 1 h 酌情皮下注射胰岛素 1 次，以防血糖的回升。

（三）补钾

DKA 者从尿中丢失钾，加上呕吐与摄入减少，必须补充。但测定的血钾可因细胞内钾转移至细胞外而在正常范围内，因此，除非患者有肾功能障碍或无尿，一般在开始治疗即进行补钾。补钾应根据血钾和尿量：治疗前血钾低于正常，立即开始补钾，头 2～4 h 通过静脉输液每小时补钾为 13～20 mmol/L（相当于氯化钾 1.0～1.5 g）；血钾正常、尿量＞40 mL/h，也立即开始补钾；血钾正常、尿量＜30 mL/h，暂缓补钾，待尿量增加后再开始补钾；血钾高于正常，暂缓补钾。使用时应随时进行血钾测定和心电图监护。如能口服，用肠溶性氯化钾 1～2 g，3 次/天。用碳酸氢钠时，鉴于它有促使钾离子进入细胞内的作用，故在滴入 5％碳酸氢钠 150～200 mL 时，应加氯化钾 1 g。

（四）纠正酸中毒

患者酸中毒系因酮体过多所致，而非 HCO_3^- 缺乏，一般情况下不必用碳酸氢钠治疗，大多可在输注胰岛素及补液后得到纠正。反之，易引起低血钾、脑水肿、反常性脑脊液 pH 下降和因抑制氧合血红蛋白解离而导致组织缺氧。只有 pH＜7.1 或 CO_2CP ＜4.5～6.7 mmol/L、HCO_3^- ＜ 5 mmol/L 时给予碳酸氢钠 50 mmol/L。

（五）消除诱因，积极治疗并发症

并发症是关系到患者预后的重要方面，也是酮症酸中毒病情加重的诱因，如心力衰竭、心律失常、严重感染等，都须积极治疗。此外，对患者应用鼻导管供氧，严密监测神志、血糖、尿糖、尿量、血压、心电图、血气、血浆渗量、尿素氮、电解质及出入量等，以便及时发现病情变化，及时予以处理。

第三节　高渗性非酮症糖尿病昏迷

非酮症性高血糖高渗性糖尿病昏迷（NKHDC）是糖尿病的严重急性合并症。特点是血糖极高，没有明显的酮症酸中毒，因高血糖引起血浆高渗性脱水和进行性意识障碍的临床综合征。

一、病因及发病机制

诱发因素常见的有：大量口服或静脉输注糖液，使用糖皮质激素、利尿剂（如呋塞米、噻嗪类、山梨醇）、免疫抑制剂、氯丙嗪、苯妥英钠、普萘洛尔等药物，急性感染，手术，以及脑血管意外、急性心肌梗死、心力衰竭等应激状态，腹膜透析和血液透析等。详细的发病机制还有待于进一步阐明。可能由于本病患者体内仍有一定数量的胰岛素，虽然由于各种不同原因而使其生物效应不足，但其数量足以抑制脂肪细胞脂肪分解，而不能抑制肝糖原分解和糖原异生，肝脏产生葡萄糖增加释入血流，同时葡萄糖因胰岛素不足不能透过细胞膜而为脂肪、肌肉摄取与利用，导致血糖上升。脂肪分解受抑制，游离脂肪酸增加不多，使肝脏没有足够的底物形成较多的酮体。加以本病患者抗胰岛素激素（如生长激素、糖皮质激素等）水平虽然升高，但其出现时间较酮症酸中毒患者为迟，且其上升程度不足以引起生酮作用。血糖升高，大量尿糖从肾排出，引起高渗性利尿，从而导致脱水和血容量减少。

二、临床表现

（一）前驱期表现

NKHDC 起病多隐蔽，在出现神经系统症状和进入昏迷前常有一段过程，即前驱期，表现为糖尿病症状如口渴、多尿和倦怠、无力等症状的加重，反应迟钝，表情淡漠，引起这些症状的基本原因是由于渗透性利尿失水。这一期可由几天到数周不等，发展比糖尿病酮症酸中毒慢，如能对 NKHDC 提高警惕，在前驱期及时发现并诊断，则对患者的治疗和预后大有好处，但可惜往往由于前驱期症状不明显，一则易被患者本人和医师所忽视，再者常易被其他合并症症状所掩盖和混淆，而使诊断困难和延误。

（二）典型期的临床表现

如前驱期得不到及时治疗，则病情继续发展，由于严重的失水引起血浆高渗和血容量减少，患者主要表现为严重的脱水和神经系统两组症状和体征，我们观察的全部患者都有明显的脱水表现，外观患者的唇舌干裂、眼窝塌陷、皮肤失去弹性，由于血容量不足，大部分患者有血压减低、心跳加速，少数患者呈休克状态，有的由于严重脱水而无尿，神经系统方则表现为不同程度的意识障碍，从意识模糊、嗜睡直至昏迷，可以有一过性偏瘫。病理反射和癫痫样发作，出现神经系统症状常是促使患者前来就诊的原因，因此常误诊为一般的脑血管意外而导致误诊、误治，后果严重。和酮症酸中毒不一样，NKHDC 没有典型的酸中毒呼吸，如患者出现中枢性过度换气现象时，则应考虑是否合并有败血症和脑血管意外。

三、实验室及其他检查

（1）血常规。由于脱水血液浓缩，血红蛋白增高，白细胞计数多$>10 \times 10^9 / L$。

（2）血糖极高>33.3 mmol/L（多数>44.4 mmol/L）。

（3）血电解质改变不明显。

（4）尿糖强阳性，尿酮体阴性或弱阳性。

（5）血浆渗透压增高血浆渗透压可按下面公式计算：

$$血浆渗透压（mOsm/L）= 2（Na^+ + K^+）+ \frac{血糖\ mg/dL}{18} + \frac{BUN\ mg/dL}{2.8}$$

正常范围 $280 \sim 300$ mOsm/L，NKHDC 多>340 mOms。

其他血肌酐和尿素氮多增高，原因可由于肾脏本身因素，但大部分患者是由于高度脱水肾前因素所致，因而血肌酐和尿素氮一般随急性期补液治疗后而下降，如仍不下降或特别高者预后不良。

四、诊断

NKHDC 的死亡率极高，能否及时诊断直接关系到患者的治疗和预后。从上述 NKHDC 的临床表现看，对本症的诊断并不困难，关键是所有的临床医师要提高对本症的警惕和认识，特别是对中、老年患者有以下临床症状者，无论有无糖尿病历史，均提示有 NKHDC 的可能，应立即作实验室检查：①进行性意识障碍和明显脱水表现者。②中枢神经系统症状和体征，如癫痫样抽搐和病理反射征阳性者。③合并感染、心肌梗死、手术等应激情况下出现多尿者。④大量摄糖，静脉输糖或应用激素、苯妥因钠、心得安等可致血糖增高的药物时出现多尿和意识改变者。⑤水入量不足、失水和用利尿药、脱水治疗与透析治疗等。

实验室检查和诊断指标：对上述可疑 NKHDC 者应立即取血查血糖、血电解质（钠、钾、氯）、尿素氮和肌酐、CO_2CP，有条件做血酮和血气分析，查尿糖和酮体，做心电图。NKHDC 实验室诊断指标：① 血糖 >33.3 mmol/L。② 有效血浆渗透压 >320 mOsm/L，有效血浆渗透压指不计算血尿素氮提供的渗透压。③尿糖强阳性，尿酮体阴性或弱阳性。

五、鉴别诊断

首先，需与非糖尿病脑血管意外患者相鉴别，这种患者血糖多不高，或有轻度应激性血糖增高，但不可能 >33.3 mmol/L。需与其他原因的糖尿病性昏迷相鉴别。

六、危重指标

所有的 NKHDC 患者均为危重患者，但有下列表现者大多预后不良。①昏迷持续 48 h 尚未恢复者。②高血浆渗透压于 48 h 内未能纠正者。③昏迷伴癫痫样抽搐和病理反射征阳性者。④血肌酐和尿素氮增高而持续不降低者。⑤患者合并有革兰阴性细菌性感染者。

七、治疗

尽快补液以恢复血容量，纠正脱水及高渗状态，降低血糖，纠正代谢紊乱，积极查询并清除诱因，治疗各种并发症，降低死亡率。

（一）补液

迅速补液，扩充血容量，纠正血浆高渗状态，是本症治疗中的关键。

1. 补液的种类和浓度

具体用法可按以下 3 种情况。

（1）有低血容量休克者，应先静脉滴注等渗盐水，以较快地提高血容量，升高血压，但因其含钠高，有时可造成血钠及血浆渗透压进一步升高而加重昏迷，故应在血容量恢复，血压回升至正常且稳定而血浆渗透压仍高时，改用低张液（4.5 g/L 氯化钠或6 g/L氯化钠）。

（2）血压正常，血钠 > 150 mmol/L，应首先静脉滴注 4.5～6g/L氯化钠溶液，使血浆渗透压迅速下降。因其含钠量低，输入后可有 1/3 进入细胞内，大量使用易发生溶血或导致继发性脑水肿及低血容量休克危险，故当血浆渗透压降至 330 mmol/L 以下，血钠在140～150 mmol/L时，应改输等渗氯化钠溶液。若血糖降至13.8～16.5 mmol/时，改用 50 g/L 有萄糖液或葡萄糖盐水。

（3）休克患者或收缩压持续＞10.6 kPa 者，除补等渗液外，应间断输血浆或全血。

2. 补液量估计

补液总量可按体重的 10％估算。

3. 补液速度

一般按先快后慢的原则，头 4 h 补总量的 1/3，1.5～2 L，头 8、12 h 补总量的 1/2 加尿量，其余在24～48 h 内补足。但在估计输液量及速度时，应根据病情随时调整仔细观察并记录尿量，血压和脉率，应注意监测中心静脉压和心电图等。

4. 鼻饲管内补给部分液体

可减少静脉补液量，减轻心肺负荷，对部分无胃肠道症状患者可试用，但不能以此代替输液，以防失去抢救良机。

（二）胰岛素治疗

本症患者一般对胰岛素较敏感，有的患者尚能分泌一定量的胰岛素，故患者对胰岛素的需要量比酮症酸中毒者少。目前多采用小剂量静脉滴注，一般 5～6 U/h 与补液同时进行，大多数患者在4～8 h后血糖降至 14 mmol/L 左右时，改用 50 g/L 葡萄糖液或葡萄糖盐水静脉注射，病情稳定后改为皮下注射胰岛素。应1～2 h监测血糖 1 次，对胰岛素却有抵抗者，在治疗 2～4 h 内血糖下降不到 30％者应加大剂量。

（三）补钾

尿量充分，宜早期补钾。用量根据尿量、血钾值、心电监护灵活掌握。

（四）治疗各种诱因与合并症

1. 控制感染

感染是本症最常见的诱因，也是引起患者后期死亡的主要因素，必须积极控制各种感染合并症。强调诊断一经确立，即应选用强有力抗生素。

2. 维持重要脏器功能

合并心脏疾患者，如心里衰竭，应控制输液量及速度：避免引起低血钾和高血钾；保持血渗透压，血糖下降速度，以免引起脑水肿；加强支持疗法等。

参 考 文 献

［1］（美）肖锋. 美国急诊临床病例解析 100 例［M］. 长沙：中南大学出版社，2015.

［2］于学忠，黄子通. 急诊医学［M］. 北京：人民卫生出版社，2015.

［3］王丽云. 临床急诊急救学［M］. 青岛：中国海洋大学出版社，2015.

［4］王建国，张松峰. 急诊医学［M］. 西安：第四军医大学出版社，2015.

［5］王荣英，霍书花，苏建玲. 内科急危重症救治关键［M］. 南京：江苏科学技术出版社，2011.

［6］王振杰，石建华，方先业. 实用急诊医学［M］. 北京：人民军医出版社，2012.

［7］王敬东，李长江. 急危重症医学诊疗［M］. 上海：同济大学出版社，2014.

［8］申文龙，张年萍. 急诊医学［M］. 北京：人民卫生出版社，2014.

［9］邢玉华，刘锦声. 急诊医学手册［M］. 武汉：华中科技大学出版社，2014.

［10］刘树仁，张晓莹，韩新波. 急诊外科诊断与治疗［M］. 天津：天津科技翻译出版有限公司，2014.

［11］关卫. 急诊科辅助诊断速查［M］. 北京：人民军医出版

社，2012.

[12] 李奇林，王永剑，梁子敬. 急诊科医师查房手册 ［M］. 北京：化学工业出版社，2015.

[13] 宋洪波，孙振卿，杨璞. 急危重症三级处置 ［M］. 北京：人民军医出版社，2011.

[14] 张印明，鲍明征，沈凤娟，等. 实用急危重症医学 ［M］. 广州：世界图书广东出版公司，2014.

[15] 张国强，柴枝楠. 临床急诊科经典问答 1000 问 ［M］. 北京：人民卫生出版社，2015.

[16] 张蕊，孙宗丕，孙燕茹. 急诊科常见症状处理程序 ［M］. 北京：人民军医出版社，2015.

[17] 屈沂. 急诊急救与护理 ［M］. 郑州：郑州大学出版社，2015.

[18] 姚咏明. 急危重症病理生理学 ［M］. 北京：科学出版社，2013.

[19] 王彦廷. 氯吡格雷联合阿司匹林治疗急性脑梗死 84 例疗效观察 ［J］. 中国实用神经疾病杂志，2014，17（5）：73.

[20] 刘奕，陈震，冯春光，等. 合并 2 型糖尿病的急性冠脉综合征患者 PCI 术后氯吡格雷抵抗危险因素分析 ［J］. 中国现代医药杂志，2015，17（9）：32-34.

[21] 肖璐. 不同剂量阿司匹林抗血小板治疗老年冠心病的临床分析 ［J］. 中国医药指南，2017，15（29）：157-158.

[22] 张育苗，朱寅南. 左西孟坦治疗重症心力衰竭心律失常机械通气患者临床效果观察 ［J］. 当代医学，2015，21（36）：143-144.

[23] 施斌，张玲，高俊等. 无痛条件下纤支镜肺泡灌洗在机械通气下重症肺炎患者的临床应用 ［J］. 现代诊断与治疗，2016，27（2）：352-354.

[24] 焦薇，胡世俊，廖兴志. 氧气驱动雾化吸入联合无创呼吸机治疗老年急性心力衰竭患者的效果分析 ［J］. 海南医学院学报，2015，21（2）：200-202.